Microbiologia e imunologia nas análises clínicas

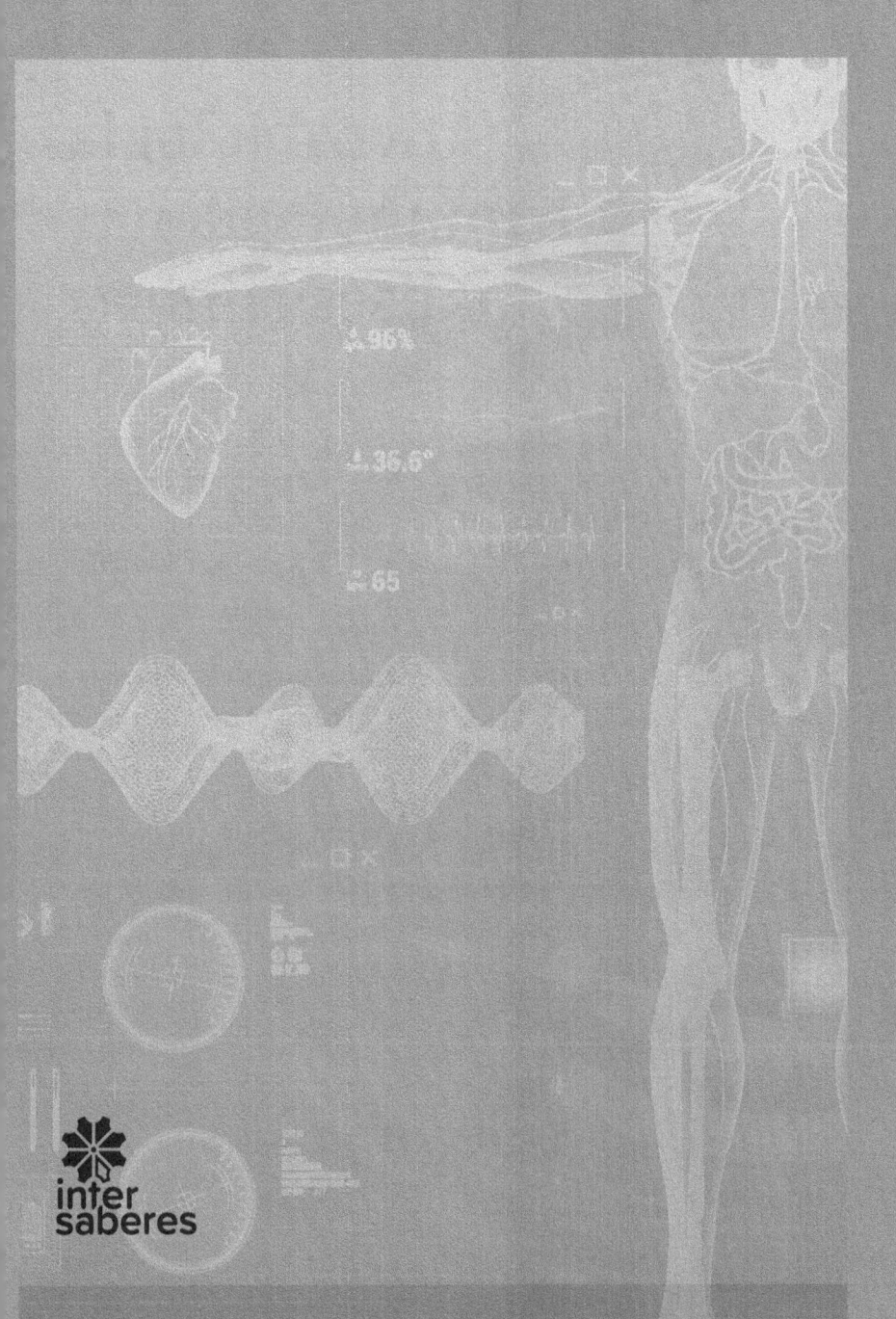

inter
saberes

Microbiologia e imunologia nas análises clínicas

Jannaina Ferreira de Melo Vasco
Líndice Mitie Nisimura
Luiza Souza Rodrigues
Maria Cristina Modesto Clementino de Toledo
Veridiana Ester Dias de Barros Luiz

inter saberes

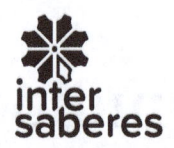

Rua Clara Vendramin, 58 . Mossunguê
Cep 81200-170 . Curitiba . PR . Brasil
Fone: (41) 2106-4170
www.intersaberes.com
editora@intersaberes.com

Conselho editorial
Dr. Alexandre Coutinho Pagliarini
Dr.ª Elena Godoy
Dr. Neri dos Santos
M.ª Maria Lúcia Prado Sabatella

Editora-chefe
Lindsay Azambuja

Gerente editorial
Ariadne Nunes Wenger

Assistente editorial
Daniela Viroli Pereira Pinto

Edição de texto
Caroline Rabelo Gomes
Letra & Língua Ltda.
Monique Francis Fagundes Gonçalves

Capa
Sílvio Gabriel Spannenberg (*design*)
Hyper-Set, sruilk, William Edge, Jarun Ontakrai, grebcha e Dalibor Sevaljevic/ Shutterstock (imagens)

Projeto gráfico
Sílvio Gabriel Spannenberg (*design*)
SergeyBitos e M.Style/Shutterstock (imagens)

Diagramação
Muse Design

***Designer* responsável**
Sílvio Gabriel Spannenberg

Iconografia
Regina Claudia Cruz Prestes
Maria Elisa Sonda

Dados Internacionais de Catalogação na Publicação (CIP)
(Câmara Brasileira do Livro, SP, Brasil)

Microbiologia e imunologia nas análises clínicas / Jannaina Ferreira de Melo Vasco... [et al.]. -- Curitiba, PR : InterSaberes, 2024.

Outros autores: Líndice Mitie Nisimura, Luiza Souza Rodrigues, Maria Cristina Modesto Clementino de Toledo, Veridiana Ester Dias de Barros Luiz

Bibliografia.
ISBN 978-85-227-0846-8

1. Diagnóstico de laboratório 2. Imunologia 3. Microbiologia I. Vasco, Jannaina Ferreira de Melo. II. Nisimura, Líndice Mitie. III. Rodrigues, Luiza Souza. IV. Toledo, Maria Cristina Modesto Clementino de. V. Luiz, Veridiana Ester Dias de Barros.

24-204504   CDD-616.079

Índices para catálogo sistemático:
1. Microbiologia e imunologia : Laboratório : Medicina   616.079

Cibele Maria Dias – Bibliotecária – CRB-8/9427

1ª edição, 2025.
Foi feito o depósito legal.

Informamos que é de inteira responsabilidade das autoras a emissão de conceitos.

Nenhuma parte desta publicação poderá ser reproduzida por qualquer meio ou forma sem a prévia autorização da Editora InterSaberes.

A violação dos direitos autorais é crime estabelecido na Lei n. 9.610/1998 e punido pelo art. 184 do Código Penal.

Sumário

9 *Apresentação*
11 *Como aproveitar ao máximo este livro*

15 **Microbiologia clínica**
17 1.1 Morfologia e biologia das bactérias
30 1.2 Principais doenças infecciosas causadas por bactérias
36 1.3 Coleta, transporte e processamento inicial de amostras biológicas
45 1.4 Identificação de bactérias de importância médica
85 1.5 Princípio do teste de susceptibilidade ao antimicrobianos (TSA)

Capítulo 2
97 **Micologia clínica**
99 2.1 Introdução à micologia
104 2.2 Morfologia e fisiologia dos fungos
114 2.3 Diagnóstico laboratorial das principais micoses superficiais e cutâneas
129 2.4 Diagnóstico laboratorial das principais micoses subcutâneas
135 2.5 Diagnóstico laboratorial das principais micoses sistêmicas e/ou oportunistas
151 2.6 Novas tecnologias em micologia clínica

Capítulo 3
161 Parasitos: características e epidemiologia dos principais parasitos humanos

- 163 3.1 Características e epidemiologia dos principais parasitos humanos
- 168 3.2 Tripanossomíase, leishmaníases, tricomoníase, giardíase e amebíase
- 198 3.3 Nematelmintos parasitos do homem
- 227 3.4 Platelmintos parasitos do homem

Capítulo 4
257 Virologia geral

- 259 4.1 Descoberta dos vírus
- 277 4.2 Mecanismo de patogênese viral
- 284 4.3 Respostas imunes dos hospedeiros as infecções virais
- 292 4.4 Viroses e doenças humanas
- 302 4.5 Vacinas e antivirais

Capítulo 5
311 Imunologia clínica

- 313 5.1 Introdução à imunologia
- 314 5.2 Componentes do sistema imune
- 319 5.3 Imunidade inata
- 321 5.4 Imunidade adaptativa
- 324 5.5 Laboratório de imunologia – técnicas
- 333 5.6 Laboratório de imunologia – exames

Capítulo 6
- 339 **Imunologia clínica**
    - 341 6.1 Diagnóstico imunológico de infecções bacterianas e virais
    - 347 6.2 Diagnóstico imunológico de infecções fúngicas e parasitárias
    - 350 6.3 Diagnóstico imunológico no transplante
    - 354 6.4 Diagnóstico imunológico de doenças autoimunes
    - 359 6.5 Imunologia do câncer
    - 362 6.6 Avanços em diagnóstico imunológico

370 *Considerações finais*
371 *Referências*
384 *Respostas*
391 *Sobre as autoras*

Apresentação

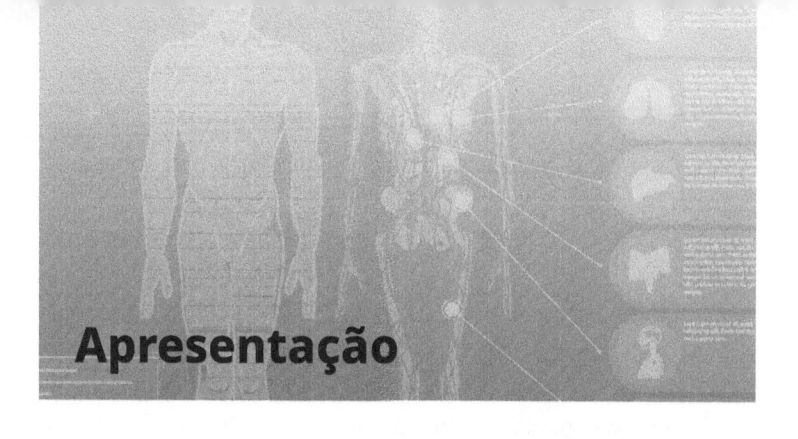

As análises clínicas envolvem um amplo campo de conhecimento de seus profissionais. É preciso conhecer os tipos de amostras, exames e procedimentos, formas de coleta e de realizá-las.

Este livro destina-se a analistas clínicos formados e em formação, reunindo informações essenciais e atualizadas, com ênfase aos métodos laboratoriais nas áreas de microbiologia e imunologia. São abordados os principais assuntos relacionados à imunologia clínica, incluindo alguns aspectos básicos necessários para o entendimento das técnicas e para a interpretação de resultados. Os temas são apresentados de modo didático, contemplando diversos recursos de aprendizagem que facilitam o entendimento. Certamente, o conhecimento adquirido por meio desta obra contribuirá para seu destaque profissional no mercado de trabalho.

No Capítulo 1, tratamos das bactérias e de suas especificidades, como citologia e estruturas, além de doenças causadas por bactérias, amostras, culturas de bactérias e principais bactérias para a área das análises clínicas.

Já Capítulo 2, abordamos fungos de interesse clínico, classificação das micoses e o diagnóstico das principais micoses.

Na sequência, no Capítulo 3, apresentamos os principais aspectos relacionados aos parasitas, como morfologia e fisiologia, doenças causadas por esses organismos e diagnóstico das doenças mais comuns causadas por parasitas.

No Capítulo 4, analisamos o universo dos vírus aplicado à área das análises clínicas, as propriedades gerais desses seres, as infecções e doenças causadas por eles, bem como as vacinas e os remédios antivirais.

No Capítulo 5, tratamos do sistema imunologia e de suas características, bem como das técnicas que são utilizadas nos laboratórios dessa área.

Por fim, no Capítulo 6, examinamos questões relacionadas à imunologia em laboratório, ao diagnóstico de infecções, aos transplantes e, ainda, evidenciamos os avanços na área do diagnóstico imunológico.

Esperamos que você encontre aqui uma obra referencial na área das análises clínicas.

Como aproveitar ao máximo este livro

Empregamos nesta obra recursos que visam enriquecer seu aprendizado, facilitar a compreensão dos conteúdos e tornar a leitura mais dinâmica. Conheça a seguir cada uma dessas ferramentas e saiba como elas estão distribuídas no decorrer deste livro para bem aproveitá-las.

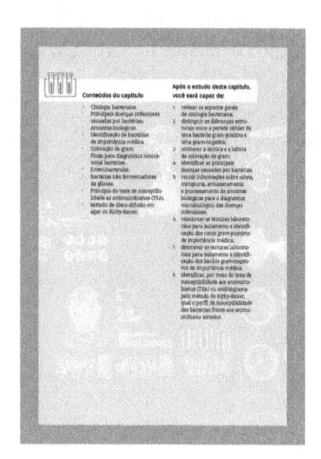

Conteúdos do capítulo

Logo na abertura do capítulo, relacionamos os conteúdos que nele serão abordados.

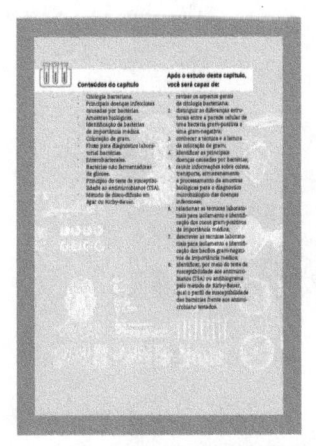

Após o estudo deste capítulo, você será capaz de:

Antes de iniciarmos nossa abordagem, listamos as habilidades trabalhadas no capítulo e os conhecimentos que você assimilará no decorrer do texto.

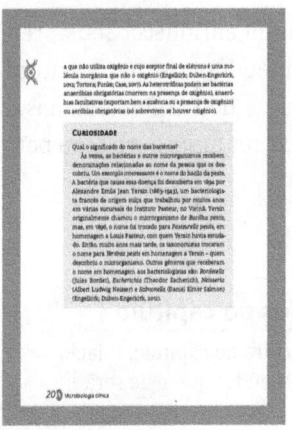

Curiosidade

Nestes boxes, apresentamos informações complementares e interessantes relacionadas aos assuntos expostos no capítulo.

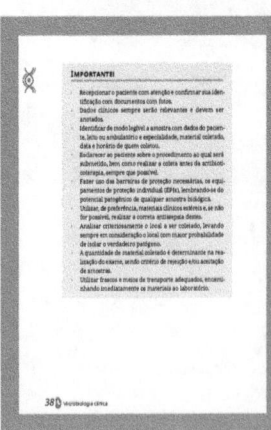

Importante!

Algumas das informações centrais para a compreensão da obra aparecem nesta seção. Aproveite para refletir sobre os conteúdos apresentados.

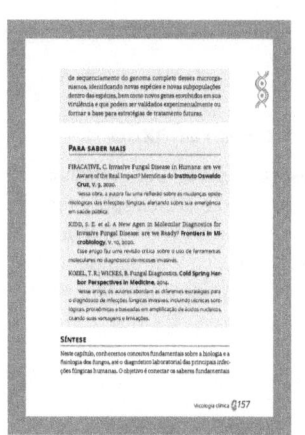

Para saber mais

Sugerimos a leitura de diferentes conteúdos digitais e impressos para que você aprofunde sua aprendizagem e siga buscando conhecimento.

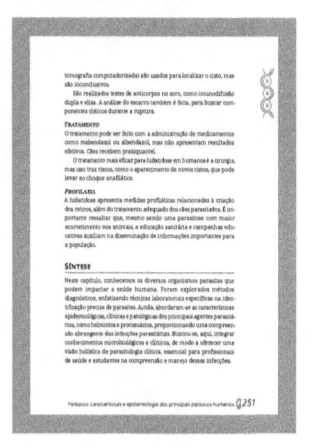

Síntese

Ao final de cada capítulo, relacionamos as principais informações nele abordadas a fim de que você avalie as conclusões a que chegou, confirmando-as ou redefinindo-as.

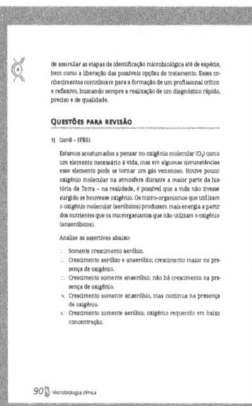

Questões para revisão

Ao realizar estas atividades, você poderá rever os principais conceitos analisados. Ao final do livro, disponibilizamos as respostas às questões para a verificação de sua aprendizagem.

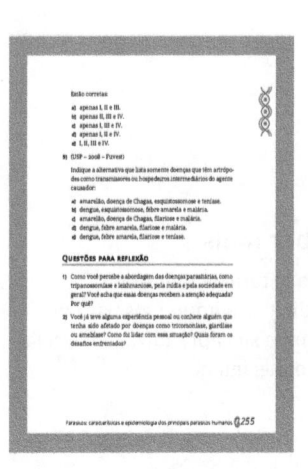

Questões para reflexão

Ao propor estas questões, pretendemos estimular sua reflexão crítica sobre temas que ampliam a discussão dos conteúdos tratados no capítulo, contemplando ideias e experiências que podem ser compartilhadas com seus pares.

Capítulo 1

Jannaina Ferreira de Melo Vasco

Microbiologia clínica

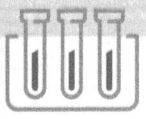

Conteúdos do capítulo

- Citologia bacteriana.
- Principais doenças infecciosas causadas por bactérias.
- Amostras biológicas.
- Identificação de bactérias de importância médica.
- Coloração de gram.
- Fluxo para diagnóstico laboratorial bactérias.
- Enterobacterales.
- Bactérias não fermentadoras da glicose.
- Princípio do teste de susceptibilidade ao antimicrobianos (TSA).
- Método de disco-difusão em ágar ou Kirby-Bauer.

Após o estudo deste capítulo, você será capaz de:

1. revisar os aspectos gerais da citologia bacteriana;
2. distinguir as diferenças estruturais entre a parede celular de uma bactéria gram-positiva e uma gram-negativa;
3. conhecer a técnica e a leitura da coloração de gram;
4. identificar as principais doenças causadas por bactérias;
5. reunir informações sobre coleta, transporte, armazenamento e processamento de amostras biológicas para o diagnóstico microbiológico das doenças infecciosas;
6. relacionar as técnicas laboratoriais para isolamento e identificação dos cocos gram-positivos de importância médica;
7. descrever as técnicas laboratoriais para isolamento e identificação dos bacilos gram-negativos de importância médica;
8. identificar, por meio do teste de susceptibilidade aos antimicrobianos (TSA) ou antibiograma pelo método de Kirby-Bauer, qual o perfil de susceptibilidade das bactérias frente aos antimicrobiano testados.

1.1 Morfologia e biologia das bactérias

Neste capítulo, iniciamos nossa viagem pelo maravilhoso mundo da bacteriologia, a área da microbiologia que estuda as bactérias. Esses seres são unicelulares (única célula), cujas estruturas internas, as organelas, não são delimitadas por membranas (procariontes). Por exemplo, o DNA em uma célula procarionte ocupa uma região de formato irregular chamada **nucleoide** e não é delimitado por membrana, em contraste com uma célula eucariótica cujo DNA localiza-se em um núcleo bem definido, delimitado por membrana.

As células procariontes são diferenciadas por seu tamanho, a maioria mede entre um pouco menos de 1 até vários micrômetros (μm), aproximadamente o tamanho das organelas das células eucarióticas, sendo estas dez vezes maiores. São altamente diversificadas e a maioria das espécies tem formato celular específico. Elas podem ser redondas ou esféricas (cocos), retangulares ou em forma de bastões (bacilos) e curvas ou em forma de espiral (vibriões, espirilos e espiroquetas), como mostra a Figura 1.1.

Figura 1.1
Morfologia celular das bactérias: modelo de morfologia dos cocos (diplocococos, estreptococos e estafilococos), bacilos, espirilo, espiroquetas e vibrio

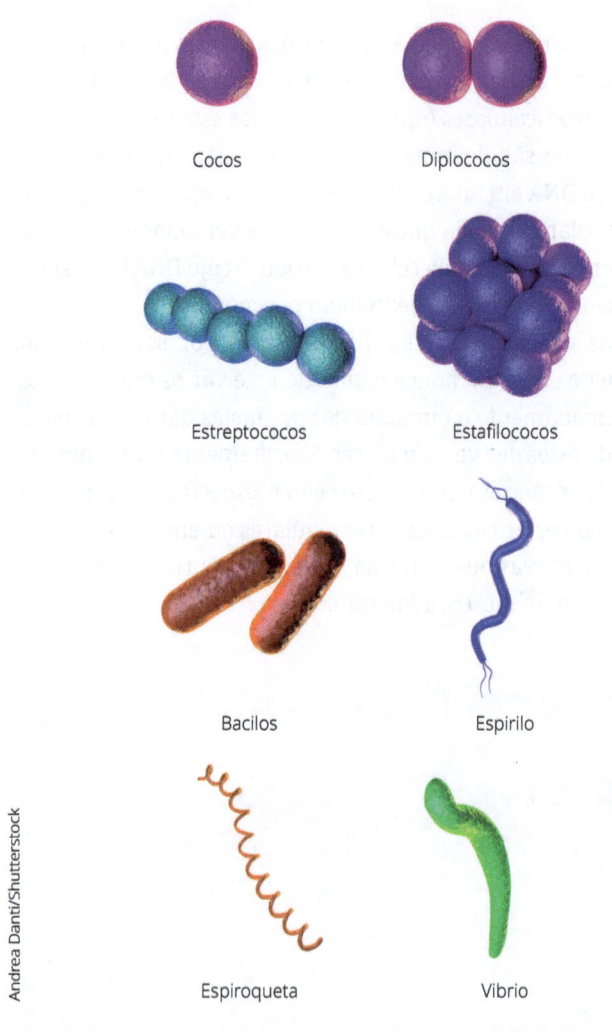

Cocos

Diplococos

Estreptococos

Estafilococos

Bacilos

Espirilo

Espiroqueta

Vibrio

Andrea Danti/Shutterstock

Estima-se que as bactérias surgiram no mundo há 4 bilhões de anos. Além de numerosas, têm grande diversidade morfológica e distribuição ubíqua, o que ocorre em razão de, em geral, serem tolerantes a variações de temperatura, de umidade e de pH. Assim, embora haja uma série de microrganismos variando daqueles com temperatura ótima muito baixa até aqueles com temperatura ótima muito alta, é possível distinguir pelo menos quatro grupos de microrganismos, conforme as temperatura ótimas de crescimento: **psicrófila, mesófila, termófilas e hipertermófila**, cujas temperaturas são em baixas temperaturas; em temperaturas medianas; em altas temperaturas e em temperaturas muito elevadas, respectivamente, como mostra a Figura 1.2 (Madigan et al., 2016). As bactérias mesófilas são as mais estudas e estão amplamente distribuídas na natureza, sendo encontradas em animais de sangue quente, em ambientes terrestres e aquáticos de latitudes temperadas e tropicais.

Figura 1.2
Diferentes classes térmicas de microrganismos e a temperatura ótima de crescimentos para cada organismo

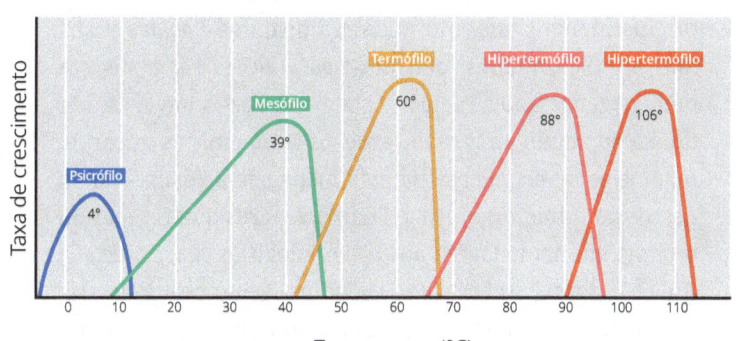

FONTE: Elaborado com base em Madigan et al., 2016.

Em sua maioria, os microrganismos de importância médica discutidos neste capítulo são quimio-heterotróficos, ou seja, utilizam substâncias químicas como fonte de energia e compostos orgânicos diferentes de CO_2 como fonte de carbono (Tortora; Funke; Case, 2017). Esses organismos fazem dois tipos de respiração celular, a que utiliza oxigênio, a respiração aeróbia, cujo aceptor final de elétrons é O_2, e a que não utiliza oxigênio e cujo aceptor final de elétrons é uma molécula inorgânica que não o oxigênio (Engelkirk; Duben-Engerkirk, 2012; Tortora; Funke; Case, 2017). As heterotróficas podem ser bactérias anaeróbias obrigatórias (morrem na presença de oxigênio), anaeróbias facultativas (suportam bem a ausência ou a presença de oxigênio) ou aeróbias obrigatórias (só sobrevivem se houver oxigênio).

CURIOSIDADE

Qual o significado do nome das bactérias?

Às vezes, as bactérias e outros microrganismos recebem denominações relacionadas ao nome da pessoa que os descobriu. Um exemplo interessante é o nome do bacilo da peste. A bactéria que causa essa doença foi descoberta em 1894 por Alexandre Emile Jean Yersin (1863-1943), um bacteriologista francês de origem suíça que trabalhou por muitos anos em várias sucursais do Instituto Pasteur, no Vietnã. Yersin originalmente chamou o microrganismo de *Bacillus pestis*, mas, em 1896, o nome foi trocado para *Pasteurella pestis*, em homenagem a Louis Pasteur, com quem Yersin havia estudado. Então, muito anos mais tarde, os taxonomistas trocaram o nome para *Yersinia pestis* em homenagem a Yersin – quem descobriu o microrganismo. Outros gêneros que receberam o nome em homenagem aos bacteriologistas são: *Bordetella* (Jules Bordet), *Escherichia* (Theodor Escherich), *Neisseria* (Albert Ludwig Neisser) e *Salmonella* (Daniel Elmer Salmon) (Engelkirk; Duben-Engerkirk, 2012).

1.1.1 Taxonomia

Desde os tempos de Aristóteles, os cientistas vêm tentando nomear e classificar os seres vivos de maneira coerente, com base em sua aparência e em seu comportamento. Dessa maneira, foi criada a taxonomia (ciência que trata da classificação dos organismos vivos) (Engelkirk; Duben-Engerkirk, 2012). Foi apenas no século XVIII que o biólogo sueco Carolus Linnaeus criou um esquema amplamente aceito e que é utilizado até os dias atuais. Nele se estabeleceu a taxonomia com base no sistema binominal de nomenclatura.

De acordo com esse sistema, cada organismo recebe dois nomes, sendo o primeiro o termo genérico (gênero) e o segundo o termo específico (espécie). Ainda, para expressar o gênero, a inicial da palavra é escrita com letra maiúscula e todo o termo é sublinhado quando manuscrito e em itálico quando digitalizado. Para expressar a espécie, o termo genérico pode ser abreviado, utilizando-se a primeira letra em maiúscula, e a espécie deve ter a primeira letra escrita em minúsculo. Assim, por exemplo em uma dissertação ou artigo sobre *Escherichia coli*, *Escherichia* deve ser escrito por extenso pela primeira vez em que o microrganismo for mencionado, mas a forma abreviada *E. coli* pode ser usada na sequência. Pode-se também utilizar a abreviação "sp" para indicar uma única espécie dentro do gênero, e a abreviação "spp" quando se referir a mais de espécie ou várias espécies pertencentes àquele gênero (Engelkirk; Duben-Engerkirk, 2012; Ingraham; Ingraham, 2010).

De acordo com a classificação em um sistema de cinco reinos, proposta por Robert H. Whittaker (1969), as bactérias pertencem ao reino *Procaryontae* (ou Monera). Cada reino é constituído de divisões ou filos, os quais, por sua vez, são divididos em classe, ordens, família, gêneros e espécies. Porém, na década de 1970, Carl R. Woese criou o sistema de classificação em três domínios. Nesse sistema existem dois domínios de procariontes (*Archeae* e *Bacteria*), sendo as bactérias inclusas nesse último, e um domínio de eucariontes (*Eucarya* ou *Eukarya*) que engloba todos os procariontes (Engelkirk; Duben-Engerkirk, 2012; Althertum; Trabulsi, 2015).

> **Dica**
>
> Um truque para você memorizar a sequência da classificação de reino à espécie é usar a palavra **REFICOFAGE** (reino, filo, classe, ordem, família, gênero, espécie).

1.1.2 Célula bacteriana

A bactérias são seres vivos procariontes, unicelulares, e a maioria se multiplica por **fissão binária** – simples divisão de célula em duas, após a replicação do DNA, da formação da membrana e da parede celular que separam as células. Diferentemente dos eucariontes, as organelas citoplasmáticas não são recobertas por membranas. O material hereditário ou **cromossomo**, uma longa molécula de **DNA**, está enovelado na região, aproximadamente central, sem qualquer separação do resto do conteúdo citoplasmático. O **citoplasma** semilíquido das bactérias é constituído de água, enzimas, oxigênio dissolvido (em algumas), produtos residuais, nutrientes essenciais, proteínas, carboidratos, lipídios, ribossomos, e algumas bactérias apresentam grânulos citoplasmáticos e **plasmídeos** (estrutura de DNA circular extracromossomial, de duplicação independente) (Engelkirk; Duben-Engerkirk, 2012; Madigan et al., 2016; Tortora; Funke; Case, 2017).

Podemos diferenciar as várias espécies bacterianas por meio da análise das diferenças em sua morfologia, das necessidades fisiológicas, das atividades bioquímicas e da composição química, além das diferentes fontes de energia utilizadas. Com o auxílio de um microscópio, é possível perceber diversas estruturas funcionando em conjunto em uma célula bacteriana. Algumas dessas estruturas são encontradas externamente à parede celular, e outras são internas. Observamos essas estruturas de modo esquemático na Figura 1.3.

Figura 1.3
Estruturação celular da célula procarionte

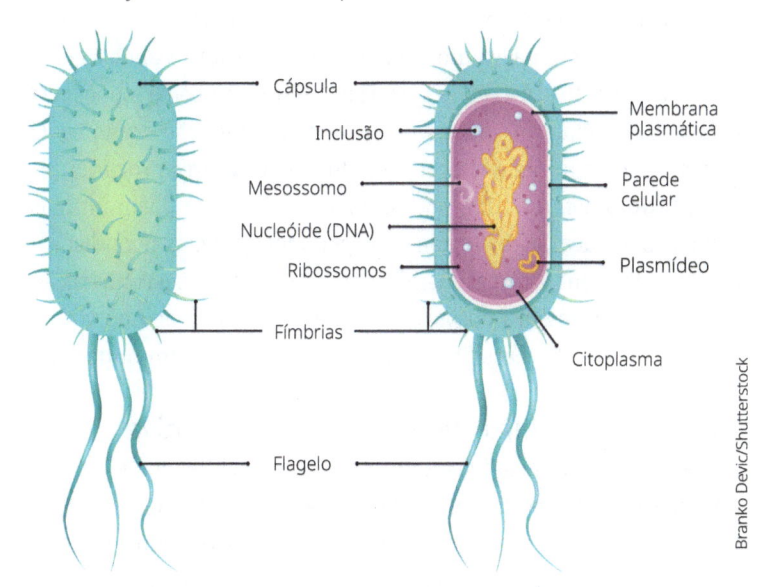

Cápsula
Inclusão
Mesossomo
Nucleóide (DNA)
Ribossomos
Fímbrias
Flagelo
Membrana plasmática
Parede celular
Plasmídeo
Citoplasma

Branko Devic/Shutterstock

1.1.2.1
Membrana plasmática

Revestindo o citoplasma de uma célula procariótica, está a membrana plasmática, membrana citoplasmática ou membrana celular. Essa membrana, cuja estrutura se assemelha à dos organismos eucarionte, é formada por uma bicamada de fosfolipídios intercalados por proteínas. Sua principal função é controlar a entrada e a saída de substâncias na célula, sendo, portanto, uma membrana altamente seletiva. Muitas enzimas encontram-se ligadas à membrana plasmática, local em que ocorrem várias reações Metabólicas. Acredita-se que nas invaginações da membrana, denominadas **mesossomos**, ocorre a respiração celular nas bactérias.

1.1.2.2 Parede celular

A rígida parede celular externa que mantém a forma característica de cada célula bacteriana é quimicamente complexa, fornecendo rigidez, resistência e proteção à célula bacteriana, sendo também responsável pela divisão celular e, muitas vezes, pela manutenção osmótica. O principal constituinte das paredes celulares dos seres procariontes é o **peptidioglicano**, uma macromolécula formada por múltiplas cadeias polissacarídicas ligadas por pequenas cadeias peptídicas e encontrada apenas nas paredes celulares das bactérias. A composição química e a espessura da parede celular variam de acordo com o tipo de bactéria e as classifica em **gram-positivas** e **gram-negativas**.

1.1.2.2.1 Parede celular da bactéria gram-positiva

As bactérias gram-positivas têm uma parede celular mais espessa e mais rígida, formada por várias camadas de Peptideoglicano ligados de modo cruzado por tetrapeptideos. Encontram-se, ainda, combinadas com os peptidioglicanos, moléculas de ácidos teicoicos, as quais consistem principalmente de um álcool (como o glicerol ou ribitol) e fosfato. Existem duas classes de ácidos teicoicos: ácido lipoteicoico, que atravessa a camada de peptidioglicano e está ligado à membrana plasmática, e ácido teicoico da parede, que está ligado à camada de peptidioglicano, como podemos observar na Figura 1.4 (Engelkirk; Duben-Engerkirk, 2012; Tortora; Funke; Case, 2017; Ingraham; Ingraham, 2010). A principal função dos ácidos teicoicos é impedir e controlar a lise ou ruptura celular, regular o movimento de cátions (íons positivos) para dentro e para fora da célula, além de fornecer parte da especificidade antigênica da parede celular.

1.1.2.2.2 Parede celular da bactéria gram-negativa

A parede celular das bactérias gram-negativas contém uma fina camada de peptidioglicano, uma membrana externa e lipopolissacarídios (LPS). Quando comparada às bactérias gram-positivas, essa parede apresenta uma maior quantidade de aminoácidos e de lipídeos, sendo, portanto, quimicamente mais complexa e mais lipídica. Faz parte dessa parede um compartimento celular extra chamado de **periplasma**, que é uma organela importante das gram-negativas, preenchido com material gelatinoso, incluindo enzimas e proteínas de ligação. A membrana externa, componente da parede celular da gram-negativas, é uma bicamada composta por fosfolipídios e por lipopolissacarídios (LPS). O LPS, também conhecido como **endotoxina**, é uma molécula de combinação com um lipídio em uma extremidade e um polissacarídeo em outra e é prejudicial a humanos e a outros animais. A extremidade lipídica é o **lipídio A**, que é hidrofóbica (repele a água) e a extremidade do polissacarídeo é hidrófila (atrai a água). A função mais importante dessa membrana é a proteção, tornando as bactérias gram-negativas mais resistentes às substâncias tóxicas, incluindo os antibióticos (Ingraham; Ingraham, 2010).

Figura 1.4
Imagens esquemáticas das diferenças entre a parede celular da bactéria gram-positiva e gram-negativa

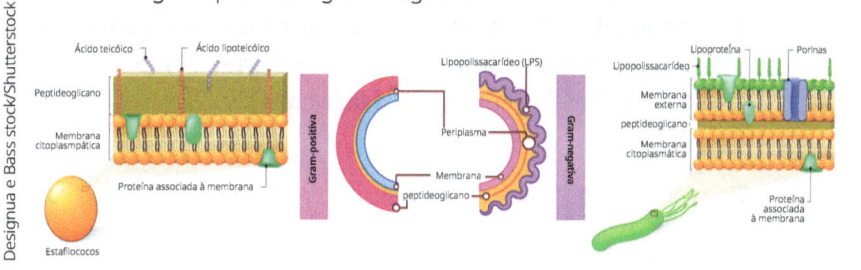

1.1.2.3
Estruturas extra parede celular

Algumas bactérias apresentam estruturas externas à parede celular. Essas estruturas são fatores de virulência que contribuem para a patogênese do microrganismo, como flagelos, fímbrias ou pilis e glicocálice.

Flagelos

Os flagelos são apêndices filiformes helicoidais em forma de saca-rolhas, que giram e assim impulsionam a célula, conferindo movimento. As bactérias flageladas são móveis, e as não flageladas, imóveis. O movimento de algumas bactérias pode ser estimulado por fatores físicos ou químicos, e é chamado de *taxia*. Assim, quando o agente estimulante é químico, esse movimento é chamado de *quimiotaxia*, e quando é físico, é chamado de *fototaxia*. Os flagelos são compostos por subunidade de proteína, as **flagelinas**, e o número e a disposição dos flagelos podem ser usados para a classificação e a identificação de espécies bacterianas. Bactérias com um único flagelo polar são classificadas em **bactérias monotríquias**; aquelas com flagelos distribuídos em toda superfície são as **bactérias peritríquias**; as que apresentam um tufo (conjunto) de flagelos em uma extremidade da célula são descritas como **bactérias lofotríquias**, e as que têm um ou mais flagelos em cada extremidade são denominadas **bactérias anfitríquias**, como mostra a Figura 1.5 (Althertum; Trabulsi, 2015; Engelkirk; Duben-Engerkirk, 2012; Madigan et al., 2016).

Figura 1.5
Tipos de arranjos flagelares das células procariontes

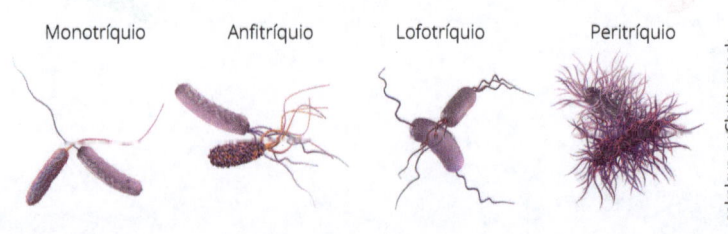

Fímbrias ou pili

As fímbrias ou pili são estruturas semelhantes a pelos, porém são retos, rígidos, finos e bem mais curtos que os flagelos, sendo constituídos por moléculas de proteínas chamadas de *pilinas*. Os pili apresentam uma estrutura rígida e tem como principal função permitir às bactérias aderirem ou se fixarem às superfícies. No entanto, há outro tipo de pili, o **pili sexual**, que permite a transferência de material genético (geralmente na forma de plasmídeo) entre bactérias após a adesão de uma célula a outra pelo método de conjugação. A maioria das bactérias gram-negativas tem pili, e as gram-positivas, não (Engelkirk; Duben-Engerkirk, 2012; Ingraham; Ingraham, 2010; Madigan et al., 2016).

Glicocálix (camada limosa e cápsula)

O glicocálix bacteriano é um polímero viscoso e gelatinoso externo à parede celular, produzido pela membrana celular, e que pode estar presente tanto na maioria das bactérias gram-positiva quanto nas gram-negativas. Existem dois tipos de glicocálix, a camada **limosa**, que não é altamente organizada nem firmemente ligada à parede celular, separando-se com facilidade da parede celular e se perdendo. O outro tipo é a **cápsula,** que é altamente organizada, firmemente presa à parede celular e constituída de polissacarídeos, os quais podem estar combinados com lipídios e proteínas. A principal função da cápsula é proteção contra a evaporação e a fagocitose (endocitose e destruição por células hospedeiras). Ela protege contra a desidratação, e sua viscosidade inibe a saída de nutrientes para fora da célula bacteriana. Também desempenha relevante função na aderência de certos microrganismos patogênicos a uma superfície. O glicocálix exerce, ainda, outros papéis como componente muito importante na formação de biofilmes (Engelkirk; Duben-Engerkirk, 2012; Madigan et al., 2016; Tortora; Funke; Case, 2017).

> **IMPORTANTE**
>
> ## Formação de biofilmes
>
> Alguns microrganismos têm a capacidade de se desenvolver e formar biofilmes, que são comunidades de microrganismos fixadas a uma superfície e desempenham um papel importante durante as infecções bacterianas. Quando presentes em biofilme, essas bactérias apresentam maior resistência aos antimicrobianos quando comparadas às bactérias planctônicas. Até o momento, nenhum antibiótico em uso clínico visa especificamente ao tratamento para biofilmes bacterianos (Rabin et al., 2015).
>
> Um grupo de bactéria tem sido mais estudado a respeito da formação de biofilme por sua participação em infecções graves e com alto grau de mortalidades. Esse grupo é chamado *eskape*, acrônimo de: *Enterococcus faecalis, Staphylococcus aureus, Klebsiella pneumoniae, Acinetobacter baumannii, Pseudomonas aeruginosa* e *Enterobacter* spp.) (Rabin et al., 2015).

A formação do biofilme é dividida didaticamente em cinco fases: **pré-adesão (fase I), adesão reversível (fase II), adesão irreversível (fase III), maturação (fase IV) e dispersão (fase V)**. No início da formação do biofilme, representada pela fase I, ocorre a adesão das células bacterianas livres a uma superfície sólida. Esse processo de adesão ocorre de maneira aleatória por meio de interações físico-químicas entre a bactéria e a superfície. A fase II é considerada muito importante, pois será a base do biofilme. Aqui, ocorre a adesão das células bacterianas através de mecanismos próprios de cada patógeno, como quimiotaxia, flagelos e pili, não sendo ainda uma interação específica e, portanto, podendo ser reversível. Na fase III, as interações já são mediadas por ligações especificas, ocorrendo o crescimento e a proliferação de microrganismos com produção de uma matriz de exopolissacarídeo (EPS), tornando-se, portanto, uma adesão firme e irreversível. A fase IV é marcada pela maturidade da estrutura do biofilme, com aumento da densidade populacional e da produção de EPS, formando macro-côlonias. A matriz de EPS se comporta como uma membrana protetora, recobrindo toda a comunidade e alterando o pH, temperatura, umidade, produção de toxinas, em favor das bactérias. Na próxima e última etapa (fase V), ocorre o processo de dispersão ou descolamento de algumas bactérias ou de todo o biofilme para o ambiente circulante. Essas células que se desprendem do biofilme poderão formar um novo biofilme, reiniciando o ciclo (Nascimento; Sena, 2018). As etapas da formação do biofilme podem ser visualizadas de maneira esquemática na Figura 1.6.

Figura 1.6
Etapas do ciclo de formação e maturação do biofilme bacteriano

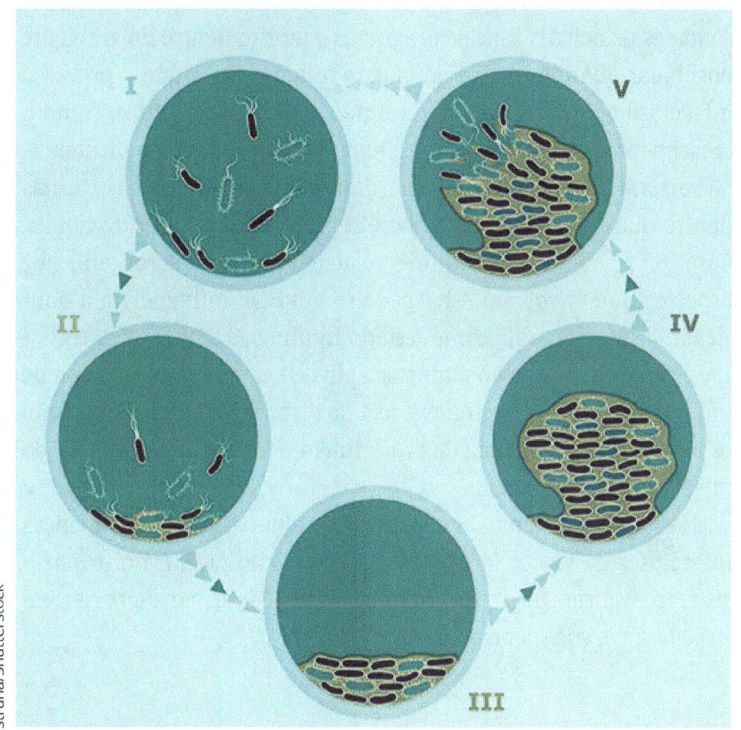

1.2 Principais doenças infecciosas causadas por bactérias

As doenças infecciosas são aquelas causadas por microrganismos e ocorrem após a colonização de alguma região do corpo por um patógeno. É importante distinguir os termos *infecção* e *doença*, pois têm significados diferentes. Na infecção, temos o processo de invasão ou colonização do patógeno no hospedeiro, já a doença é uma alteração no estado de saúde em decorrência da invasão ou colonização. No entanto, as doenças infecciosas podem afetar mais de uma região anatômica, e alguns patógenos se movem de um local para outro durante o curso da doença.

As bactérias são os principais agentes de doenças infecciosas, sendo as principais causas de agravos e mortes dentro do ambiente hospitalar quando não devidamente tratadas. Para que o processo infeccioso ocorra, é necessária uma sucessão de eventos, como o crescimento, a multiplicação e a expressão de fatores de virulência da bactéria (por exemplo: cápsula, fímbrias, flagelos, enzimas, toxinas, dentre outras) (Engelkirk; Duben-Engerkirk, 2012; Tortora; Funke; Case, 2017). Além desses fatores relacionados aos microrganismos, aspectos que envolvem o hospedeiro também influenciam a aquisição da infecção, tais como: estado imunológico, idade (os recém-nascidos e os idosos são mais susceptíveis), uso de antibióticos e de imunossupressores, cirurgias e uso de dispositivos invasivos, como os cateteres, além da falta de procedimentos corretos no controle de infecções (Anvisa, 2004c).

Na sequência, vamos conhecer em detalhes as principais doenças infecciosas de vários locais anatômicos, como pele, trato urinário, sistema respiratório, trato gastrointestinal (GI), sistema circulatório e sistema nervoso central (SNC).

1.2.1
Doenças infecciosas de pele

A pele intacta constitui a primeira linha de defesa do organismo, pois a microbiota endógena, o baixo pH e a presença de substâncias químicas como lisozima e sebo impedem a colonização da pele por patógenos. Uma grande variedade de microrganismos ou agentes etiológicos pode estar envolvida nas infecções cutâneas, além de fatores genéticos do hospedeiro. Tais infecções podem ser tanto monomicrobianas quanto polimicrobianas, sendo os gêneros *Staphylococcus* e *Streptococcus* as causas mais frequentes de doenças associadas à pele.

Como exemplos dessas infecções, podemos citar a **foliculite**, que frequentemente se manifesta sob a forma de espinhas ou terçol (quando o folículo infectado é de um cílio); o **furúnculo**, que é um tipo de abcesso circundado com pus e tecido inflamado; o **carbúnculo**, infecção piogênica (produtora de pus) profunda da pele, surgindo geralmente da coalescência de furúnculos; o **impetigo**, infecção de pele altamente infecciosa que afeta principalmente crianças de 2 a 5 anos. Esta última é causada principalmente por *S. aureus*, mas também pode ocorrer por *S. pyogenes*. Além de infecção em ferida cirúrgica e ferida queimada, pode ocorrer quando estas são contaminadas com microrganismos (Anvisa, 2013a; Engelkirk; Duben-Engerkirk, 2012; Tortora; Funke; Case, 2017).

1.2.2
Doenças infecciosas do trato urinário

As infecções do trato urinário (ITU) estão entre as doenças infecciosas mais comuns na prática clínica, e a maioria das vítimas é formada por mulheres, geralmente infectadas por bactérias, sendo *Escherichia coli* a mais comum e pertencente à microbiota do trato gastrointestinal.

As mulheres são mais vulneráveis que os homens às ITUs porque a uretra nas mulheres é bem menor e está mais próxima ao ânus.

Para facilitar os estudos, as ITUs são divididas em superiores e inferiores. As superiores incluem infecções dos rins (nefrite ou pielonefrite) e ureteres (uretrites). Já as ITUs inferiores incluem infecção de bexiga (cistite), uretra (uretrite) e, no homem, da próstata (prostatite). No meio hospitalar, são as mais frequentes entre as infecções. O Quadro 1.1 a seguir resume as principais manifestações clínicas relacionadas aos tipos de ITUs (Engelkirk; Duben-Engerkirk, 2012; Ingraham; Ingraham, 2010).

Quadro 1.1
Principais manifestações clínicas e microrganismos associados aos vários tipos de infecções do trato urinário (ITUs)

Tipo de ITU	Manifestação clínica	Microrganismos isolado
Pielonefrite	Febre, náusea, calafrios, vômito, dor no flanco	Enterobacterales: *E. coli* e outras, *Enterococcus* e *Staphylococcus aureus*. Hospitalar: *P. aeruginosa*, *Acinetabacter* spp., *Candida albicans* e *Staphylococcus* coagulase negativo.
Cistite	Disúria e frequência urinária	*Escherischia coli* e outros gram-negativos, *S. saprophytycus*, *Entererococcus*.
Uretrite	Disúria, frequência urinária, corrimento uretral	*Chlamydia trachomatis*, *Mycoplasma hominis*, *Ureplasma urealyticum*, *Neisseria gonorrhoeae*, *Trichomonas vaginalis*, *Candida albicans* e spp.
Prostatite	Febre, calafrios, dor lombar	*N. gonorrhoeae*, *E. coli*, *Proteus* spp. e outras Enterobacterales. Menos frequente: *Enterococcus* spp. *P. aeruginosa* e *Chlamydia trachomatis*

Fonte: Elaborado com base em Anvisa, 2013b.

1.2.3 Doenças infecciosas do sistema respiratório inferior

Para as infecções pulmonares, geralmente causadas por bactérias, usa-se o termo *pneumonias*. Aproximadamente 90% das pneumonias bacterianas são causadas por *Streptococcus pneumoniae*, comumente conhecido como *pneumococo*. Os outros 10% são causados por *Haemophilus influenzae*, por cocos gram-positivos (*Staphylococcus aureus*, *Streptococcus pyogenes*) e algumas enterobactérias (*Klebsiella* spp., *Escherichia coli* ou *Proteus* spp.) (Ingraham; Ingraham, 2010).

As pneumonias, ainda hoje, representam a principal causa de morte entre crianças em todo mundo. Elas são divididas em duas categorias: as pneumonias adquiridas na comunidade e as pneumonias hospitalares ou nosocomiais. O primeiro grupo é aquele que ocorre em qualquer indivíduo que vive em uma comunidade e que se inicia fora de ambientes institucionais ou hospitalares. Já as pneumonias nosocomiais são aquelas que aparecem após um período maior ou igual a 48 horas de admissão hospitalar. Há, ainda, as pneumonias associadas a pacientes de asilos, pacientes em terapia renal substitutiva e internados em caráter de urgência por 2 dias ou mais nos últimos 90 dias anteriores a infecção (Amaral; Cortês; Pires, 2009).

Entre os agentes de pneumonias hospitalares mais frequentemente isolados, estão bacilos gram-negativos (*Klebsiella* spp., *E. coli*, *Enterobacter* spp.), bacilos gram-negativos não fermentadores (*P. aeruginosa*, *Acinetobacter baumannii*), cocos gram-positivos, principalmente *Staphylococcus aureus* (MRSA) e outros virais e fúngicos. De maneira geral, os microrganismos podem alcançar os pulmões pela via aérea (aspiração de secreções da orofaringe, inalação de aerossóis contendo bactérias), pela translocação de microrganismos do trato gastrointestinal ou pela disseminação hematogênica. A fonte da infecção é de grande valia para o diagnóstico e para o tratamento (Ingraham; Ingraham, 2010; Tortora; Funke; Case, 2017).

1.2.4 Doenças infecciosas do trato intestinal

As principais infecções do trato intestinal são causadas por bactérias e algumas podem até ser mortais. Resultam da ingestão de alimentos ou de água contaminados com microrganismos patogênicos ou suas toxinas. São geralmente transmissíveis por um ciclo fecal-oral e, para que esse ciclo seja interrompido, são necessárias medidas efetivas de saneamento e manuseio de alimentos. No entanto, essas infecções ocorrem em função de fatores ligados ao hospedeiro, como baixa acidez gástrica, composição de sua microbiota, imunidade, motilidade etc., bem como de fatores ligados ao agente, destacando-se os fatores de virulência e inóculo.

A doença diarreica apresenta alta morbidade e mortalidade em crianças lactentes, sendo considerada um grave problema de saúde pública em adultos e idosos (Tortora; Funke; Case, 2017). As infecções intestinais bacterianas são diagnosticadas por meio da identificação de patógenos presentes nas amostras de fezes e baseia-se na habilidade de crescimento em meios diferenciais e altamente seletivos e nas características bioquímicas distintivas. Para o microbiologista clínico, em razão do grande número de microrganismos isolados nas amostras, é um grande desafio o correto diagnóstico clínico do enteropatógenos envolvido na infecção.

Os principais tipos de infecção intestinal e seus agentes etiológicos são: shiguelose (*Shiguella* spp.), febre tifoide (*Salmonella typhi*), salmonelose (*Salmonella enteritidis* ou *Salmonella choleraesuis*), diarreia por *E. coli*, linhagens patogênicas e síndrome hemolítica-urêmica, cólera (*Vibrio cholerae*), gastroenterites por *Vibrio parahaemolyticus*, enterocolite por *Yersinia enterocolitica*, campilobacteriose (*Campylobacter* spp.) e diarreia por *Clostridium difficile* (Ingraham; Ingraham, 2010).

1.2.5 Doenças infecciosas do sistema circulatório

Os termos relacionados às infecções do sistema cardiovascular são *endocardite, miocardite* e *pericardite*. Sabe-se que o sangue é um líquido estéril, e à presença de bactérias dá-se o nome de *bacteremia*, que pode se tornar sistêmica, sendo possível que os microrganismos atinjam vários órgãos através da corrente sanguínea ou da circulação linfática. O termo *bacteremia transitória* é utilizado quando a invasão bacteriana da corrente sanguínea ocorre de modo breve e inofensivo, como em casos resultantes de extração dentária, agressiva escovação dos dentes, feridas, mordidas, lesões do trato intestinal, entre outras. Entretanto, quando os microrganismos patogênicos são capazes de persistir, resistir aos fagócitos e a outras defesas do organismo, pode ocorrer uma doença sistêmica chamada de *septicemia* ou *sepse*.

A cultura do sangue, ou hemocultura, é o exame realizado para identificação e isolamento de microrganismos sempre que houver uma suspeita de bacteremia e ou fungemia significativa, sendo um exame de grande valor diagnóstico e de relevância no prognóstico do paciente. Os principais grupos bacterianos envolvidos são o grupo gram-positivo: *S. epidermidis, S. aureus, S. agalactiae, E. faecalis, S. pneumoniae, S. pyogenes* etc. e o grupo gram-negativo: *E. coli, H. influenzae, N. meningitidis, P. aeruginosa, S. maltophilia, S. marcescens, A. baumannii, E. cloacae, K. pneumoniae* etc. (Engelkirk; Duben-Engerkirk; Toros, 2012; Ingraham; Ingraham, 2010).

1.2.6 Doenças infecciosas do sistema nervoso central

O sistema nervoso central (SNC) é constituído pelo cérebro, pela medula espinhal e por três membranas (meninges) que recobrem o cérebro e a medula espinhal. Esse sistema é bem protegido contra infecções e lesões pelos ossos cranianos, pelas vertebras, pelas três membranas chamadas de *meninges* (dura-máter, aracnoide e pia-máter) e pelo fluido cerebroespinhal, chamado de *líquor* (LCR). Esse sistema também conta com a barreira hematoencefálica (espessa camada de capilares), que bloqueia a passagem de diversas toxinas.

No SNC, não existe microbiota endógena, sendo os microrganismos levados para lá por meio da circulação sanguínea ou do fluido cérebro-espinhal. Os principais processos infecciosos que comprometem o SNC são meningite aguda, meningite crônica, encefalite, mielite e neurite, abscesso cerebral, empiema subdural, abscesso epidural e flebite intracraniana supurativa e infecções associadas a procedimentos invasivos e dispositivos implantados no SNC, sendo a meningite a síndrome clínica mais comum, e os principais agentes bacterianos envolvidos são *S. pneumoniae, H. influenzae, N. meningitidis*, enterobactérias, *Streptococcus agalactiae* (grupo B), *Listeria monocytogenes, Staphylococcus* spp. e *M. tuberculosis* (Anvisa, 2013a; Engelkirk; Duben-Engerkirk, 2012; Ingraham; Ingraham, 2010).

1.3 Coleta, transporte e processamento inicial de amostras biológicas

O diagnóstico laboratorial das doenças infecciosas se inicia pela suspeita clínica, que possibilita que as demais etapas de coleta da amostra biológica, transporte, processamento inicial, exame direto, cultura e/ou teste sorológico possam ser concretizadas. A qualidade da amostra recebida, bem como a amostra ideal para se concluir aquele diagnóstico microbiológico são cruciais para o resultado liberado. Portanto, a coleta e o transporte realizados de maneira inadequadas interferem no isolamento e na identificação do patógeno envolvido no processo infeccioso, causando atrasos e erros no diagnóstico microbiológico. Dessa forma é muito importante revisar os pontos críticos para a obtenção e transporte adequados do material clínico a ser analisado. O Quadro 1.2 reúne o tempo crítico de chegada ao laboratório de microbiologia das principais amostras biológicas e o meio de transporte ideal a ser utilizado para cada tipo de amostra.

Quadro 1.2
Amostras clínicas e respectivos tempos, temperaturas e materiais de coleta para envio ao laboratório para cultura de microrganismos

Tipo de amostra	Tempo e temperatura até envio ao laboratório	Frasco de coleta e meio de transporte
Aspirados e exsudatos	≤ 2 h, TA ≤ 8 h, TA	Seringas *Swab* com meio de transporte
Escarro, LBA e aspirado traqueal	≤ 2 h, TA	Frasco estéril
Líquidos orgânicos (pleural, peritoneal, ascético, diálise, pericárdico, sinovial)	≤ 2 h, TA ≤ 12 h, TA	Frasco estéril Frasco de hemocultura
Liquor	Imediatamente, TA	Frasco estéril
Fezes	≤ 1 h, TA ≤ 12 h, TA ou 24 h refrigerada	Frasco estéril Frasco com conservante
Urina	≤ 30 min, TA Até 1 h, refrigerada	Frasco estéril
Sangue e medula óssea	≤ 12 h, TA	Frasco de hemocultura
Cultura de anaeróbios	≤ 12 h, TA ≤ 3 h, TA	Frasco de hemocultura Seringa com ponta bloqueada
Fragmento de biósia, tecido e osso	≤ 2 h, TA	Frasco estéril contendo solução salina estéril
Swab retal, nasal, axilar, secreção de ferida	≤ 2 h, TA	*Swab* com meio de transporte

Fonte: Elaborado com base em Oplustil et al., 2020.

IMPORTANTE!

- Recepcionar o paciente com atenção e confirmar sua identificação com documentos com fotos.
- Dados clínicos sempre serão relevantes e devem ser anotados.
- Identificar de modo legível a amostra com dados do paciente, leito ou ambulatório e especialidade, material coletado, data e horário de quem coletou.
- Esclarecer ao paciente sobre o procedimento ao qual será submetido, bem como realizar a coleta antes da antibioticoterapia, sempre que possível.
- Fazer uso das barreiras de proteção necessárias, os equipamentos de proteção individual (EPIs), lembrando-se do potencial patogênico de qualquer amostra biológica.
- Utilizar, de preferência, materiais clínicos estéreis e, se não for possível, realizar a correta antissepsia destes.
- Analisar criteriosamente o local a ser coletado, levando sempre em consideração o local com maior probabilidade de isolar o verdadeiro patógeno.
- A quantidade de material coletado é determinante na realização do exame, sendo critério de rejeição e/ou aceitação de amostras.
- Utilizar frascos e meios de transporte adequados, encaminhando imediatamente os materiais ao laboratório.

1.3.1
Feridas, abcessos e exsudatos

Para essas coletas, é importante que o sítio anatômico seja descrito no material coletado, pois essa informação é de extrema importância para a interpretação dos resultados. Para fazer a coleta, o local deve primeiramente ser descontaminado com sabonete cirúrgico e álcool etílico ou isopropílico a 70% e depois lavado com soro fisiológico estéril e seca. A coleta com *swab*, na maioria das vezes, é contraindicada, pois não reflete a causa verdadeira do processo infeccioso, uma vez que as feridas superficiais em geral são contaminadas por bactérias da pele e do ambiente, não sendo estas os verdadeiros patógenos. A biópsia do tecido, a curetagem de uma ferida drenante ou a aspiração de líquidos/pus acumulado em feridas profundas e abcessos constituem os métodos mais comumente adequados para a realização de exames bacteriológicos. Entre eles, a biópsia pode dar resultados mais satisfatórios no isolamento de um patógeno bacteriano que esteja presente na região mais profunda da ferida, mas a experiência com esse método é limitada (Anvisa, 2013b; Koneman et al., 2008; Oplustil et al., 2020). Na Figura 1.7, observamos materiais para coleta, transporte e processamento de amostras de biópsia de ferida queimada. Após descontaminação e limpeza da queimadura, coleta-se um fragmento de tecido com auxílio de Punch (3 mm a 4 mm), coloca-se em recipiente estéril com solução salina e/ou meio de cultura líquido e tritura-se para cultura.

Figura 1.7
Materiais utilizados na coleta, no transporte e no processamento de amostras de biópsia

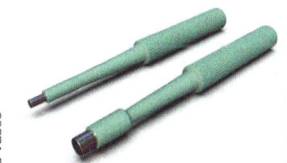

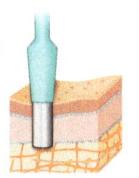

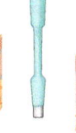

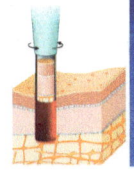

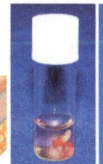

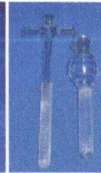

Punch para biópsia de tecido — Biópisia de ferida queimada obtida por punch em solução salina — Triturado de vidro para tecido

1.3.2 Urina

A técnica mais utilizada para a coleta de urina é o jato médio, preferencialmente da primeira micção da manhã ou após retenção vesical de quatro horas na bexiga. Para a realização dessa técnica em mulheres, deve-se instruir a paciente sobre a limpeza da área periuretral e do períneo com água e sabão. Os lábios devem ser mantidos afastados durante a micção e os primeiros mililitros de urina eliminados, sendo recolhido o jato médio de urina em frasco estéril de boca larga. Já para os homens, a preparação com água e sabão geralmente não é necessária, sendo suficiente apenas uma simples limpeza do meato uretral antes da micção e a coleta do jato médio. Entretanto, se se estiver investigando uma uretrite, é a porção inicial da urina expelida que é de interesse (Anvisa, 2013b; Koneman et al., 2008; Oplustil et al., 2020).

Em lactentes, pode-se utilizar o saco coletor de urina, porém deve ser trocado a cada 30 minutos. A cateterização para a finalidade expressa de se obter uma amostra de urina deve ser evitada, sendo restrita a pacientes que são incapazes de produzir uma amostra adequada de fluxo médio. As amostras de urina também podem ser obtidas de um cateter de demora, desinfectando-se a área onde será feita a punção com agulha e aspirando a urina da área do conector de borracha macia, entre o cateter e o tubo de coleta. Atenção ao fato de que amostras de urina **nunca** devem ser obtidas de bolsa de cateter.

Em casos especiais, como de neonatos e lactentes de baixo peso, a punção supra púbica é indicada e deve ser realizada por médico. A urina deve ser encaminhada imediatamente para o processamento laboratorial ou refrigerada, caso não seja analisada em até 2 horas, tendo estabilidade de até 24 horas sob refrigeração (Anvisa, 2013b; Koneman et al., 2008; Oplustil et al., 2020).

1.3.3
Escarro, líquido pleural e lavado bronco alveolar (LBA)

O escarro deve ser obtido por expectoração espontânea, preferencialmente logo ao acordar, pois contém secreções acumuladas durante a noite, e em jejum, após bochechos com água morna. O paciente deve ser instruído sobre a coleta apropriada do escarro, e não da saliva. O material deve ser coletado em frasco estéril de boca larga com uma tampa de rosca bem ajustada. Quando a produção de escarro é pequena, pode-se realizar a indução com solução salina nebulizada (Koneman et al., 2008).

As amostras de líquido pleural e lavado broncoalveolar (LBA) são mais sensíveis e fidedignas, sendo utilizadas para diagnóstico de infecções no trato respiratório inferior em situações específicas, como pacientes intubados submetidos à ventilação – esses procedimentos devem ser realizados por equipe médica especializada. O tempo para o transporte desse tipo de amostra deve ser em torno de 30 minutos, sendo o máximo aceitável de 1 a 2 horas (Anvisa, 2013b).

1.3.4
Fezes

As amostras de fezes devem ser obtidas em recipiente boca larga e com tampa de rosca bem ajustada, bem como em frascos contendo os meios para transporte Cary Blair, glicerina tamponada e/ ou salina (Anvisa, 2013b). Com auxílio da espátula plástica, transferir uma porção de fezes de aproximadamente o tamanho de uma azeitona (se esta for líquida, utilizar de 1 a 3 ml) e misturar bem com o meio de transporte. Se houver alguma porção contendo muco ou sangue, deve-se colocá-la no frasco. Em alguns casos, é necessário a coleta de um *swab* retal, em vez das fezes, particularmente em neonatos ou adultos gravemente debilitados. Os *swabs* retais podem ser mais eficazes para o isolamento de *Shiguella* e de *Clostridium difficile*.

1.3.5 Sangue

A coleta de sangue para hemocultura deve obedecer a critérios rígidos, que incluem o tipo de coleta, o número e o momento das hemoculturas. Esses critérios visam minimizar a porcentagem de hemoculturas contaminadas. Destacamos a necessidade de hemoculturas pareadas para indicar uma provável contaminação se apenas uma positivar. Para reduzir a chance de introduzir microrganismos contaminantes da pele, o local da punção deve ser idealmente preparado do seguinte modo: 1) fazer a antissepsia com álcool 70% de modo circular e de dentro para fora, 2) aplicar solução de iodo (tintura de iodo 1% a 2% ou PVPI 10%) também com movimentos circulares e de dentro para fora, 3) deixar secar o iodo por um a dois minutos antes de efetuar a coleta (Anvisa, 2013b; Koneman, 2008).

As hemoculturas podem ser obtidas com o auxílio de agulha e seringa ou de um sistema fechado, formado por uma garrafa a vácuo e um tubo de coleta com dupla agulha, conforme mostra a Figura 1.8. O volume a ser coletado deve ser em torno de 20 a 30 ml, para adultos, e de 1 a 3 ml para recém-nascidos e crianças por coleta. Para melhorar o rendimento do exame, devem ser feitas pelo menos duas amostras. Sempre que possível, realizar essa coleta antes do uso de antimicrobianos sistêmicos, e se não for possível, é preciso ter cautela na interpretação de resultados negativos.

Sabemos que a febre geralmente é uma resposta um pouco tardia à entrada de bactérias na corrente sanguínea, por isso a coleta de amostras deve ser realizada o mais breve possível após um pico de febre (Koneman et al., 2008). Não é recomendável a coleta por meio de cateteres ou cânulas quando for possível utilizar a punção venosa e não forem constatados benefícios na recuperação de patógenos de punções arteriais em vez da punção venosa (Anvisa, 2013a). O clínico poderá solicitar a coleta de sangue a partir do cateter central quando houver a suspeita de que este seja a fonte da infecção. Nesse caso, recomenda-se que seja feita uma coleta simultânea do cateter e venosa e se verifique a positividade da amostra do cateter com um mínimo de 30 minutos de antecedência da amostra venosa.

Figura 1.8
Coleta de hemocultura por sistema fechado

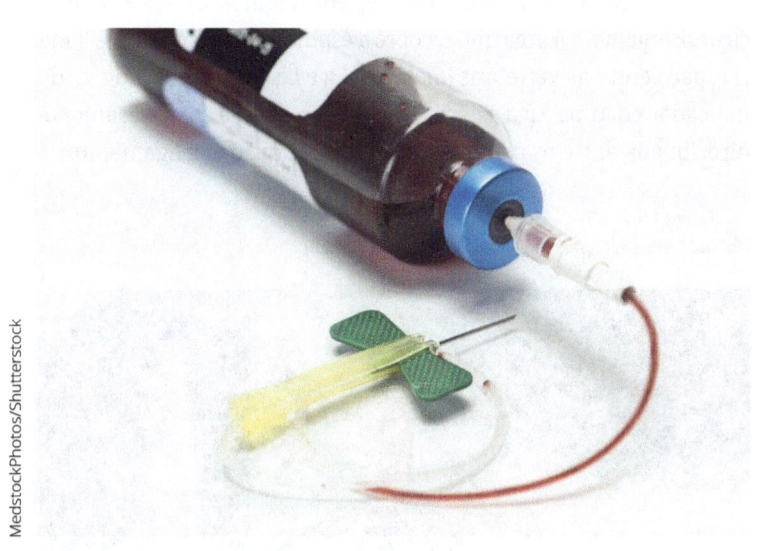

1.3.6
Líquido cefalorraquidiano ou líquor (LCR)

O líquido cefalorraquidiano (LCR) deve ser obtido por punção lombar asséptica e por equipe médica. O ideal é que a coleta seja feita em um tubo cônico graduado e estéril do tipo Falcon e no laboratório seja distribuído em três tubos estéreis: o tubo 1 para contagem de células e colorações diferenciais, o tubo 2 para coloração de gram e cultura e o tubo 3 para estudos de proteína e glicose ou especiais, tais como VDRL (Veneral Disease Research Laboratory; um teste sorológico para sífilis), antígenos criptocócico, ou citologia dependendo da situação clínica (Koneman et al., 2008). A amostra deve ser imediatamente transportada ao laboratório para imediato processamento, e o LCR nunca deve ser refrigerado. Para fazer a punção, o paciente deve estar sentado ou deitado de lado, com os joelhos flexionados e as costas arqueadas para separar as vértebras lombares. Ele é coberto cirurgicamente, e a área que recobre a espinha lombar é desinfectada. O espaço entre as vértebras lombares L3 e L4 é palpado com o dedo indicador em uma luva estéril, e a agulha espinal é cuidadosamente direcionada entre os processos espinais por meio dos ligamentos.

Figura 1.9
Técnica de punção espinhal

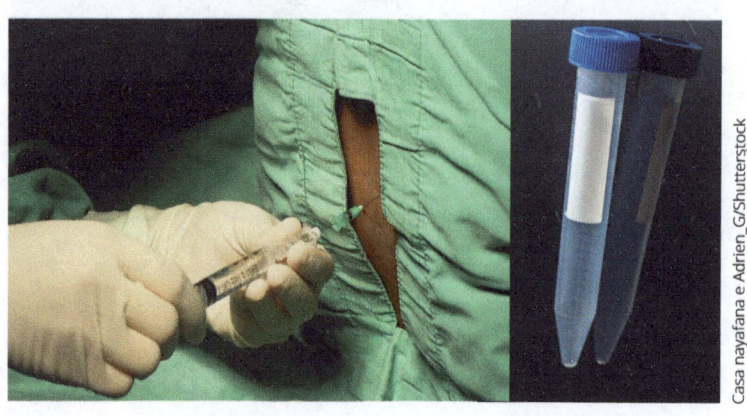

1.4
Identificação de bactérias de importância médica

O diagnóstico laboratorial das doenças infecciosas deve ter início com um exame microscópico direto em amostras que forem enviadas para cultura. Para isso, utiliza-se, normalmente, a coloração direta do material clínico pelo método de gram. Essa técnica pode ser útil não apenas para acusar a presença de microrganismos, mas também para determinar se uma amostra é representativa do local de infecção, como na determinação da qualidade das amostras de escarro, pela análise do número de células epiteliais e segmentados neutrófilos.

É importante ressaltar a valorização das diferentes etapas do processamento do exame, iniciando pela solicitação clínica baseada em uma hipótese diagnóstica, passando pela coleta, pela conservação e pelo transporte adequados da amostra, até a interpretação e a liberação dos resultados.

1.4.1
Coloração de gram

A coloração de gram, desenvolvida há mais de 100 anos por Hans Christian Gram, é o exame microscópico direto mais utilizados para amostras e repiques para diagnóstico e identificações de agentes infecciosos. Além de detectar a presença de microrganismos, essa técnica utiliza critérios como morfologia celular, tamanho e comportamento das paredes celulares diante dos corantes para classificar bactérias.

Na coloração de gram, o cristal violeta serve como **corante primário**, ligando-se à parede celular após o tratamento com uma solução fraca de iodo, que serve como **mordente** para ligar o corante. De acordo com a composição química da parede celular, algumas bactérias têm a habilidade de reter o cristal violeta mesmo após tratamento com um **descorante** orgânico, como uma mistura em parte iguais de acetona e álcool etílico a 95%. As bactérias que retêm o corante apresentam-se azul-violáceas quando observada em microscopia de imersão e são chamadas de *gram-positivas*. Aquelas que perdem o cristal violeta quando tratadas com o descorante, em razão do alto conteúdo lipídico de sua parede celular, captam o **contra-corante** Safranina e apresentam-se vermelhas ao microscópio, são chamadas de *gram-negativas* (Oplustil et al., 2020).

A coloração de gram é um procedimento simples e realizado de maneira rápida, entretanto, a preparação e a interpretação de esfregaços exigem considerável experiência e um cuidadoso treinamento para um bom desempenho. A confecção do esfregaço deve seguir algumas etapas importantes, quais sejam: a utilização de lâminas novas, limpas e desengorduradas, identificação da lâmina de maneira segura (preferencialmente com uso de lápis próprio para lâminas), delimitar a área do esfregaço, cuidado com o gradiente de espessura para que este seja suficientemente denso para facilitar a visualização, mas também bastante esparso para revelar as características do agrupamento. Por fim, deixar o esfregaço secar à temperatura ambiente e fixar o material à lâmina passando-o três a quatro vezes pela chama do bico de Bunsen. Então, seguir para as etapas da coloração de gram, conforme descrito no quadro a seguir (Bernardi, 2020; Koneman et al., 2008).

Quadro 1.3
Etapas da técnica de coloração de gram

PASSO A PASSO DA COLORAÇÃO DE GRAM
1. Cubra o esfregaço com solução de cristal-violeta e deixe por aproximadamente 1 minuto.
2. Lave a lâmina com um filete de água corrente e cubra a lâmina com a solução de iodeto – mordente (lugol) e deixe agir por 1 minuto.
3. Em seguida, lave a lâmina com água corrente e aplique algumas gotas do álcool-acetona até que a cor violeta desapareça. Esse procedimento leva em torno de 10 segundos ou menos.
4. Depois, deve-se lavar novamente em água corrente e cobrir o esfregaço com o contra-corante, a fucsina ou safranina e deixar agir por 30 segundos.
5. Coloque o esfregaço corado em posição vertical em um suporte de coloração, deixe sair o excesso de água e o esfregaço secar.
6. Examine o esfregaço corado ao microscópio com objetiva de 100×, utilizando óleo de imersão.
7. Resultado: bactérias gram-positivas coram-se em azul-escuro e as gram-negativas coram-se em vermelho.

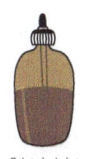

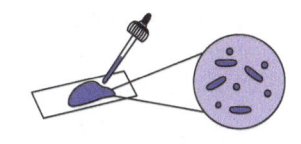

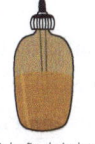

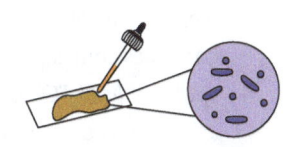

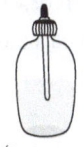

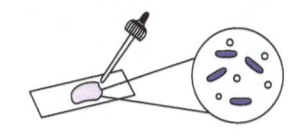

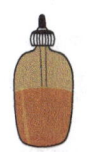

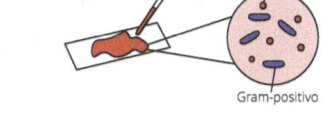

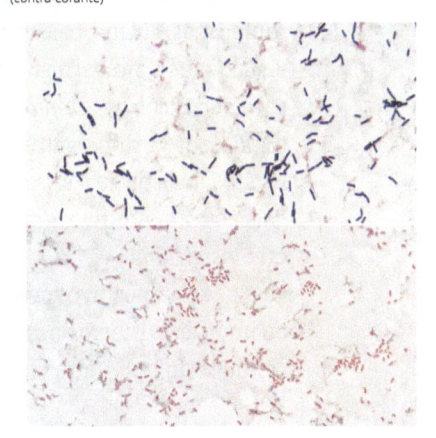

Na coloração de gram, quando realizada a partir do crescimento de colônias (UFC) em ágares, deve-se utilizar uma gota de salina estéril em uma lâmina para, posteriormente, transferir uma ou duas UFC com auxílio de alça ou agulha bacteriológica e misturar suavemente. Assim, é possível confeccionar um esfregaço levemente turvo e homogêneo, ideal para visualização em microscopia ótica. É importante instituir diariamente, como controle de qualidade dos corantes e da técnica, na rotina laboratorial a confecção e a coloração de lâminas controles com cepas de *Escherichia coli* (ATCC 25922) e *Staphylococcus epidermidis* (ATCC 12228) ou *Staphylococcus aureus* (ATCC 25922). São esperados os seguintes resultados:

- Bacilos gram-negativos, coloração rósea/vermelha.
- Cocos gram-positivos, coloração violeta/azul (Anvisa, 2013a).

Dicas!

Alguns exemplos de aplicações da coloração de gram no diagnóstico presuntivo:

- cocos gram-positivos em cachos sugerem estafilococos;
- cocos gram-positivos em cadeia sugerem estreptococos;
- diplococos gram-positivos em foram de lança, quando visualizados em esfregaços de amostras de escarro, são característicos de *Streptococcus pneumoniae*;
- diplococos gram-negativos em forma de rim são característicos da espécie *Neisseria*;
- bacilos gram-positivos grandes sugerem as espécies *Bacillus* ou *Clostridium*;
- bacilos gram-positivos pequenos sugerem a espécie *Listeria* ou uma das corineformes (difteroides) se forem observados arranjos do tipo "letra chinesa";

- bastonetes curvos, gram-negativos, em amostras de fezes diarreicas, sugerem a espécies *Vibrio* ou, se também forem vistas formas em saca-rolha, as espécies *Campylobacter*;
- bacilos gram-negativos são as bactérias mais comumente encontradas em laboratórios clínicos e incluem as Enterobacterales, bacilos não fermentadores, espécies de *Haemophilus* e inúmeras espécies exigentes (Anvisa, 2004b).

1.4.2
Cultura

Após a chegada da amostra ao laboratório para a realização de cultura, o microbiologista deve tomar decisões com o intuito de obter o isolamento e a identificação dos microrganismos de interesse clínico. A cultura é considerada o padrão ouro no diagnóstico laboratorial das doenças infecciosas. Entre as decisões a serem tomadas estão: a seleção do(s) meio(s) de cultura primário(s) para cada tipo de amostra; a determinação da técnica de semeadura, da temperatura, da atmosfera e do tempo de incubação para o isolamento de todos os microrganismos de potencial significado; a coloração de gram do material biológico; a determinação de quais as melhores técnicas de caracterização dos isolados; e a determinação da necessidade de testes de susceptibilidade aos antimicrobianos, conforme demonstrado na Figura 1.10.

Figura 1.10
Etapas do processamento inicial de amostras para o diagnóstico laboratorial dos agentes infeciosos

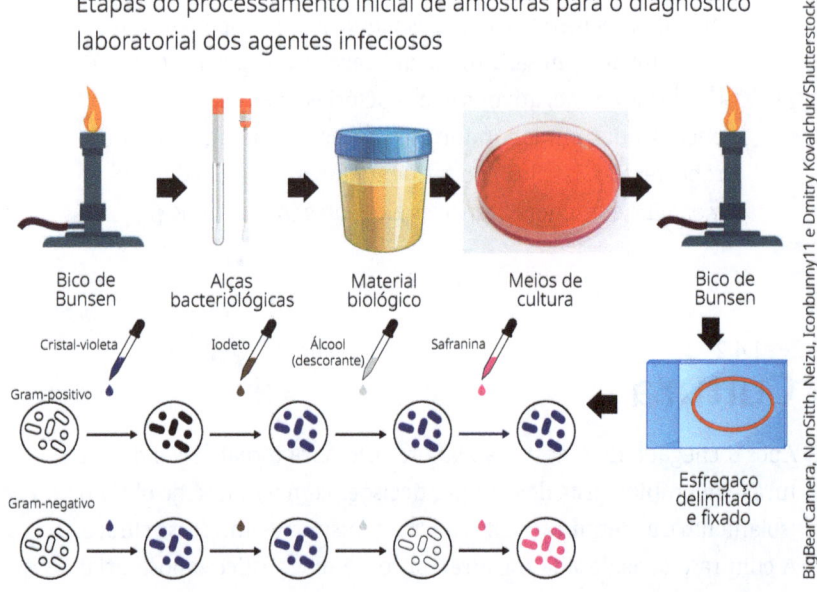

No cotidiano do laboratório de microbiologia, apenas alguns meios são necessários. Na maioria das vezes, utilizam-se as placas de ágar; já a inoculação em meio de cultura líquido (caldo) deve ficar limitada a poucas amostras, como alguns líquidos corpóreos nos quais são esperados pequenos números de um único patógeno (por exemplo, uso de frascos de hemocultura).

Os meios de cultura podem ser seletivos e não seletivos. Estes são livres de inibidores e permitem o crescimento da maioria das bactérias de interesse médico, sendo os mais comumente utilizados o ágar Sangue de carneiro, ágar Cled e o ágar Chocolate. Já os ágares seletivos são acrescidos de antibióticos ou substâncias inibidoras, como o cristal violeta constituinte da fórmula do ágar MacConkey. Os meios de cultura podem ainda se tornar diferenciais pela adição de alguns corantes ou substâncias químicas, como o ágar MacCokey, Manitol salgado, Salmonella-Shiguella – SS). O Quadro 1.4 apresenta os meios de cultura mais frequentemente utilizados na rotina laboratorial microbiológica.

A escolha do meio de cultura para a realização do exame é crítica e deve estar bem definida para que não ocorram enganos e que o verdadeiro agente envolvido no processo infeccioso possa ser isolado e identificado, a depender do tipo de amostra recebida pelo laboratório clínico. Após a análise e a inclusão da amostra para cultura, devem ser transferidas, por técnicas de semeaduras, as porções apropriadas para os devidos meios de cultura (Ingraham; Ingraham, 2010; Koneman et al., 2008; Oplustil et al., 2020).

Quadro 1.4
Tipo de meios de cultura, sua finalidade e condições de incubação segundo amostra biológica

Meios de cultura	Finalidade do meio	Atmosfera de incubação
Ágar chocolate	Meio nutritivo que permite o crescimento da maioria das bactérias, especialmente as fastidiosas, como: *Haemophilus influenzae*, *Neisseria gonorrhoeae* e *Neisseria meningitidis*.	CO_2
Ágar Cled – *cystine lactose electrolyte deficient agar*	Meio não seletivo que permite o crescimento de um variado número de bacilos gram-negativos e cocos gram-positivos e diferencial, pois permite diferenciar as bactérias em lactose positiva e negativa.	Aerobiose
Ágar EMB – *eosin methylene blue*	Meio seletivo e diferencial que permite o crescimento de bacilos gram-negativos, diferenciando as bactérias em lactose positiva e lactose negativa. Inibe bactérias gram-positivas.	Aerobiose
Ágar HE – Hektoen enteric	Meio moderadamente seletivo para o isolamento de *Salmonella* spp. e *Shigella* spp. e diferencial para as prova de lactose e sacarose positiva e negativa.	Aerobiose

(continua)

(Quadro 1.4 – conclusão)

Meios de cultura	Finalidade do meio	Atmosfera de incubação
Ágar MacConkey	Meio seletivo que permite o crescimento de bacilos gram-negativos, inibindo os gram-positivos e diferencial, pois permite diferenciar as bactérias em lactose positiva e negativa.	Aerobiose e CO_2
Ágar Sangue	Meio não seletivo que permite o crescimento de bactérias gram-negativas e gram-positivas e diferencial, pois permite a leitura de hemólise (β, α e γ).	Aerobiose, CO_2 e anaerobiose
Ágar SS – Samonella-Shigella	Meio seletivo que permite o isolamento de *Salmonella* spp. e *Shigella* spp. e diferencial para detecção da produção de H2S.	Aerobiose
Ágar Thayer-Martin	Meio seletivo utilizado para isolamento de *Neisseria gonorrhoeae* e *Neisseria meningitidis* em amostras com microbiota.	CO_2

Fonte: Elaborado com base em Oplustil et al., 2020.

1.4.2.1
Técnicas de semeaduras para cultura em placas e tubos

Em seguida, vamos analisar em detalhes as técnicas mais utilizadas para cultura em placas e tubos.

Semeadura qualitativa ou esgotamento de alça
Para esse tipo de inoculação primária, utilizam-se alças flambada calibradas de platina ou níquel cromo ou alças estéreis de plástico. Com elas, será feito o espalhamento da amostra em movimentos de vaivém em cada quadrante, sempre girando a placa em ângulo de 90°. A alça deve ser esterilizada por flambagem entre cada quadrante, de modo a se obter um gradiente decrescente de concentração do inóculo que permita o isolamento de todas as colônias diferentes,

conhecidas como *unidades formadoras de colônias* (UFC), como vemos na Figura 1.11 (Koneman et al., 2008; Oplustil et al., 2020).

Figura 1.11
Técnica de semeadura qualitativa ou esgotamento de alça para se obter colônias isoladas

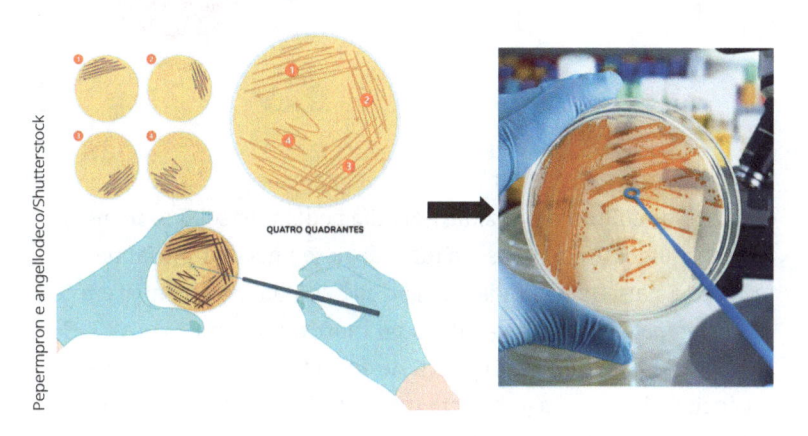

Semeadura quantitativa

A técnica de semeadura quantitativa se baseia na semeadura de um volume conhecido de material, por meio de alça bacteriológica calibrada e de contagem do número de UFC obtido após incubação. Essa técnica é executada com uma primeira estria vertical no centro da placa, seguida de espalhamento em ziguezague uniformemente, em toda a placa, como mostra a Figura 1.12. Pode-se utilizar alças calibradas de platina, níquel cromo ou descartáveis nos volumes de 1 µl, 10 µl ou 100 µl.

Após o período de 18 a 24 horas de incubação em estufa bacteriológica, deve-se analisar o número de UFC obtido e multiplicá-lo pelo fator de correção para 1 ml, com base no fator de calibração da alça, ou seja, 1.000, 100 e 10, respectivamente. A semeadura quantitativa é uma técnica recomentada para semear amostras de urina, lavado broncoalveolar (LBA), aspirado traqueal, biópsia de tecido, líquido de diálise, entre outros.

Figura 1.12
Técnica de semeadura quantitativa

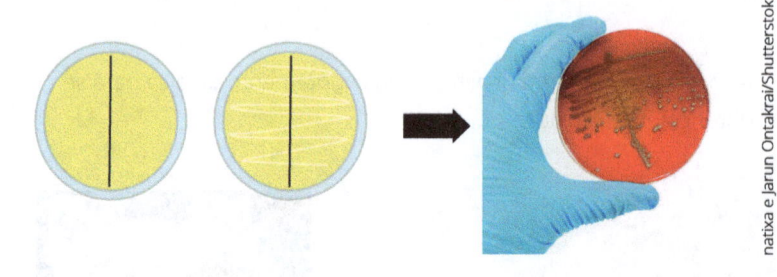

SEMEADURA EM TUBOS

Os meios de cultura produzidos em tubo podem ser sólidos, semissólidos e líquidos. Nos ágares em tubo, deve-se imocular inicialmente tocando a parte mais funda do ágar, seguido de movimentos em S do fundo para o topo do ágar, como mostra a Figura 1.13 (A-C). O ágar semissólido é utilizado para teste de motilidade e, por isso, deve ser inoculado com a agulha com uma picada central, removendo-a pelo exato caminho utilizado para penetrar nos meios, caso contrário poderá resultar em um padrão de crescimento que poderá ser falsamente interpretador como motilidade positiva, como mostra a Figura 1.13 (D-F). O meio líquido (caldo) pode ser inoculado por dissolução inclinando o tudo e esfregando a agulha na parede interna úmida do tubo, em seguida, retorne o tubo para a posição vertical para submergir o ponto de inoculação, visto na Figura 1.13 (G-H).

Figura 1.13
(A, B e C) Técnica de semeadura em ágar em tubo; (D, E e F) Técnica de semeadura em ágar semissólido; (G e H) Técnica de semeadura em caldo

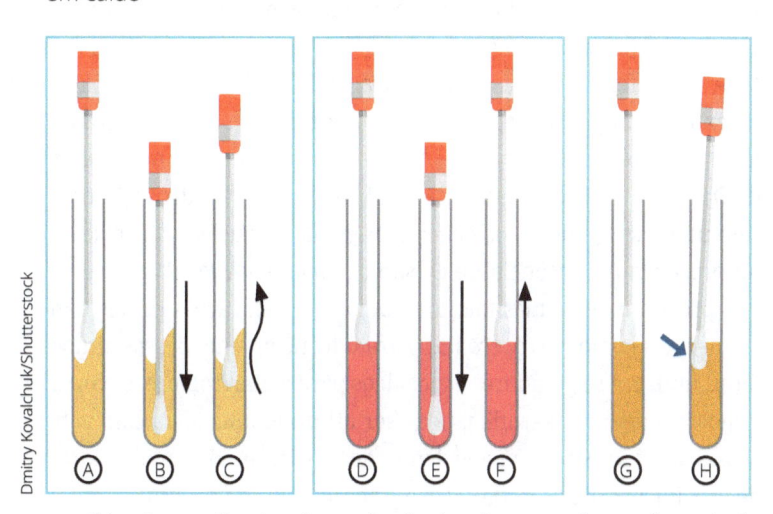

Além da escolha da adequada técnica de semeadura e do meio de cultura para cultivar um microrganismo, devemos ainda oferecer um ambiente apropriado com relação a temperatura, tempo de incubação, pH, umidade e presença ou ausência de oxigênio. A maioria das bactérias da rotina cresce a uma temperatura de 35 °C ± 2 °C, ou seja, a temperatura do corpo humano, sendo que algumas crescem mais rapidamente acima de um limite de aproximadamente 40 °C, como isolados de *Campylobacter*, *Acinetobacter baumannii* e algumas espécies de *Pseudomonas*. As culturas são mantidas em temperaturas constantes em incubadoras controladas termoestaticamente, chamadas *estufas bacteriológicas*, ou em banhos-maria.

O período de 18 a 24 horas de incubação para a realização da primeira leitura *é o mais* indicado e utilizado nas rotinas microbiológicas. Períodos maiores, como de 48 a 72 horas de incubação, são indicados para o isolamento de bactérias mais exigentes ou fastidiosas. Já para as bactérias de crescimento lento, esse período pode ser bem maior, como por exemplo, as micobacterias (de 3 a 45 dias),

Nocardia e *Brucella* (de 4 a 7 dias). Além do tempo de incubação, outro fator muito importante para o crescimento e isolamento dos microrganismos em cultura é o pH do meio de cultura no qual eles são incubados. A maioria desses microrganismos cresce melhor em pH neutros (entre 6,5 e 7,5).

A atmosfera em que essa cultura será incubada é outro fator de extrema importância, já que os microrganismos respondem de formas diferentes ao oxigênio. Alguns não crescem sem a presença de O_2, os quais são chamados de *aeróbios estritos*; já outros não crescem na presença de O_2, os *anaeróbios estritos*; aqueles que crescem na presença ou ausência de O_2 são os *anaeróbios facultativo*; e os que precisam de O_2, mas toleram apenas concentrações baixas, são conhecidos como *microaerófilos*. Para o fornecimento dessas atmosferas, utilizam-se geradores específicos para a anaerobiose, e para a atmosfera de microaerofilia, pode ser utilizado uma jarra com vela acesa, até que esta se apague depois de ter consumido a maior parte de O_2 e forneça de 3-5% de CO_2 (Ingraham; Ingraham, 2010).

1.4.3
Fluxo para diagnóstico laboratorial de cocos gram-positivos

Os cocos gram-positivos são microrganismos frequentemente isolados nas amostras clínicas, depois dos isolodados da ordem Enterobacterales. Aqueles são divididos em duas grandes famílias, a *Micrococcaceae* e a *Streptococcaceae*, e, entre estas famílias, os gêneros de maior importância médica são *Staphylococcus*, *Streptococcus* e *Enterococcus* spp.

Essas bactérias são consideradas ubíquas, ou seja, são amplamente encontradas em diversos ambientes, bem como na microbiota de pele, em mucosas e em alguns órgãos de humanos e animais. Podem estar envolvidas em uma série de tipos de infecções, desde locais, como furúnculos, até infecções sistêmicas, como septicemia. Algumas ainda têm a capacidade de produzir exotoxinas ou enzimas que agem em sítios distantes, como a toxina estafilocóccica, responsável por intoxicações alimentares, síndrome do choque tóxico e síndrome da pele escaldada.

1.4.3.1
Staphylococcus aureus

O gênero *Staphylococcus* é composto por várias espécies, sendo a *S. aureus* a mais importante e mais virulenta. Esse gênero é comumente relacionado às infecções de pele e tecidos moles, com alta ocorrência em ambiente hospitalar nos mais variados tipos de infecções. Os estafilococos são cocos gram-positivos imóveis, não esporulados, catalase-positivos e ocorrem na forma de células isoladas, aos pares, tétrades e cadeias curtas, porém predominantemente em grupos semelhantes a "cachos de uva", como vemos na Figura 1.14. (Anvisa, 2013a; Bernardi, 2020).

Os membros da espécie *Staphylococcus aureus*, assim denominados em razão da pigmentação amarelada de suas colônias (*aureus* = dourado), são anaeróbios facultativos (Tortora; Funke; Case, 2017). As colônias são habitualmente grandes (4-6 mm de diâmetro), lisas, convexas, de bordas contínuas e algumas com aparência úmida ou pegajosas. Algumas cepas podem ter pigmento amarelo-alaranjado ou brancas e ser β-hemolíticas após incubação prolongada (72h) – Figura 1.14 (A).

TESTE DA CATALASE
Os estafilococos são diferenciados laboratorialmente dos estreptococos e enterococos pelo teste da catalase. Esse teste detecta a presença da enzima citocromo oxidase, que degrada o peróxido de hidrogênio (H_2O_2) a 3% em água e gás, sendo observada a formação de bolhas imediatas quando a bactéria é colocada em contato com esse reagente em lâmina. Deve-se ter o cuidado de colher apenas a parte superior da colônia para efetuar o teste quando a bactéria estiver cultivada em ágar sangue, evitando-se, assim, falsos positivos.

TESTE DO CRESCIMENTO EM ÁGAR MANITOL

O ágar Manitol salgado utilizado para esse teste contém manitol (1%), NaCl a 7,5%, vermelho de fenol e peptonas. Essa alta concentração de sais inibe o crescimento de outros microrganismos (à exceção dos enterococos) e permite o crescimento seletivamente dos estafilococos. S. aureus, que, contrário de outras espécies, tem a capacidade de fermentar o manitol produzindo colônias com a presença de uma zona amarela ao redor, indicando a produção de ácido a partir do manitol – Figura 1.14 (B). Entretanto, podemos isolar, com pouca frequência, outras espécies de estafilococos que podem produzir ácido a partir do manitol – Figura 1.14 (D).

TESTE DA COAGULASE

As cepas de S. aureus têm, em sua maioria, uma coagulase ligada, ou "fator *clumping*", na superfície da parede celular, a qual reage com o fibrinogênio do plasma, causando a coagulação dele. Esse teste é realizado em lâmina, misturando-se uma colônia isolada com uma gota de plasma de coelho. Caso essa reação dê negativa, deve-se realizar o teste em tubo. O teste da coagulase em tubo detecta a presença da coagulase livre, que, por sua vez, reage com o fibrinogênio formando a fibrina. A leitura de um teste positivo é feita a partir da observação da formação de um coágulo de fibrina, visualizado a partir da inclinação suave do tubo. Esse é o procedimento de referência para a identificação das espécies S. aureus.

TESTES DA DESOXIRRIBONUCLEASE (DNASE)

Algumas cepas de S. aureus podem produzir reações fracas ou equivocadas de coagulase em tubo, por isso é útil que se realize outro teste que tenha elevada correção com a produção de coagulase. Esse teste tem como princípio a detecção da desoxirribonuclease (DNase), que despolimeriza o DNA contido no meio (ágar DNAse), e é realizado a partir de colônias viáveis e puras do microrganismo teste, inoculadas em meio de cultura contendo DNA (ágar DNAse). Depois de 18 a 24 horas de incubação, o teste é revelado. Para a revelação, é utilizado ácido clorídrico sobre toda a placa de meio de cultura. Já o ácido causa a precipitação do DNA polimerizado contido no meio, tornando-o opaco. Se o microrganismo degradar o DNA contido no meio, uma zona clara se formará ao redor deste. Utiliza-se o teste da DNAse principalmente para identificação dos estafilococos, em especial da espécie *S. aureus*, mas também é possível detectar a atividade de DNAse para identificação de outros organismos.

1.4.3.2
Staphylococcus coagulase negativo

S. saprophyticus e *S. epidermidis* constituem os estafilococos coagulase-negativos isolados com mais frequência e de importância clínica nos laboratórios de microbiologia clínica. A *S. saprophyticus* é frequente em infecções do trato urinário e a *S. epidermidis* nas infecções graves de corrente sanguínea. As colônias da maioria das espécies *Staphylococcus* coagulase-negativos são opacas, circular, mucoides, de tamanho médio variando entre 3 e 6 mm de diâmetro, coloração branco-acinzentadas e, em geral, não hemolíticas – Figura 1.14 (C).

Os procedimentos convencionais manuais para a identificação desses estafilococos exigem uma grande bateria de testes bioquímicos, que levam muito tempo e envolvem intenso trabalho, não sendo, portanto, apropriados para a implementação na rotina de um laboratório clínico. É comum a liberação do resultado apenas para o gênero *Staphylococcus* coagulase-negativo.

Já para as espécies de *S. saprophyticus*, utiliza-se o teste de sensibilidade à novobiocina, em que essas espécies mostram-se resistentes à novobiocina, com concentrações inibitórias mínimas (MIC) de maior ou igual 1,6 μg/ml. Como outras espécies têm resistência à novobiocina, que não são *S. saprophyticus*, são encontradas com pouca frequência em amostras clínicas humanas. O teste de sensibilidade à novobiocina representa um método útil para identificação de *S. saprophyticus*. Esse teste é efetuado como um teste de sensibilidade com discos, utilizando-se um disco de novobiocina (5 μg/ml), e é interpretado como resistente à apresentação de zonas de inibição de 6 mm a 12 mm ou nenhuma zona.

Figura 1.14
(A) Característica microscópica da coloração de gram de *Staphylococcus* spp.; (B e C) Característica colonial em ágar Sangue de *S. aureus* e *S. epidermidis*; (D e E) Fermentação fermentação em ágar Manitol salgado

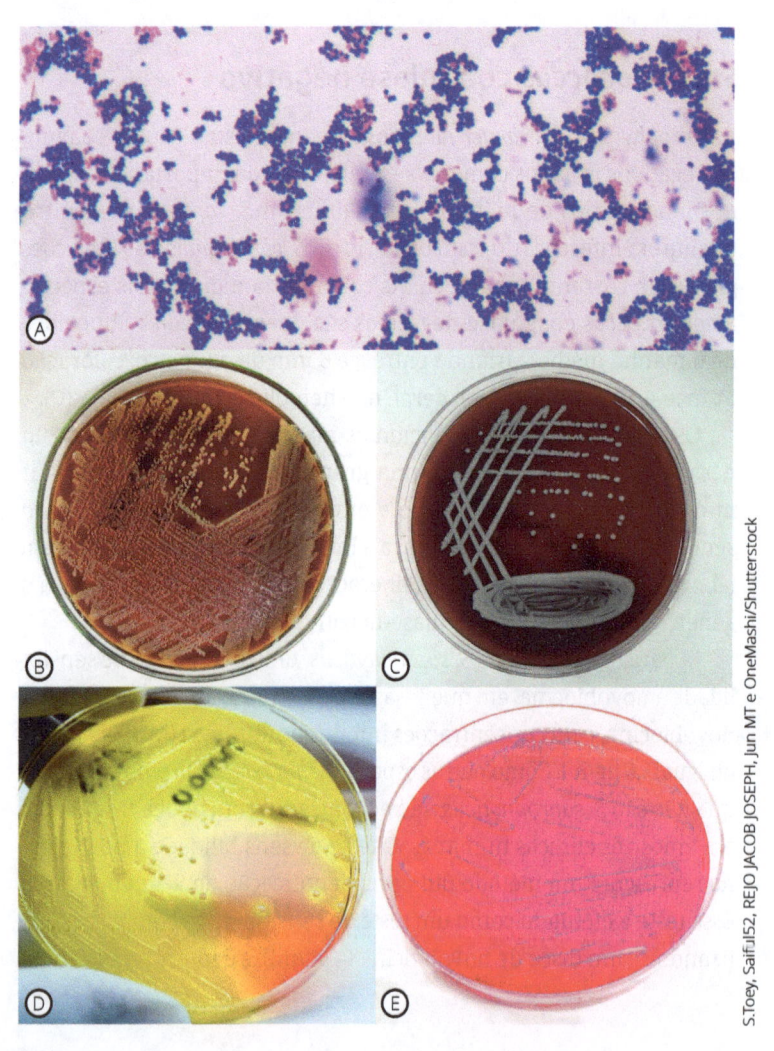

Figura 1.15
Esquema de identificação dos cocos gram-positivos (CGP) catalase positivos

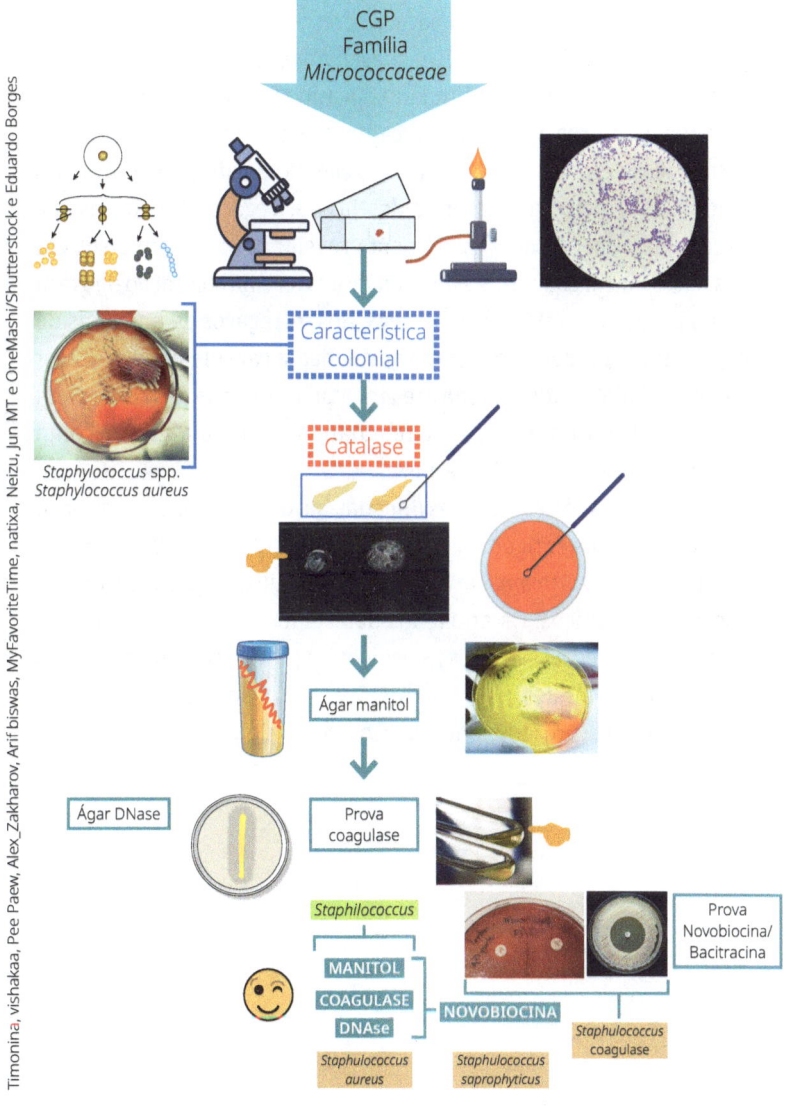

1.4.3.3
Streptococcus spp e *Enterococcus spp*

São os dois principais gêneros da família *Streptococcaceae*. Anaeróbios facultativos, com algumas cepas que crescem melhor em condições de anaerobiose. Em sua maioria, desenvolvem-se no ar atmosférico, porém o crescimento é estimulado por um aumento de CO_2.

Seus membros aparecem tipicamente na coloração de gram em forma de cadeias longas ou curtas (ou cadeias de diplococos) quando cultivadas principalmente em caldos. Já os esfregaços de culturas que produzem estreptococos, geralmente revelam cocos gram-positivos aos pares ou em cadeias. *S. pneumoniae* aparece na coloração de gram como pares de células lanceoladas, e nos esfregaços de amostras de cepas mucoides densamente encapsuladas, a cápsula pode aparecer como um halo rosado ou uma área incolor ao entorno das células, em relevo contra um fundo rosa circundando o microrganismo, como podemos observar na Figura 1.15.

Algumas espécies são classificadas sorologicamente com base nos carboidratos antigênicos de superfície celular. Essa classificação, conhecida *como grupamento de Lancefield*, é utilizada para os estreptococos β-hemolíticos. Os antígenos detectados no sistema de grupamento de *Lancefield* são polissacarídeos da parede celular (presentes nos estreptococos dos grupos A, B, C, F e G) ou ácidos lipoteicoicos da parede celular (presentes nos estreptococos do grupo D e espécies de *Enterococcus*).

Figura 1.16
Cocos gram-positivos dispostos em cadeias longas e curtas e esfregaço de escarro corado por gram mostrando diplococos gram-positivos encapsulados sugestivos de pneumococos

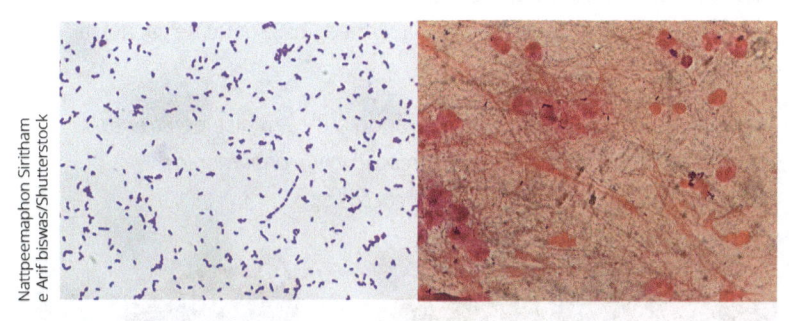

MORFOLOGIA DAS COLÔNIAS

As colônias de *Streptococcus* β-hemolíticos do grupo A (*Streptococus pyogenes*) apresentam-se, em ágar Sangue após 18 a 24 h de incubação, como colônias translúcidas ou transparentes, com uma superfície lisa, de tamanho pequeno ou puntiformes, com cerca de 0,5 mm de diâmetro. O halo de β-hemólise corresponde, habitualmente, a de duas a quatro vezes o diâmetro da colônia, sendo facilmente visualizado, como mostra a Figura 1.17.

Streptococcus β-hemolíticos do grupo B (*Streptococccus agalactiae*) formam colônias maiores em ágar sangue, a borda de hemólise em torno da colônia é comparativamente menor do que nos outros estreptococos β-hemolíticos.

As colônias de *Streptococcus* do grupo D tendem a ser maiores que as dos *Streptococcus* do grupo A, atingindo 0,5-1,0 mm de diâmetro, estes isolados do grupo D são α-hemolíticos ou não hemolíticos, com colônias habitualmente cinzas, lisas e com bordas contínuas.

S. pneumoniae exibe uma variedade de tipos de colônias cujo aspecto depende do grau de encapsulação. Em geral, as colônias são circundadas por um grande halo de α-hemólise verde intenso – Figura 1.17. As colônias de cepas densamente encapsuladas após incubação prolongada são muito mucóides, de cor cinza e podem assemelhar-se a gotas de óleo na superfície do ágar.

Enterococcus em ágar sangue exibem colônias de aproximadamente 1 a 2 mm de diâmetro. Eles apresentam-se com ausência de hemólise ou hemólise do tipo gama-γ em ágar Sangue de carneiro.

Figura 1.17
(A) Colônias em ágar Sangue mostrando a β-hemólise de *Streptococcus* spp.; (B) A α-hemólise de *Streptococous pneumoniae*; (C) Colônias γ-hemolíticas de *Enterococcus* spp.

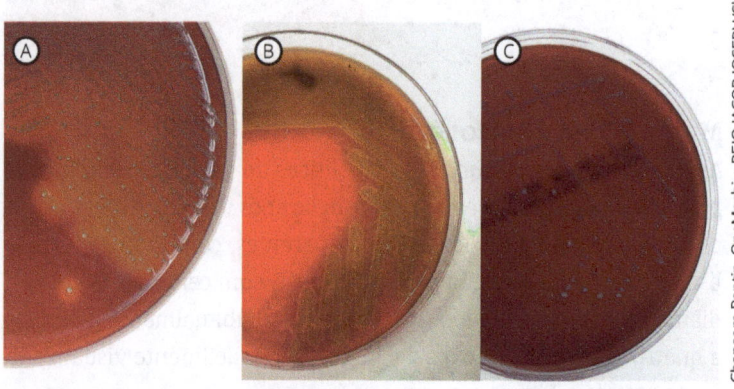

CARACTERIZAÇÃO PRELIMINAR DE IDENTIFICAÇÃO DOS GÊNEROS *STREPTOCOCCUS* E *ENTEROCOCCUS*

A determinação da ocorrência de hemólise e o resultado do teste da catalase são exigências imprescindíveis para a caraterização preliminar dos *Streptococcus*. No entanto, os *Streptococcus* β-hemolíticos, os pneumococos, os *Streptococcus* do grupo D e os *Enterococcus* são identificados de modo definitivo por meio de procedimentos sorológicos que determinam os antígenos do grupo de *Lancefield*. Porém, muitos laboratórios recorrem aos testes presuntivos, que exibem elevada correlação com os métodos sorológicos e cuja execução é menos onerosa. São eles:

- Sensibilidade à bacitracina

    O teste de sensibilidade à bacitracina é utilizado como triagem para a identificação dos estreptococos β-hemolíticos do grupo A, cujo resultado é sensível quando realizado em ágar Sangue com discos de papel impregnados com uma concentração padrão de bacitracina. O teste é positivo se houver o aparecimento de qualquer tamanho de halo de inibição, em torno do disco de bacitracina. No entanto, esse teste não é altamente específico já que até 10% das cepas de estreptococos dos grupos C e G também são sensíveis à bacitracina. Em consequência, o teste é frequentemente realizado junto do teste de sensibilidade ao sulfametoxazol-trimetoprim (SUT), visto que os estreptococos dos grupos C e G são sensíveis ao SXT, ao passo que os estreptococos dos grupos A e B são resistentes.

- Sensibilidade ao Sulfametoxazol-trimetoprim (SUT)

    Esse teste permite a distinção presuntiva entre estreptococos dos grupos A e B e outros estreptococos β-hemolíticos. Quando utilizado em associação com o teste de bacitracina, ajuda a diferenciar os estreptococos não-A e não-B, que podem ser sensíveis à bacitracina, visto que ambas as cepas dos grupos A e B são resistentes ao SUT.

- Teste camp

    O teste camp (sigla para Christie Atkins e Munch-Petersen) é utilizado para identificação presuntiva de estreptococos do grupo B e, para ser executado, utiliza-se uma cepa de *S. aureus* produtora de β-hemolisina (ATCC [*American Type Culture Collection*] 25923). O princípio desse teste é baseado na interação da proteína denominada *fator camp*, produzida e secretada pelos estreptococos do grupo B, com a β-hemolisina produzida e secretada por *S. aureus*. Essa interação causa um aumento ou sinergismo da hemólise produzida pelos dois microrganismos, sendo visualizada na área onde as duas estrias de crescimento quase se encontram na placa de ágar Sangue, uma área de hemólise aumentada em forma de cabeça de seta, mostrada na Figura 1.18. Esse teste é frequentemente efetuado em associação com os testes de bacitracina e SUT, na mesma placa de ágar Sangue para identificação presuntiva desses microrganismos, também mostrado na Figura 1.18.

Figura 1.18
(A) Teste camp; (B) Teste de susceptibilidade à bacitracina (BAC) e ao sulfametoxazol-trimetoprim (SUT) em ágar Sangue, ambos utilizados na identificação presuntiva dos *Streptococcus* β-hemolíticos

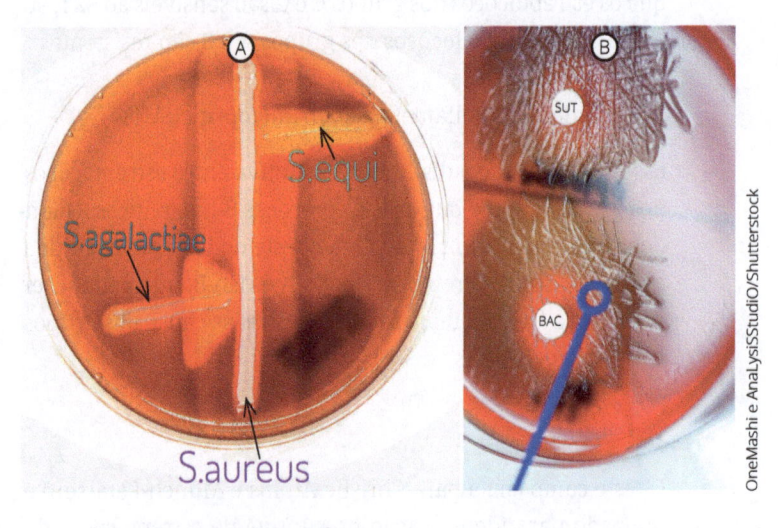

- Teste de ágar bile-esculina

    Esse teste é utilizado para identificação de espécies de *Enterococcus* e estreptococos do grupo D. Em geral, usa-se em tubo de ágar inclinado ou em placa, sendo que os microrganismos bile-esculina positivos são capazes de crescer na presença de 40% de bile e hidrolisar a esculina. A maioria das espécies de *Enterococcus* e os estreptococos do grupo D enegrece o meio de bile-esculina após 24 h de incubação. Podemos visualizar esse teste na Figura 1.19.

Figura 1.19
Teste de ágar bile-esculina

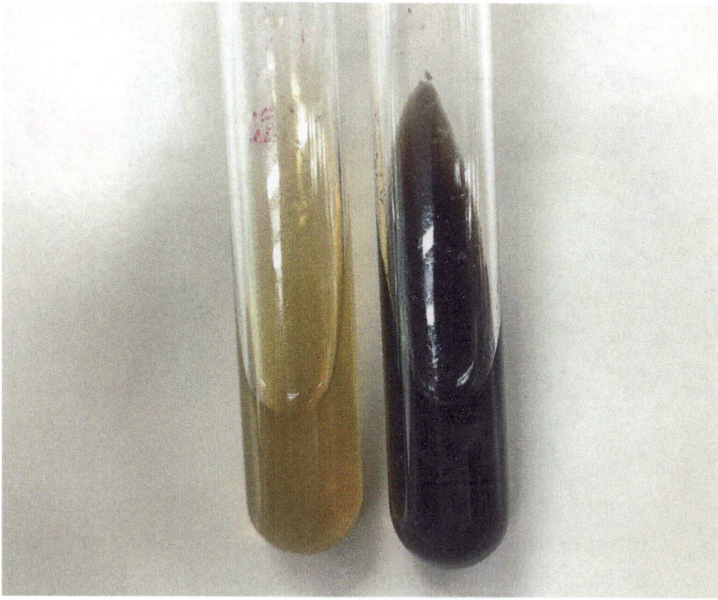
OneMashi/Shutterstock

- Teste de meio de tolerância ao sal (MTS)

É um caldo com NaCl a 6,5% utilizado na diferenciação das espécies de *Enterococcus* e de estreptococos do grupo D não enterococos, como *S. bovis* e *S. equinus*. O princípio desse teste baseia-se na observação, após 24 h de incubação, do crescimento dos microrganismos em caldo com base púrpura de bromocresol acrescido de 6,5 % de cloreto de sódio (NaCl). O crescimento do microrganismo é detectado pela observação da mudança de cor do caldo de púrpura para amarelo, indicando uma mudança de pH desse meio. As espécies de enterococos são tolerantes ao sal, enquanto *S. bovis* e *S. equinus* não crescem.

Figura 1.20
Caldo MTS (6,5% de NaCl)

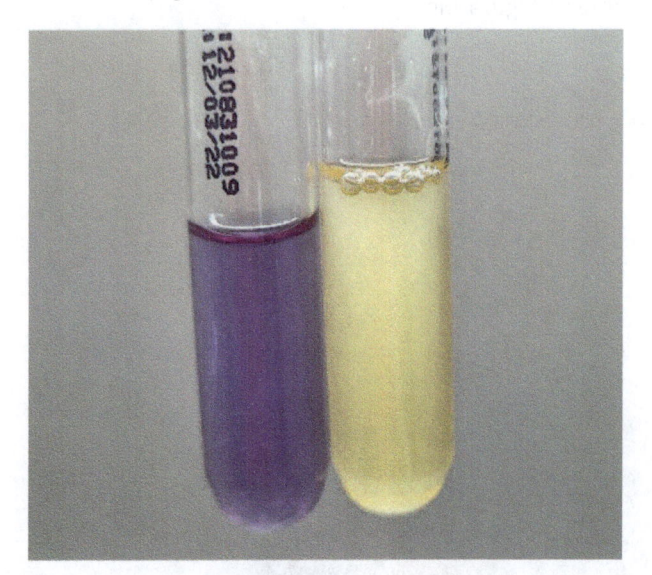

- Teste de pirrolidonil arilamidase (PYR)

  O teste de hidrólise do PYR é um teste presuntivo para os estreptococos do grupo A e *Enterococcus*, substituindo o teste de bacitracina e de tolerância ao sal. A enzima detectada é denominada pirrolidonilarilamidase. O comércio dispõe de várias adaptações do teste de hidrolise de PYR, que fornecem resultados muito rápidos (15 minutos ou menos).

- Sensibilidade à optoquina

  Esse teste é utilizado para diferenciar *S. pneumoniae* de outros estreptococos do grupo *viridans*. A exemplo dos testes de bacitracina e SXT, o teste de sensibilidade à optoquina é efetuado em meio de ágar sangue, com a medição do halo de inibição de 14 mm ou mais em torno do disco, indica sensibilidade à optoquina e identifica o microrganismo como *Streptococcus pneumoniae*, como mostra a Figura 1.21.

Figura 1.21
Resultado positivo do teste de suscetibilidade à optoquina de *Streptococcus pneumoniae* na placa de ágar Sangue

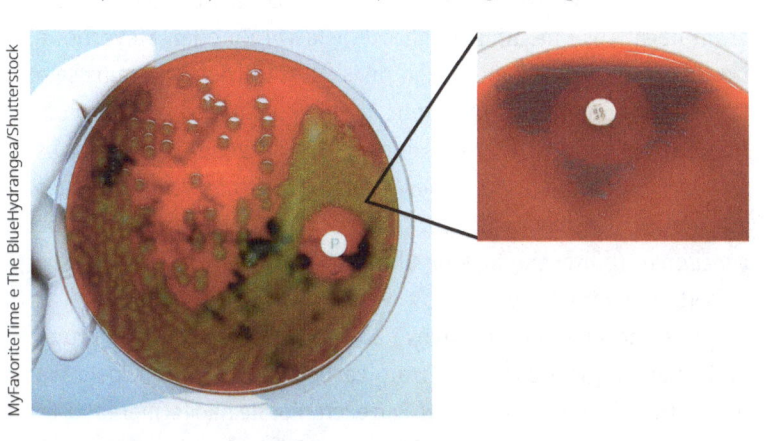

- Teste de solubilidade em bile

    Esse teste é utilizado para identificação de *Streptococcus pneumoniae*. São empregados, nesse teste, o desoxicolato e o reagente de "bile", que ativam as enzimas autolíticas do microrganismo. As colônias positivas vão desaparecer por lise bacteriana, clareando o reagente contido no tubo.

1.4.4
Fluxo para diagnóstico laboratorial de bacilos gram-negativas

Os bacilos gram-negativos são um grupo bacteriano cujos membros podem estar envolvidos em uma série de infecções, desde doenças de pele, infecções urinárias e sistêmicas da corrente sanguínea. No entanto, esses microrganismos fazem parte da microbiota intestinal do homem e de animais, bem como estão presentes em reservatórios animais e ambientais, podendo causar infecções endógenas.

Esse grupo bacteriano está dividido didaticamente em dois grandes grupos: fermentadores da glicose ou enterobacterales e não fermentadores de glicose. Os fermentadores de glicose são os bacilos gram-negativos que utilizam glicose pela via Embden-Meyerhof e pertencem à ordem Enterobacterales. Nessa ordem, há mais sete famílias, sendo as mais relevantes ou envolvidas em infecções em humanos: *Enterobacteriaceae* (que incluem os gêneros bacterianos *Salmonella, Shigella, Escherichia, Klebsiella, Enterobacter, Citrobacter,* entre outros), *Yersiniaceae* (por exemplo, *Yersinia* e *Serratia*) e *Morganellaceae* (por exemplo, *Morganella, Proteus* e *Providencia*) (Janda; Abbott, 2021; Lima et al., 2021).

Já os bacilos gram negativos não fermentadores são um grupo de bactérias que, quando utilizam carboidratos, o fazem pela via oxidativa de Entner – Douderoff. São exemplos de não fermentadores comumente isolados em infecções dos mais vários sítios antômicos: *Pseudomonas* spp., *Acinetobacter baumanni, Stenotrophomonas maltophilia, Burkolderia cepacia,* entre outros.

1.4.4.1 Enterobacterales

Os bacilos gram-negativos pertencentes à ordem Entrerobacterales constituem as bactérias isoladas com maior frequência em qualquer amostra clínica recebida nos laboratórios de microbiologia clínica. Esses microrganismos estão amplamente distribuídos na natureza (ubíquos), sendo encontrados no solo, na água, em vegetais e no trato intestinal de seres humanos e animais.

Tipicamente, os membros da Entrerobacterales produzem colônias secas ou mucoides de tamanho médio a grande, de cor cinza opaco em ágar Sangue. As colônias muito mucoides sugerem cepas encapsuladas de *Klebsiella pneumoniae*, apresentando-se com um aspecto gelatinoso na placa de ágar. As colônias que aparecem em forma de película fina ou em ondas (efeito conhecido como *swarm*) sugerem que o microrganismo é móvel e consiste, provavelmente, em uma espécie de *Proteus*.

As colônias que aparecem vermelhas em ágar MacConkey ou que têm brilho verde em ágar Eosina-azul de metileno (EMB) indicam que o microrganismo é capaz de formar ácido a partir da lactose do meio.

A identificação definitiva dos membros da Enterobacterales pode exigir uma bateria de testes bioquímicos, e é muito importante que sejam levadas em consideração um conjunto de características preliminares presuntivas dos membros das Entrerobacterales, quais sejam: fermentação da glicose, redução do nitrato a nitrito e citocromo-oxidase negativa com exceção de *Plesiomonas shigelloides* e *Aeromonas* spp. A maioria também faz fermentação de lactose, com algumas exceções como *Proteus* spp., *Salmonella* spp. e *Shiguella* spp. Essas características preliminares, juntamente das demais provas bioquímicas, formarão um conjunto útil de testes para a correta e rápida identificação dos membros desse grupo bacteriano.

A seguir vamos tratar em detalhes das provas preliminares de identificação de Enterobacterales.

ATIVIDADE DE CITOCROMO OXIDASE

Os microrganismos pertencentes ao grupo Entrerobacterales não exibem atividade de citocromo oxidase. Essa prova deverá ser interpretada dentro de 10 a 20 segundos, pois alguns membros das Entrerobacterales podem produzir reações falso positivas tardias. É importante cuidar também com a utilização de alças de níquel-cromo ao se transferir as unidades formadoras de colônias (UFC) para a fita de oxidase, uma vez que estas podem produzir reações falso positivas, graças à presença de diminutas quantidades de óxido de ferro nas superfícies flambadas. Esse problema pode ser sanado com a utilização de alças de inoculação de plástico ou platina, aplicadores de madeira ou *swabs* de algodão para efetuar o teste da oxidase.

MEIOS DE ISOLAMENTO PRIMÁRIO

É útil e importante a utilização de meios de cultura seletivos para o isolamento das espécies significativas nas diversas amostras clínicas. O ágar MacConkey e o ágar EMB são meios de cultura diferenciais e seletivos utilizados para isolamento de bacilos gram-negativos e para a diferenciação destes na detecção da utilização da lactose. No MacConkey a diferenciação de colônias fermentadoras das não fermentadoras de lactose ocorre pela coloração cor-de-rosa a vermelha das UFC na placa, como mostra a Figura 1.22. Já no ágar EMB a colônias fermentadoras da lactose se apresentam com uma coloração verde-metalizado. Apesar de o ágar MacConkey ser mais utilizado na rotina dos laboratórios clínicos, a escolha pela utilização de um ou outro meio é uma questão de preferência pessoal, uma vez que ambos diferenciam as bactérias que utilizam a lactose.

MEIOS DE ISOLAMENTO ALTAMENTE SELETIVOS

Para algumas amostras clínicas, por exemplo de fezes, é necessário incluir meios altamente seletivos obtidos pela adição de uma variedade de inibidores a suas fórmulas. Utilizam-se de rotina nas coproculturas os ágares salmonella-shigella (SS), xilose-lisina-desoxicolato (XLD) e entérico Hektoen (HE), exibidos na Figura 1.22 por serem meios altamente seletivos e diferenciais para o isolamento dos principais patógenos envolvidos nas gastroenterites, como *Salmonella* spp. e algumas espécies de *Shiguella*.

MEIOS DE ENRIQUECIMENTO

Para uso na coproculturas, sugere-se a utilização de caldo de enriquecimento para acelerar o crescimento de certas espécies bacterianas, ao mesmo tempo em que deve inibir o desenvolvimento de microrganismos não desejados. Os caldos de enriquecimento são úteis para o isolamento de *Salmonella* spp. e ou de *Shigella* spp., quando o número de microrganismos na amostra de fezes for bem pequeno. Os caldos gram-negativos (GN) e o selenito são os meios de enriquecimento mais utilizados na rotina bacteriológica.

Figura 1.22
Características coloniais dos bacilos gram-negativos Entrobacterales: (A, B e C) *E. coli*, *K. pneumoniae* e *E. aerogenes* em ágar MacConkey lactose positivas; *(D) Salmonella* spp. em ágar SS; (E e F) *Proteus miralis* em ágar MacConkey lactose negativo e ágar Sangue, *swarm*

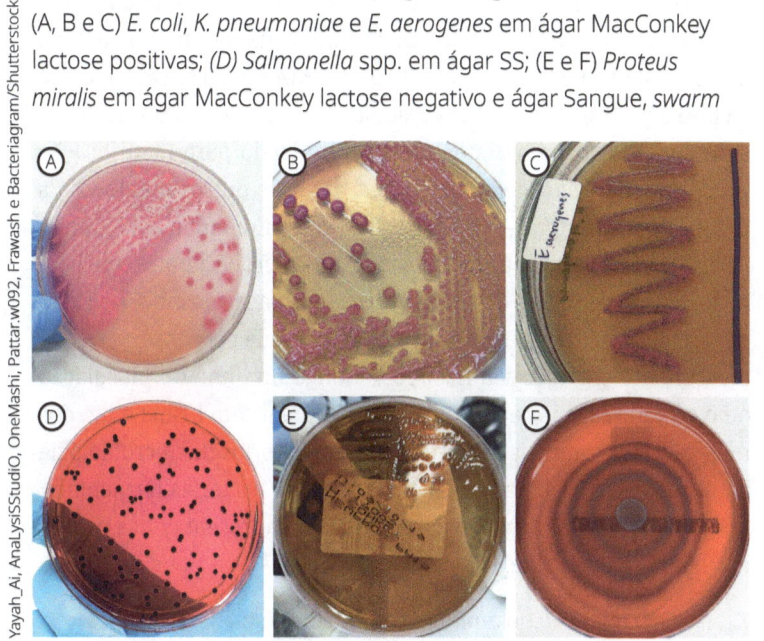

Características para identificação

Embora a identificação inicial das Entrerobacterales por meio de características preliminares, como macroscopia da colônia e reações bioquímicas como oxidase e lactose, seja importante, o reconhecimento final exige determinação de outras provas bioquímicas. Vejamos algumas dessas provas utilizadas rotineiramente para a identificação desses microrganismos.

Ágar triplo açúcar de ferro (TSI), ágar Kligler ferro (KIA), ágar indol sulfeto motilidade (SIM) e ágar Rugai

Esses meios permitem a diferenciação dos bacilos gram-negativos que utilizam os carboidratos pela via fermentativa. No ágar TSI, essa diferenciação é feita com base na fermentação de três açúcares (glucose, lactose e sacarose) e na detecção da produção de sulfeto de hidrogênio. A fermentação positiva é observada pela mudança de cor do indicador vermelho de fenol para amarelo, resultante da produção de ácido, e a produção de sulfeto é indicada por um precipitado preto insolúvel na base do meio. Já o ágar KIA utiliza os carboidratos lactose e glicose para a observação da fermentação e a produção de sulfeto de hidrogênio, sendo também utilizado para identificação presuntiva de *Salmonella* e *Shiguella*, além de outros membros da ordem Enterobacterales (Oplustil et al., 2020; Koneman et al., 2008).

O ágar SIM permite a diferenciação das Enterobacterales com base na produção de sulfeto de hidrogênio, na formação de indol revelada pelo reativo de Kovacs e na prova da motilidade pela observação do crescimento em ágar semissólido ao longo da linha de inoculação ou o crescimento ao redor dessa. O ágar Rugai com Lisina é um dos meios de triagem mais utilizados nos laboratórios de microbiologia clínica, principalmente para identificação de bactérias fermentadoras isoladas em amostras de fezes. Esse meio apresenta nove provas agrupadas em um único tubo:

1. desaminação do aminoácido L-triptofano,
2. fermentação da sacarose,
3. produção de sulfeto de hidrogênio,
4. produção de gás,
5. hidrólise da ureia,
6. fermentação da glicose,
7. reação de indol,
8. descarboxilação da lisina e
9. motilidade (Oplustil et al., 2020).

A Figura 1.23 representa um exemplo de prova positiva para cada um desses meios de detecção da fermentação de carboidratos.

Figura 1.23
Fermentação de carboidratos de Enterobacterales nos meios meios: (A) TSI; (B) KIA; (C) SIM; (D) Rugai com Lisina, mostrando negativo e positivo

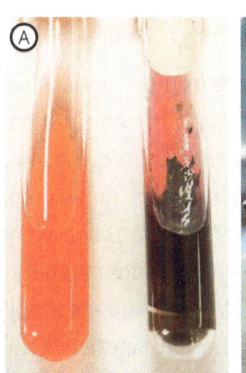

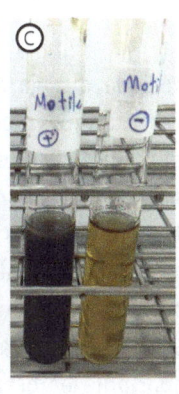

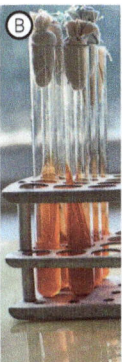

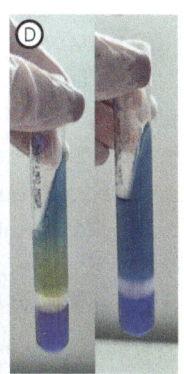

PRODUÇÃO DE INDOL

A produção de indol pela bactéria é determinada pela capacidade desta de degradar o aminiácido triptofano até indol. O indol, se estiver presente, pode ser detectado em meio contendo triptofano ao se observar a reação com o p-dimetilaminobenzaldeído (reagente de Kovacs de cor amarela), produzindo um complexo de cor rosa.

UTILIZAÇÃO DE CITRATO

O princípio desse teste é determinar a capacidade da bactéria de utilizar o citrato de sódio como única fonte de carbono para seu metabolismo e crescimento. A detecção de crescimento bacteriano e/ou viragem de cor para azul no meio, após um período de 18 a 24 horas de incubação a 35 ± 2 °C, é um resultado positivo do teste de utilização do citrato.

DESCARBOXILAÇÃO DE LISINA E ORNITINA

A atividade de descarboxilase das Enterobacterales é comumente medida por meio do caldo de descarboxilase de Moller. Essas provas têm como objetivo determinar a presença das enzimas capazes de descarboxilar os aminoácidos lisina e ornitina. A descarboxilação removerá uma molécula de CO_2 dos aminoácidos com consequente formação de aminas e de uma reação alcalina no meio. Ocorre, portanto, uma mudança do pH alcalino do meio e o desenvolvimento de uma cor azul purpura após incubação.

MOTILIDADE

A motilidade bacteriana, ou seja, a presença ou ausência de flagelos constitui outra importante característica na identificação final da espécie. Esse teste pode ser analisado diretamente no microscópio, ao ser colocar uma gota do caldo de cultura em uma lâmina ou com a utilização de tubo contendo ágar semissólido. São comuns o uso em laboratórios de microbiologia clínica de meios semissólidos combinados, como os ágares sulfeto indol motilidade (SIM) e motilidade indol ornitina (MIO), sendo possível avaliar mais de uma característica no mesmo tubo. É importante lembrar que o teste de motilidade deve ser interpretado em primeiro lugar, pois a adição de reativo de Kovacs para revelar o indol pode obscurecer os resultados. A interpretação do teste de motilidade acontece pela visualização macroscópica de uma zona difusa de crescimento a partir da linha de inoculação, indicando motilidade positiva, ou crescimento apenas na linha da picada, como visto na Figura 1.24.

Figura 1.24
Prova negativa e positiva da motilidade em ágar semissólido

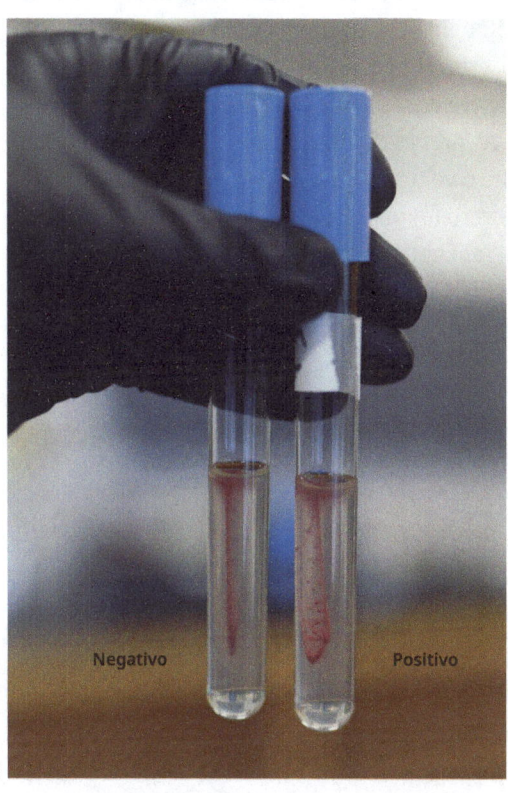

FERMENTAÇÃO DA RHAMNOSE

O princípio desse teste é determinar a fermentação do carboidrato rhamnose como fonte de carbono. Se a rhamnose for fermentada, serão produzidos ácidos como produto, alterando o pH do caldo, que mudará de cor.

A identificação das Enterobacterales pode envolver uma série de provas bioquímicas, pode ser facilitada pelo uso de sistemas de *kits* automatizados, semiautomatizados e compactos. Um dos métodos utilizados com frequência em laboratórios de microbiologia são os *kits* de identificação com códigos numéricos.

O princípio desse método é a leitura de provas bioquímicas traduzidas em uma sequência de números que representam uma ou mais espécie de bactérias (Koneman et al., 2008). Assim, como exemplo de *kit* utilizado na rotina, este faz uso de um código numérico de quatro dígitos, gerados com base nos resultados das provas bioquímicas das bactérias analisadas. As provas são agrupadas conforme a tabela a seguir, sendo atribuído o valor específico de cada prova quando ela for positiva, e o valor zero (0) quando a prova for negativa, como é possível observar na Tabela 1.1. A somatória de cada grupo de três provas bioquímicas gera os quatro algarismos para localização da bactéria correspondente em uma lista.

Tabela 1.1
Tabela numérica de leitura de provas bioquímicas para identificação das Enterobacterales por sistema de identificação numérico

PROVAS	LTD	LAC	H$_2$S	GLI	GAS	LIS	IND	ORN	MOT	CIT	RHA
Valor	6	2	1	6	2	1	6	2	1	2	1
Soma	0	2	0	6	2	1	0	2	1	2	1
Resultado	2			9			3			3	

Legenda: LTD – L Triptofano; LAC – Lactose; H2S – Sulfeto de Hidrogênio; GÁS – Gás; LIS – Lisina descasrboxilase; IND – Indol; ORN – Ornitina descarboxilase; MOT – Motilidade; CIT – Citrato; RHA – Rhamnose.

A Figura 1.25 a seguir reúne as principais provas para identificação pelo sistema numérico. Caso seja necessário, provas complementares deverão ser realizadas. Esse *kit* é composto por cinco tubos com as seguintes descrições e provas em cada tubo:

- Tubo 1 – é o meio sólido de Rugai modificado ou meio EPM; permite a leitura das provas de L tiriptofano, fermentação da glicose, produção de gás e de H$_2$S.
- Tubo 2 – é o caldo Lisina; permite a leitura da descarboxilação da L lisina.

- Tubo 3 – é o meio semissólido MIO (Motilidade Indol Ornitina); permite a leitura de motilidade e de indol através da revelação com reagente p-dimetilaminobenzaldeído (reagente de Kovacs) e descarboxilação da ornitina.
- Tubo 4 – é o meio sólido Citrato de Simmons; permite a leitura de crescimento das bactérias que são capazes de metabolizar o citrato.
- Tubo 5 – é o caldo Rhamnose; permite a verificação da fermentação desse açúcar.

Figura 1.25
Kit de provas bioquímicas para identificação de Enterobacterales

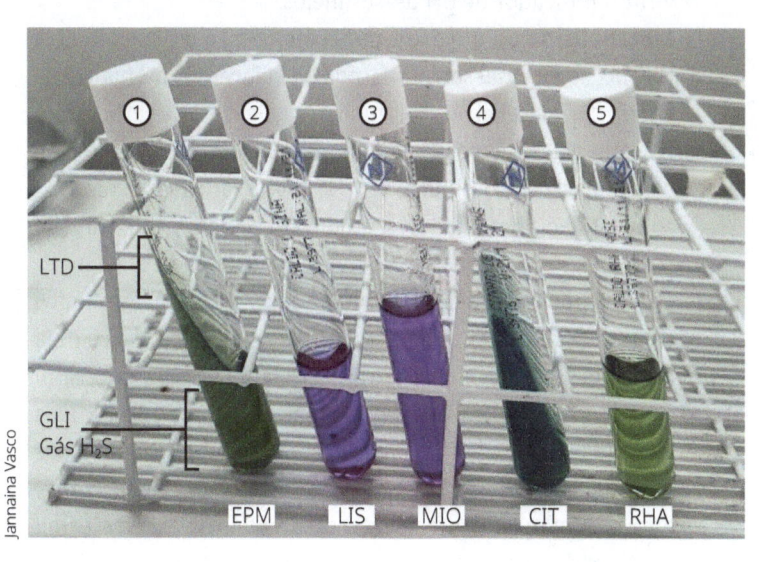

1.4.4.2
Bactérias não fermentadoras da glicose

Os bacilos gram-negativos não fermentadores são formados por um grupo de bacilos aeróbios, não formadores de esporos, que não utilizam carboidratos como fonte de energia nem os degradam por meio de vias metabólicas fermentativas.

O microbiologista, ao observar uma das seguintes características, pode suspeitar de que um bacilo gram-negativo desconhecido seja um membro do grupo não fermentador: ausência de evidências de fermentação da lactose, metabolismo oxidativo da glicose, reação positiva da citrocromo oxidase e ausência de crescimento em ágar Macconkey. Vamos detalhar essas características na sequência.

- **Ausência de evidências de fermentação da glicose** – os bacilos não fermentadores têm como característica a fraca produção de ácidos, quando comparados a bactérias fermentadoras. Assim, esses microrganismos não alteram o pH dos meios de testes de fermentação, não sendo, portanto, possível virar o indicador de pH desses meios.
- **Metabolismo da glicose** – para esse teste, é utilizado o ágar OF glicose, no qual será analisada a oxidação/fermentação da glicose. São necessários dois tubos de cada meio de carboidrato, pois um deles é exposto a ar, enquanto o outro é vedado com óleo mineral ou vaselina estéril. Os microrganismos oxidativos, como os não fermentadores, produzem ácidos apenas no tubo aberto exposto ao oxigênio atmosférico – Figura 1.26-C.
- **Reação positiva da citrocromo oxidase** – o teste bioquímico de citrocromo oxidase positivo, quando realizado em colônia de bacilo gram-negativo a partir de isolamento primário, é um forte indício de essa bactéria pertencer ao grupo dos grupos dos não fermentadores – Figura 1.26-B. Entretanto, nem todos os bacilos gram-negativos oxidase positivos são não fermentadores. As culturas dos fermentadores oxidases positivas, como espécies de *Pasteurella*, *Aeromonas*, *Plesiomonas*, *Vibrio* bem como outras espécies, podem ser confundidas com não fermentadores, tornando mais difícil a identificação.
- **Ausência de crescimento em ágar MacConkey** – enquanto todos os membros das Entrerobacterales crescem em ágar MacConkey, alguns não fermentadores não o fazem. Portanto,

um bacilo gram-negativo que cresce em ágar Sangue, mas que exibe pouco ou nenhum crescimento em ágar MacConkey deve ser considerado pertencente ao grupo dos não fermentadores.

Figura 1.26
Características bioquímicas comuns aos bacilos gram-negativos não fermentadores da glicose: (A) Característica morfo-tintoria pela coloração de gram (bacilos gram-negativos); (B) Reação de oxidase positiva (cor lilás na fita de oxidase); (C) OF glicose oxidativo (amarela apenas o tubo aberto, enquanto o selado não muda de cor)

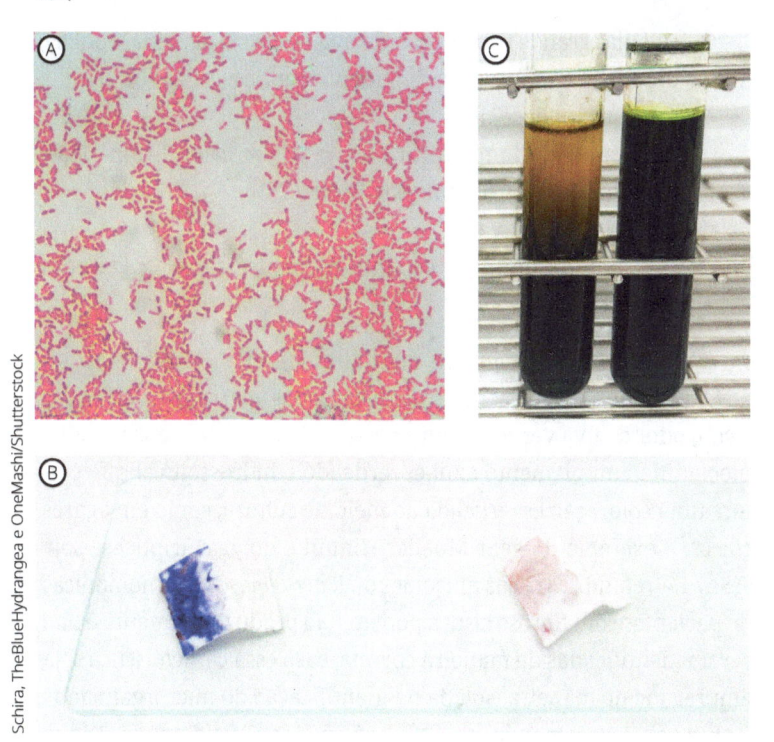

IDENTIFICAÇÃO DAS ESPÉCIES MAIS COMUNS DE BACILOS GRAM-NEGATIVOS NÃO FERMENTADORES DA GLICOSE

A seguir, mostraremos as principais reações bioquímicas para a rápida identificação dos isolados mais comuns de bacilos gram-negativos não fermentadores. Essa rápida identificação não apenas fornecerá informações imediatas ao clínico para o diagnóstico do patógeno envolvido na infecção, mas também evitará que o laboratório efetue uma bateria de testes secundários dispendiosos e demorados.

Pseudomonas aeruginosa – mais de 95% das cepas de *P. aeruginosa* isoladas em amostras clínicas podem ser identificadas pela observação das seguintes características primárias:

- colônias grandes e com odor de uva verde em ágar MacConkey;
- produção de piocianina (pigmento azul-esverdeado);
- prova da oxidase positiva;
- crescimento a temperatura de 42 °C em caldo Brain Heart Infusion (BHI) ou Tryptic Soy Broth (TSB);
- motilidade positiva;
- crescimento em ágar cetrimide e expressão de pigmento esverdeado.

As colônias de *P. aeruginosa*, quando analisadas em ágar MacConkey, são grades, planas, com bordas espraiadas, marrom-esverdeadas e com odor de uva verde – Figura 1.27-A. A maioria das cepas produz piocianina, um pigmento azul-esverdeado e hidrossolúvel que confere uma coloração esverdeada ao meio de cultura, como em ágares claros, a exemplo do ágar Mueller-Hinton e do ágar tripticase-soja (TSA). Entretanto, as cepas mucoides de *P. aeruginosa* patognomônicas de pacientes com fibrose cística podem não produzir pigmento e não serem identificadas de maneira correta, caso essa característica seja empregada de maneira isolada na identificação do microrganismo – Figura 1.27-B. Recomenda-se a utilização do ágar Pseudomonas P, que permite a diferenciação da espécie *P. aeruginosa* das demais, uma vez que se visualiza nesse ágar apenas o crescimento de cepas produtoras do pigmento piocianina.

Completando as provas bioquímicas primárias para identificação dessa bactéria, além da detecção da produção da enzima citocromo oxidase, principalmente para as cepas não produtora de pigmento, são uteis a utilização de provas adicionais como: crescimento a 42 °C, crescimento em ágar Cetrimide – Figura 1.27-C, motilidade por meio de flagelo polar monotríquio, alcalinificação da acetamida e desnitrificação de nitratos e nitritos, sendo estas duas últimas muitas vezes dispensáveis para concluir essa identificação.

Figura 1.27
Características coloniais de *Pseudomonas aeruginosa* nos ágares: (A e B) MacConkey e (C) Cetrimide

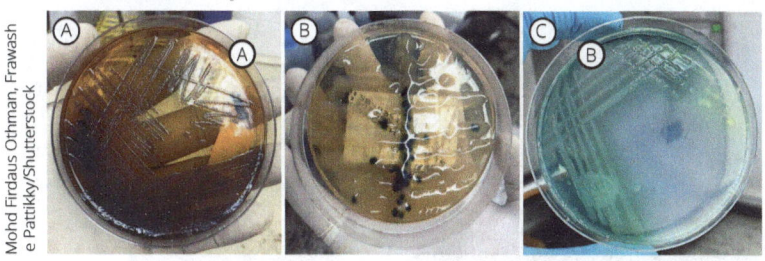

Mohd Firdaus Othman, Frawash e Pattikky/Shutterstock

Acinetobacter baumannii – é o segundo não fermentador mais frequente encontrados em laboratórios clínicos. As características presuntivas pelas quais é possível efetuar sua identificação são:

- coloração de gram: cocobacilos gram-negativos;
- colônias levemente rosadas em ágar MacConkey;
- prova da oxidase negativa;
- crescimento a temperatura de 44 °C em caldo BHI ou TSB;
- motilidade negativa;
- são resistentes à penicilina.

O indício inicial para identificação de cepas de *A. baumannii* consiste na observação da coloração de gram de cocobacilos gram-negativos a partir de culturas em ágar ou caldo, como mostra a Figura 1.28. Em ágar MacConkey, as espécies de *Acinetobacter* produzem uma coloração rosa pálido ou rosa-bebê, já em ágar Sangue, essas colônias não são pigmentas, dificultando a identificação pela característica colonial – Figura 1.28.

A enzima citocromo oxidase está ausente nessa bactéria e são cepas imóveis. O crescimento a uma temperatura de 44 °C identifica a espécie *A. baumannii*, e a resistência à penicilina ajuda a distinguir *A. baumannii* de espécies de *Moraxella* altamente sensíveis à penicilina, que também são cocobacilos na coloração de gram, porém citocromo oxidase positivas.

Figura 1.28
(A) Característica colonial em ágar MacConkey; (B) Característica microscópica por gram de *Acinetobacter baumannii*

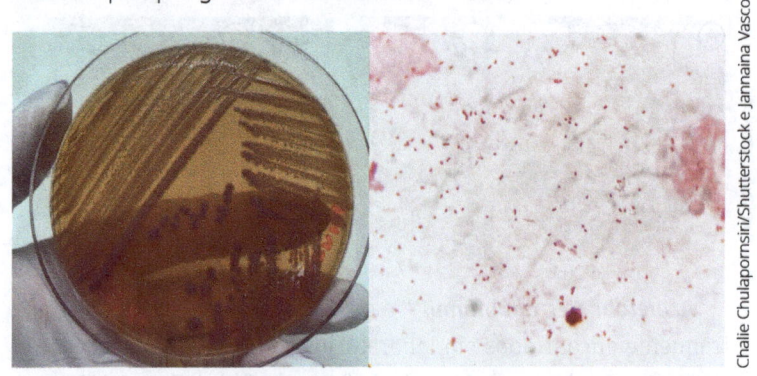

Stenotrophomonas maltophilia – É o terceiro não fermentador encontrado com mais frequência em laboratórios clínicos. As características pelas quais é possível efetuar sua identificação presuntiva são:

- crescimento em ágar MacConkey com produção de pigmento;
- prova da oxidase negativa;
- motilidade positiva;
- produzem ácido em OF maltose, mas podem ser negativas em OF glicose;
- lisina descarboxilase positivas;
- dnase-positivas.

Os isolados de *S. maltophilia* crescem bem em ágar MacConkey e ágar Sangue, com produção de pigmento solúvel amarelado. São bastonetes citocromo oxidase negativos e móveis, com flagelos peritríquios. É importante cuidar com algumas cepas raras que são lentamente oxidase positivas.

As provas bioquímicas, como OF maltose, DNase e lisina descarboxilase positivas são importantes para a identificação da *S. maltophia*, uma vez que todas as cepas apresentam esse padrão. Ainda podemos acrescentar as provas de sulfeto de hidrogênio, vermelho de metila, bile esculina e ureia. O padrão de sensibilidade aos antimicrobianos também pode proporcionar um indício para identificação de *S. maltophilia*, que é tipicamente resistente à maioria deles, porém sensível ao trimetoprim-sulfametoxazol, à polimixina B e à colistina.

> **IMPORTANTE!**
>
> O diagnóstico rápido e preciso de doenças infecciosas bacterianas é fundamental para a sobrevida do paciente, e a rápida liberação do resultado do exame de coloração de gram da amostra já poderá indicar ao clínico a correta opção de início e/ou de alteração no antimicrobiano, bem como a liberação da correta da micromorfologia observada ao microscópio, por exemplo, a liberação de cocobacilos gram-negativos em amostras de pacientes hospitalizados é uma forte suspeita de se isolar na cultura a bactéria *Acinetobacter*.

1.5 Princípio do teste de susceptibilidade ao antimicrobianos (TSA)

O antibiograma, também conhecido como *teste de susceptibilidade ao antimicrobianos* (TSA), tem como objetivo determinar o perfil de susceptibilidade de bactérias frente aos antimicrobianos testados. Esse teste possibilita a determinação dos agentes antimicrobianos mais adequados ao tratamento. É importante enfatizar que esse exame vai orientar o médico, e não garantir que um agente antimicrobianos será efetivo na terapia, pois os fatores que determinam o desfecho de um processo infecciosos são complexos e, em muitos casos, não completamente avaliados nos testes *in vitro*. Além disso, o TSA possibilita estudos epidemiológicos sobre resistência bacteriana, avaliação de novos antimicrobianos, triagem de mecanismos de resistência e padrões de resistência emergentes entre os organismos clinicamente relevantes.

Os microbiologistas têm como objetivo realizar com qualidade testes *in vitro* padronizados e que possam ser reproduzidos. O TSA pode ser realizado pelos métodos de disci-difusão em ágar ou Kirby-bauer (método mais comumente utilizados na rotina em laboratórios de microbiologia), micro diluição e macro diluição em caldo e em ágar, fitas de E-test® e por sistemas comerciais automatizados.

Considerando a relevância clínica, a realização do antibiograma e sua interpretação não são tarefas fáceis, uma vez que a crescente resistência bacteriana é considerada hoje um dos mais graves problemas de saúde em todo o mundo.

1.5.1 Método de disco-difusão em ágar ou Kirby-Bauer

O princípio básico do método de disco-difusão em ágar, também chamado de *método de Kirby-Bauer*, é a difusão do agente antimicrobiano para o meio de cultura padronizado, a partir de disco impregnado com concentração padrão do agente antimicrobiano. Esse é o método mais utilizado e padronizado nas rotinas microbiológicas e, apesar de simples de se realizar, a técnica de Kirby-bauer exige rigorosas instruções para sua correta realização e liberação de resultados confiável.

O procedimento consiste no preparo de um inóculo bacteriano com colônias isoladas (3 a 4 colônias) provenientes de cultivo bacterianos recentes (18 a 24 h de incubação). Esse inóculo deverá estar em uma turvação correspondente a 0,5 da escala de McFarland, ou seja, aproximadamente $1,5 \times 10^8$ unidades formadoras de colônias (UFC)/ml. O inóculo bacteriano poderá ser obtido por meio de método de crescimento em caldo ou por meio da suspensão direta em solução salina.

O ágar padronizado por Kirby e Bauer para a realização desse teste é o ágar Müeller-Hinton, pois oferece condições ideais de crescimento das principais bactérias, boa reprodutividade, baixa quantidade de inibidores e pode ser adicionado de sangue. Assim, dentro de 15 minutos deve-se proceder, no ágar Müeller-Hinton, a inoculação com *swab* do inóculo bacteriano, comprimindo o *swab* na parede do tubo para retirar o excesso do inóculo. A inoculação deverá ser realizada em três sentidos diferentes, com o objetivo de se obter um crescimento confluente da bactéria ("tapetinho") na placa de Müeller--Hinton, como visto na Figura 1.29.

Após aproximadamente 5 minutos (não ultrapassando 15 minutos), deve-se proceder à colocação dos discos de papel impregnados com antimicrobianos, com o auxílio de uma pinça previamente flambada. Recomenda-se a colocação de, no máximo, 12 discos na placa grande (150 mm) e 5 discos na placa pequena (90 mm), como observamos na Figura 1.29. Cada grupo de organismos requer específicos antimicrobianos a serem testados e, portanto, a escolha destes deverá seguir as diretrizes de órgãos padronizadores CLSI® e/ou BRCAST®.

Após a etapa de distribuição dos discos, a placa deverá ser incubada, depois de, no máximo, 15 minutos, em estufa bacteriológica à temperatura de 35 ± 2 °C, por um período de 16 a 18 horas. O tempo e a atmosfera de incubação podem variar, dependendo do microrganismo. Os resultados do teste devem ser lidos e interpretados a partir da medida dos halos de inibição do crescimento bacteriano, em milímetros, ou da ausência destes, ao redor de cada disco impregnado com a droga, o que é exemplificado na Figura 1.29. A padronização e os valores mensurados são comparados com critérios publicados no CLSI® e/ou BRCAST® e liberado um resultado qualitativo categorizado em sensíveis, resistentes ou intermediários (CLSI, 2005).

O método de Kirby-Bauer apresenta algumas limitações, como a não padronização para algumas combinações de microrganismos e agentes antimicrobianos. Recomendamos sempre que se usem cepas padrões ATCC®, para garantir o controle de qualidade do método. Isso permite um resultado fidedigno e reprodutível, bem como o início de terapias apropriadas e instaurações de medidas adequadas para o controle da propagação da infecção.

Figura 1.29
Esquema da técnica de disco-difusão ou Kirby-Bauer

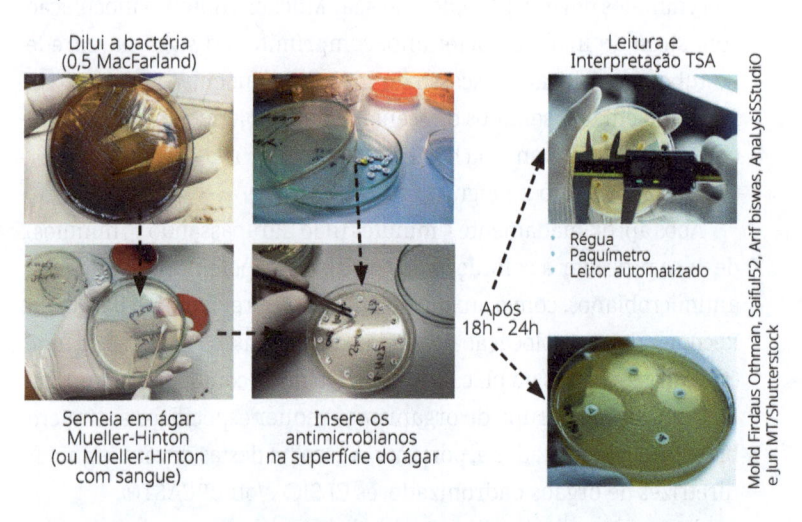

- Dilui a bactéria (0,5 MacFarland)
- Semeia em ágar Mueller-Hinton (ou Mueller-Hinton com sangue)
- Insere os antimicrobianos na superfície do ágar
- Após 18h - 24h
- Leitura e Interpretação TSA
  - Régua
  - Paquímetro
  - Leitor automatizado

Mohd Firdaus Othman, Saiful52, Arif biswas, AnalysisSStudiO e Jun MT/Shutterstock

PARA SABER MAIS

LAMY, B.; SUNDQVIST, M.; IDELEVICH, E. A. Bloodstream Infections: Standard and Progress in Pathogen Diagnostics. **Clinical Microbiology and Infection**, v. 26, n. 2, p. 142-150, Feb. 2020.

Nesse artigo, os autores fazem uma revisão sobre os procedimentos padrão e o progresso em diagnósticos de patógenos relacionados à infecção da corrente sanguínea, apontando grandes melhorias no desenvolvimento de hemoculturas. Isso melhora decisivamente o prognóstico de uma doença grave e com alta mortalidade em todo mundo.

ESHWARA, V. K.; MUKHOPADHYAY, C.; RELLO, J. Community-Acquired Bacterial Pneumonia in Adults: an Update. **Indian Journal of Medical Research**, v. 151, n. 4, p. 287-302, Apr. 2020.

Esse artigo apresenta uma análise crítica sobre os fatores que contribuem para o agravamento da saúde do paciente com pneumonia adquirida na comunidade (PAC). Aborda fatores como terapias empíricas inadequadas, estratégias ideais para diagnóstico adequado e rápido, conhecimento de patógenos endêmicos, surgimento de patógenos multirresistentes, além de fatores relacionados às regiões geográficas da Índia.

PRINCIPAIS medidas de prevenção de infecção de trato urinário associada a cateter vesical de demora. Disponível em: <https://www.youtube.com/watch?v=VFul1RGSoqU>. Acesso em: 25 nov. 2024.

Essa animação, desenvolvida Hospital Moinhos de Vento, em parceria com a Anvisa, por meio do Projeto EaD Anvisa/PROADI-SUS, trata das principais medidas de prevenção de infecção do trato urinário associado a um cateter vesical de demora. O uso desse dispositivo predispõe o paciente a infecções, as quais podem ser agravadas com técnicas incorretas de antissepsia na colocação, falta de cuidados com transmissão de microrganismo através das mãos etc.

Síntese

Neste capítulo, abordamos conceitos básicos sobre a estrutura e o metabolismo das células procariontes, passando, brevemente, por sua taxonomia, até o entendimento de técnicas da rotina microbiológica, chegando ao diagnóstico laboratorial dos principais grupos de bactérias causadoras de doenças infeciosas, com objetivo principal de assimilar as etapas de identificação microbiológica até de espécie, bem como a liberação das possíveis opções de tratamento. Esses conhecimentos contribuem para a formação de um profissional crítico e reflexivo, buscando sempre a realização de um diagnóstico rápido, preciso e de qualidade.

Questões para revisão

1] (2018 – IFRS)

Estamos acostumados a pensar no oxigênio molecular (O_2) como um elemento necessário à vida, mas em algumas circunstâncias esse elemento pode se tornar um gás venenoso. Houve pouco oxigênio molecular na atmosfera durante a maior parte da história da Terra – na realidade, é possível que a vida não tivesse surgido se houvesse oxigênio. Os micro-organismos que utilizam o oxigênio molecular (aeróbicos) produzem mais energia a partir dos nutrientes que os microrganismos que não utilizam o oxigênio (anaeróbicos).

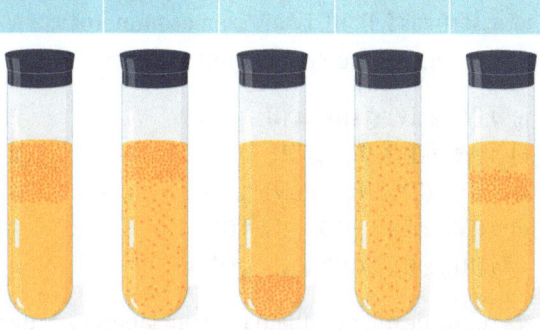

	O efeito do oxigênio no crescimento de vários tipos de bactérias				
	a. Aeróbicos obrigatórios	b. Anaeróbicos facultativos	c. Anaeróbicos obrigatórios	d. Anaeróbicos aerotolerantes	e. Microaerófilos
Efeito do oxigênio no crescimento	1	2	3	4	5
Crescimento bacteriano em tubo com meio de cultura					
Explicações para os padrões de crescimento	Crescimento somente em altas concentrações difundidas.	Crescimento melhor onde mais oxigênio está presente, mas ocorre em todo o tubo.	Crescimento somente onde não há oxigênio.	Crescimento igual; o oxigênio não tem efeito.	Crescimento onde há uma baixa concentração de oxigênio difundido.
Explicações para os efeitos do oxigênio	A presença das enzimas catalase e superóxido-dismutase (SOD) permite que as formas tóxicas do oxigênio sejam neutralizadas	A presença das enzimas catalase e SOD permite que as formas tóxicas do oxigênio sejam neutralizadas; pode utilizar oxigênio.	Ausência das enzimas que neutralizam as formas tóxicas do oxigênio: não tolera oxigênio.	A presença de uma enzima, SOD, permite que as formas tóxicas do oxigênio sejam parcialmente neutralizadas; tolera oxigênio.	Produção de quantidades letais de formas tóxicas do oxigênio se expostos à atmosfera normal de oxigênio.

Analise as assertivas abaixo:

I. Somente crescimento aeróbio.
II. Crescimento aeróbio e anaeróbio; crescimento maior na presença de oxigênio.
III. Crescimento somente anaeróbio; não há crescimento na presença de oxigênio.

IV. Crescimento somente anaeróbio, mas continua na presença de oxigênio.
V. Crescimento somente aeróbio; oxigênio requerido em baixa concentração.

Assinale a única alternativa **CORRETA** que relaciona corretamente as assertivas I, II, III, IV e V com os números 1, 2, 3, 4 e 5 do efeito do oxigênio no crescimento microbiano:

a) 1 (V); 2 (IV); 3 (III); 4 (II); 5 (I).
b) 1 (V); 2 (I); 3 (II); 4 (III); 5 (IV).
c) 1 (I); 2 (II); 3 (III); 4 (IV); 5 (V).
d) 1 (IV); 2 (III); 3 (V); 4 (I); 5 (II).
e) 1 (III); 2 (I); 3 (IV); 4 (II); 5 (V).

2) Na rotina de quem trabalha em um laboratório de microbiologia, faz parte a análise de pistas e de testes rápidos para agilizar a identificação de microrganismos da ordem "Enterobacterales" (Janda; Abbott, 2021). Essas informações não significam a identificação final do patógeno, mas ajudam a tornar os resultados da identificação microbiológica mais rápido, menos trabalhoso e menos oneroso. Assinale a afirmativa que devemos considerar como um diagnóstico presuntivo de um isolado de Enterobacterales:

a) Os resultados da coloração de gram mostram células bacilares gram-negativas, cocobacilos e também cocos gram-positivos.
b) As colônias em ágar MacConkey aparecem na cor rosa escuro, indicando que o isolado é capaz de formar ácido a partir da lactase, ou seja, são lactose positiva.
c) Não são capazes de realizar a fermentação da glicose, pois utilizam a via Entner-Doudoroff, que é uma via aeróbia, ou seja, com necessidade de O_2.
d) A hemólise em ágar Sangue é sempre do tipo β ou total, e sem essa informação não é possível prosseguir com a identificação das enterobactérias.

e) A prova preliminar de citocromo oxidase, que ajuda detecção da enzima citocromo oxidase, é geralmente positiva, distinguindo-as das bactérias não fermentadoras.

3) Muitos microrganismos são de difícil identificação, precisando que o microbiologista utilize recursos que facilitem sua rotina, de modo a dar celeridade e confiabilidade na liberação do resultado. Para isso são utilizadas provas complementares que melhoram a acurácia da identificação. Assim, quando diante de isolados sugestivos de *P. aeruginosa* ou *A. baumannii*, podemos utilizar as seguintes provas bioquímicas: Motilidade, Cetrimide, Oxidase, Lactose e crescimento BHI a 44 °C. Assinale a alternativa correta relacionada com *P. aeruginosa* e *A. baumannii*, respectivamente.

a) Motilidade (+), Cetrimide (+), Oxidase (+), Lactose (+) e crescimento BHI a 44 °C (+);
Motilidade (+), Cetrimide (+), Oxidase (−), Lactose (−) e crescimento BHI a 44 °C (−).

b) Motilidade (+), Cetrimide (+), Oxidase (−), Lactose (−) e crescimento BHI a 44 °C (−);
Motilidade (+), Cetrimide (+), Oxidase (+), Lactose (−) e crescimento BHI a 44 °C (−).

c) Motilidade (+), Cetrimide (+), Oxidase (+), Lactose (−) e crescimento BHI a 44 °C (−);
Motilidade (−), Cetrimide (−), Oxidase (−), Lactose (−) e crescimento BHI a 44 °C (+).

d) Motilidade (+), Cetrimide (+), Oxidase (+), Lactose (+) e crescimento BHI a 44 °C (+);
Motilidade (−), Cetrimide (+), Oxidase (+), Lactose (−) e crescimento BHI a 44 °C (−).

4] A taxonomia dos estreptococos experimentou grandes mudanças durante os últimos 30 anos, principalmente em razão de estudos moleculares. Uma das classificações universalmente utilizadas é a de Lancefield, que demonstrou grupos específicos de antígenos de superfícies associados aos estreptococos β-hemolíticos. A classificação de Lancefield para *Streptococcus* é baseada na análise do polissacarídeo da parede celular. Quando não utilizamos esse recurso para identificação dos estreptococos β-hemolíticos, estes são identificados por meio de provas fenotípicas presuntivas. Analise a imagem da prova fenotípica a seguir e responda:

Figura A
Prova fenotípica em ágar Sangue para identificação presuntiva dos estreptococos

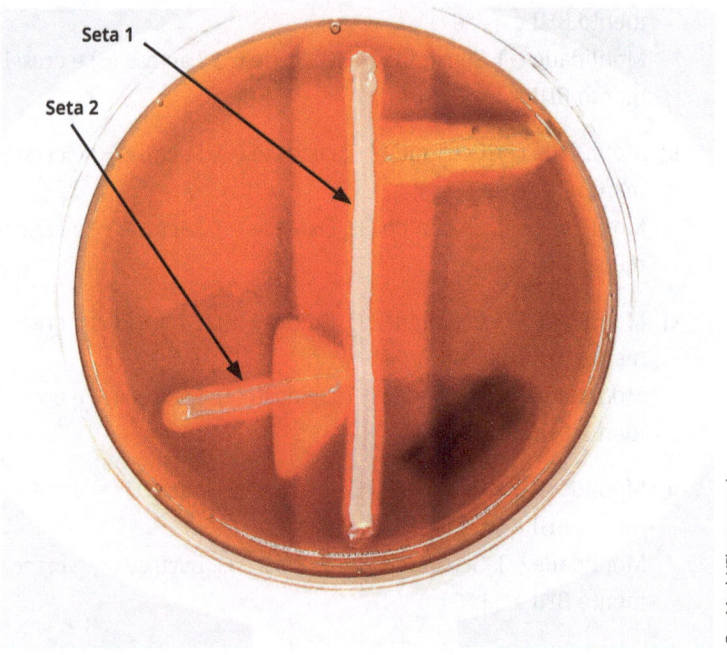

a) Qual o nome e o princípio desse teste?
b) Quais os microrganismos indicados nas setas 1 e 2?
c) Qual o estreptococo β-hemolítico ele identifica e qual a classificação sorológica de Lancefield desse microrganismo?

5) Leia com bastante atenção e, baseando-se nos dados experimentais apresentados, atenda às solicitações a seguir: (Dica: faça anotações sobre as informações, assim ficará mais fácil responder ao que se pede. Dê respostas relacionadas aos dois experimentos)

Em um laboratório de microbiologia clínica, foram inoculadas separadamente nos meios de cultura I e II as bactérias A e B, respectivamente, e incubadas em temperatura e atmosfera adequadas. A bactéria A era produtora de alfa hemólise, catalase negativa e foi isolada de uma amostra de escarro, e a bactéria B era fermentadora da lactose, oxidase negativa e foi proveniente de uma amostra de urina. A partir de colônias representativas dessas bactérias, foi feito um esfregaço, corado em seguida pelo método de gram.

a) Indique quais foram os meios de cultura utilizados nos experimentos I e II necessários para o isolamento dessas bactérias, a partir das amostras clínicas.
b) Cite a técnica de semeadura que pode ser utilizada para cada um dos dois experimentos e descreva as formas de liberação dos resultados baseados na técnica escolhida.
c) Classifique morfo-tintorialmente (resultado do gram) das prováveis bactérias com tais características fisiológicas (experimentos I e II).
d) Baseada na triagem inicial da cultura e do resultado do gram, qual seria sua suspeita inicial para o microrganismo dos experimentos I e II?

Questões para reflexão

1) Durante a internação, muitos pacientes precisam usar dispositivos como os cateteres. No entanto, esses equipamentos são um risco para o paciente, pois podem causar infecções locais, tromboflebites, endocardites, infecções da corrente sanguínea relacionada ao cateter, entre outras. O médico solicitou uma cultura do cateter no intuito de investigar infecção da corrente sanguínea relacionada ao cateter em um paciente que apresenta febre e ausência de outro foco infeccioso. Reflita sobre esse exame e sobre como podemos chegar ao diagnóstico desse tipo de infecção.

2) No laboratório de microbiologia, a escolha adequada dos meios de cultura para o cultivo primário é de grande importância para o isolamento e, consequentemente, para identificação do agente infeccioso. Os meios de cultura devem conter os nutrientes necessários para o crescimento dos diferentes tipos de microrganismos, desde os mais simples aos mais exigentes, os chamados *fastidiosos*.

Cite exemplos e a classificação dos meios de cultura utilizados na rotina microbiológica para a cultura de urina (urocultura) e a cultura de fezes (coprocultura).

Capítulo 2

Luiza Souza Rodrigues

Micologia clínica

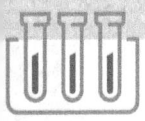

Conteúdos do capítulo

- Introdução à micologia.
- Fisiologia das infecções fúngicas e a classificação das micoses.
- Introdução ao estudo dos fungos de interesse clínico.
- Morfologia e fisiologia dos fungos.
- Diagnóstico laboratorial das principais micoses superficiais e cutâneas.
- Diagnóstico laboratorial das principais micoses subcutâneas.
- Diagnóstico laboratorial das principais micoses sistêmica e/ou oportunistas.
- Novas tecnologias em micologia clínica.
- *Matrix-assisted laser desorption/ ionization time-of-flight mass espectrometry* (MALDI-TOF MS).
- Biologia molecular em micologia clínica.

Após o estudo deste capítulo, você será capaz de:

1. conhecer a morfologia e a fisiologia dos fungos;
2. definir as doenças causadas por fungos;
3. identificar o contexto das principais infecções fúngicas humanas;
4. conhecer a classificação das micoses;
5. construir um raciocínio clínico-laboratorial no diagnóstico das principais micoses.

2.1 Introdução à micologia

Os fungos são seres vivos eucarióticos (domínio Eukarya, reino Fungi uni ou pluricelulares) muito importantes tanto do ponto de vista ecológico quanto econômico, pois, graças a suas características metabólicas, são considerados os principais decompositores de matéria orgânica do planeta e podem produzir impactos positivos em diferentes áreas da atividade humana, tais como: agricultura, indústria, nutrição, farmácia e biotecnologia (Brooks et al., 2014; Mezzari; Fuentefria, 2012; Tortora; Funke; Case, 2017). Já no contexto de saúde humana e animal, são conhecidos por seus efeitos negativos, como desencadeadores de reações de hipersensibilidade (alergia), intoxicações e infecções (Tortora; Funke; Case, 2017; Zaitz et al., 2012).

A micologia é, portanto, a área da biologia destinada ao estudo dos fungos, e a micologia médica é voltada ao estudo dos fungos de interesse clínico, tendo como um de seus principais objetivos estabelecer o diagnóstico micológico das infecções fúngicas, partindo desde a compreensão de sua fisiopatologia, coleta, transporte e o processamento de espécimes clínicos, até a observação de estruturas fúngicas, cultivo e identificação de fungos patogênicos e oportunistas (Tortora; Funke; Case, 2017; Zaitz et al., 2012).

Figura 2.1
Domínio Eukarya e tipos de microrganismo que compõem o Reino Fungi

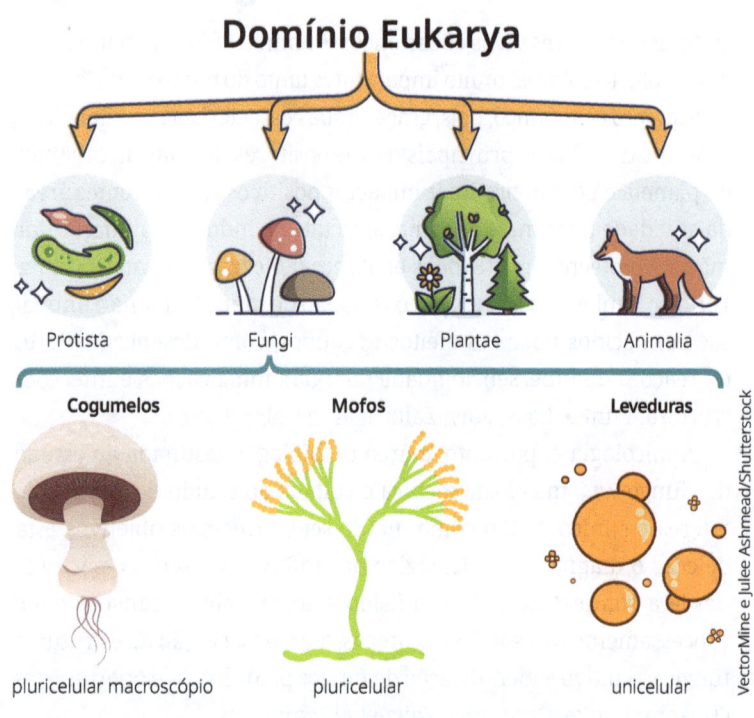

Domínio Eukarya

- Protista
- Fungi
- Plantae
- Animalia

Cogumelos — pluricelular macroscópico

Mofos — pluricelular

Leveduras — unicelular

VectorMine e Julee Ashmead/Shutterstock

Curiosidade

Estimar o número total de espécies fúngicas ainda é um grande desafio.

A literatura recente cita cerca de 2,2 a 3,8 milhões de microrganismos, com uma média de 3 milhões; porém há estimativas bem abaixo disso, 700 mil espécies, e também muito acima, chegando a 12 milhões. Dessa forma, embora sejam considerados onipresentes (ubíquo) em ecossistemas terrestres e aquáticos, seu número aproximado ainda é um grande mistério (Lücking et al., 2020).

2.1.1
Fisiologia das infecções fúngicas e a classificação das micoses

Micose é o termo utilizado para designar infecção por fungo, isto é, quando o agente etiológico (fúngico) tem propriedade de agir como patógeno primário ou oportunista em hospedeiro suscetível, causando danos (Tortora; Funke; Case, 2017; Zaitz et al., 2012).

Em geral, fungos se instalam no hospedeiro humano por inalação, por implantação ou por contato, e o sucesso da infecção e a gravidade dos sintomas vão depender da virulência do agente etiológico, da carga parasitária e da suscetibilidade do hospedeiro (Mezzari; Fuentefria, 2012).

Embora fungos patogênicos sejam importantes no contexto de saúde humana, a exemplo das dermatofitoses, que atingem grande parcela da população mundial (porém raramente são associadas à doença grave), e das micoses endêmicas, geralmente restritas a regiões tropicais e subtropicais; em sua maioria, os fungos são considerados patógenos oportunistas, causando infecção apenas em hospedeiros com algum grau de comprometimento da resposta imune (Bongomin et al., 2017; Oliveira, 2014; Zaitz et al., 2012). Nesse contexto, as infecções fúngicas vem emergindo como um grande problema de saúde pública, associado à alta morbimortalidade, pois relacionam-se aos avanços da medicina moderna, acometendo pacientes graves, internados em unidades de terapia intensiva (UTI), com doenças crônicas, transplantados, em tratamento com quimioterápicos, em uso de imunomoduladores ou submetidos a procedimentos médicos invasivos (Anvisa, 2004a).

Em sua maioria, micoses são infecções de evolução crônica, mas quadros agudos e subagudos podem acontecer. Têm grande diversidade de sinais e sintomas, o que dificulta a suspeita clínica e o diagnóstico diferencial, além disso, dispõem de menor quantidade de opções terapêuticas e elevado custo de tratamento (especialmente em infecções graves) (Mezzari; Fuentefria, 2012; Oliveira, 2014).

Didaticamente, as micoses são classificadas de acordo com o sítio da infecção e divididas em superficiais propriamente ditas (estritas), cutâneas, subcutâneas e sistêmicas (invasivas ou profundas). Além disso, podem ser classificadas como primárias ou oportunistas, de acordo com o estado imune do paciente e a virulência do agente etiológico (Anvisa, 2004a; Oliveira, 2014; Tortora; Funke; Case, 2017; Zaitz et al., 2012).

As micoses superficiais propriamente ditas são aquelas que acometem o estrato córneo ou a haste livre dos pelos do hospedeiro. As cutâneas são as que se instalam nas camadas queratinizadas superficiais da pele, intra-folicular dos pelos e/ou lâmina ungueal (unha). As subcutâneas, ou micoses de implantação, ocorrem após inoculação acidental do fungo nas camadas abaixo da pele. Por fim, as sistêmicas, também conhecidas como micoses *profundas* ou *invasivas*, acometem órgão ou sistemas do hospedeiro (Anvisa, 2004a; Oliveira, 2014; Tortora; Funke; Case, 2017; Zaitz et al., 2012).

> **IMPORTANTE!**
>
> O diagnóstico rápido e preciso de doença fúngica é fundamental para a sobrevida do paciente. Estudos indicam piora significativa do prognóstico na ausência de detecção precoce e de tratamento com drogas antifúngicas adequadas (Anvisa, 2004a).

2.1.2 Introdução ao estudo dos fungos de interesse clínico

A taxonomia dos fungos é fundamentalmente baseada em aspectos bioquímicos e morfológicos desses microrganismos, considerando especialmente as estruturas reprodutivas. Posto isso e considerando que os fungos realizam reprodução sexuada, assexuada e parassexuada, as quais dão origem a uma grande diversidade de estruturas, é fácil compreender que tal classificação tenha enfrentado muitos desafios no decorrer do tempo. Recentemente, com o desenvolvimento de técnicas moleculares, novas informações foram adicionadas, como auxílio na identificação das espécies fúngicas, porém resultando em intensa reclassificação taxonômica, especialmente de gêneros e espécies. No entanto, é consenso que, em sua maioria, os fungos patogênicos e oportunistas humanos estão distribuídos entre os filos Ascomycota, Basidiomycota, Mucormycota, Glomeromycota, Basidiobolomycota e Entomophthoromycota (Brooks et al., 2014; Mezzari; Fuentefria, 2012; Tortora; Funke; Case, 2017; Zaitz et al., 2012).

A micologia foi considerada durante muito tempo uma área de pouca expressão dentro da área da medicina, o que levou à baixa investigação de infecções fúngicas humanas e animais e, consequentemente, poucos diagnósticos. Porém, considerando o novo cenário de emergência das infecções fúngicas, com grande espectro de manifestações clínicas que dificultam o diagnóstico clínico diferencial, muitos avanços foram alcançados na área laboratorial. Entretanto, para entender a aplicação dos recursos diagnósticos, sua sensibilidade e especificidade para cada tipo de infecção fúngica, é fundamental que o micologista domine não só a realização das técnicas, mas também a estrutura e fisiologia dos fungos, bem como a fisiopatologia das infecções; dessa forma, é possível contribuir para um diagnóstico precoce e certeiro, que tenha impacto positivo na escolha do tratamento e morbimortalidade dos pacientes.

2.2 Morfologia e fisiologia dos fungos

Assim como os demais seres vivos eucarióticos, os fungos apresentam material genético individualizado, protegido pela membrana nuclear (carioteca), ribossomos e organelas, como mostra a Figura 2.2. Diferentemente dos animais, apresentam parede celular externa à membrana plasmática, rígida e com função de proteção. E, distintamente de plantas e bactérias, a composição da parede celular não é de celulose ou peptidoglicano, mas sim de mananas, β-glucanas e quitina, o que também é mostrado na Figura 2.2. Algumas leveduras (fungos unicelulares) também apresentam cápsula como revestimento externo, composta por mucopolissacarídeo, o que confere resistência à fagocitose (Tortora; Funke; Case, 2017).

Figura 2.2
Estruturação celular dos fungos

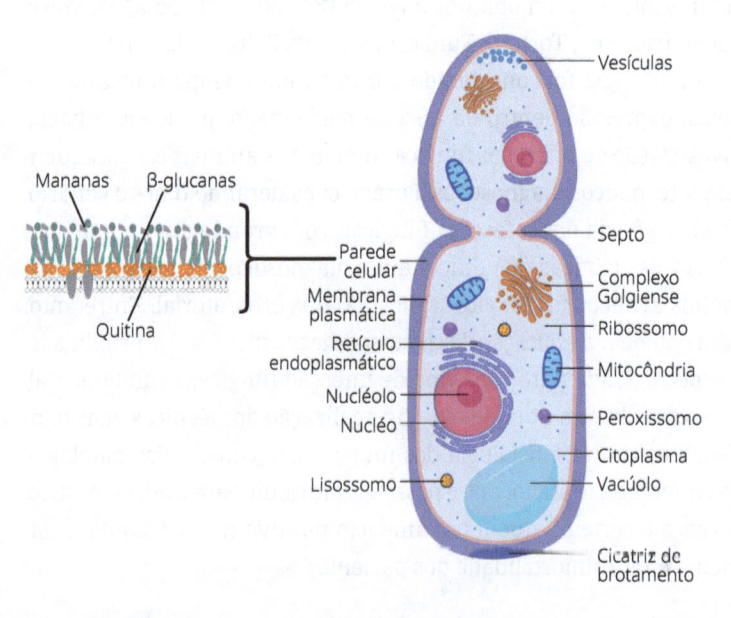

A membrana plasmática, responsável pela permeabilidade seletiva entre os ambientes intra e extracelular, assim como nos demais seres vivos, tem composição lipo-glicoproteica, porém nos fungos, entre os lipídios, destaca-se a presença de ergosterol (Tortora; Funke; Case, 2017).

Embora as leveduras sejam muito citadas dentro da micologia médica, grande parte do Reino Fungi é composto por microrganismos pluricelulares, também conhecidos como *fungos filamentosos*, *mofos* ou *bolores*. Desse grupo também fazem parte os cogumelos (pluricelulares macroscópicos) (Anvisa, 2004a, Tortora; Funke; Case, 2017).

As leveduras têm estrutura celular oval ou esférica ao microscópio óptico, e os fungos pluricelulares são constituídos por células alongadas, conhecidas como *hifas*, mostradas na Figura 2.3 (Mezzari; Fuentefria, 2012; Tortora; Funke; Case, 2017). As hifas são classificadas de acordo com sua morfologia; considerando a presença ou não de septos, são denominadas *septadas* ou *cenocíticas*, respectivamente, como mostra a Figura 2.3. São também avaliadas quanto à presença de ramificações e quanto à presença ou ausência de melanina; hifas melanizadas são características de fungos negros ou demácios e, na sua ausência, os fungos são classificados como *hialinos*. Conjuntos de hifas formam pseudo-tecidos, conhecidos como *micélio*, que, didaticamente, é dividido em micélio vegetativo (função de sustentação e nutrição) e micélio reprodutivo/aéreo (função de propagação da espécie), exemplificado na Figura 2.4 (Mezzari; Fuentefria, 2012; Tortora; Funke; Case, 2017).

Alguns fungos são capazes de alternar sua morfologia de acordo com as condições ambientais e nutricionais, os quais são classificados como *dimórficos*. Fungos dimórficos causadores de doença em humanos e animais desenvolvem-se na fase leveduriforme sob temperatura acima de 30 °C, preferencialmente a 37 °C, e como fungos filamentosos em temperaturas abaixo de 30 °C (Anvisa, 2004a).

Figura 2.3
Variações estruturais na composição dos fungos. (A) Levedura. (B) Hifas (hifa septada ramificada e hifa cenocítica ramificada)

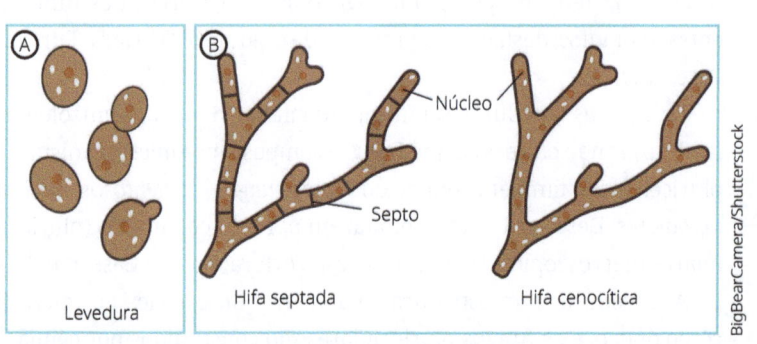

BigBearCamera/Shutterstock

Do ponto de vista metabólico, os fungos são heterotróficos, realizam digestão externa e nutrem-se por absorção. Todos os fungos filamentosos são classificados como aeróbios obrigatórios e, portanto, dependem do oxigênio para a produção de energia; porém, algumas leveduras são anaeróbias facultativas e, assim, conseguem sobreviver na ausência ou em baixas tensões de oxigênio. Isso é possível pelo fato de que realizam fermentação alcóolica e, por isso, são utilizadas na indústria de alimentos, na produção de cerveja e vinho, por exemplo (Brooks et al., 2014; Oliveira, 2014; Tortora; Funke; Case, 2017). Outra característica importante dos fungos é que, assim como os animais e diferentemente das plantas, armazenam energia na forma de glicogênio no interior da célula (não como amido) (Brooks et al., 2014; Mezzari; Fuentefria, 2012; Tortora; Funke; Case, 2017).

Figura 2.4
Estrutura do fungo filamentoso: (A) Unidades estruturais (hifa e micélio). (B) Tipos de micélio (vegetativo e reprodutivo)

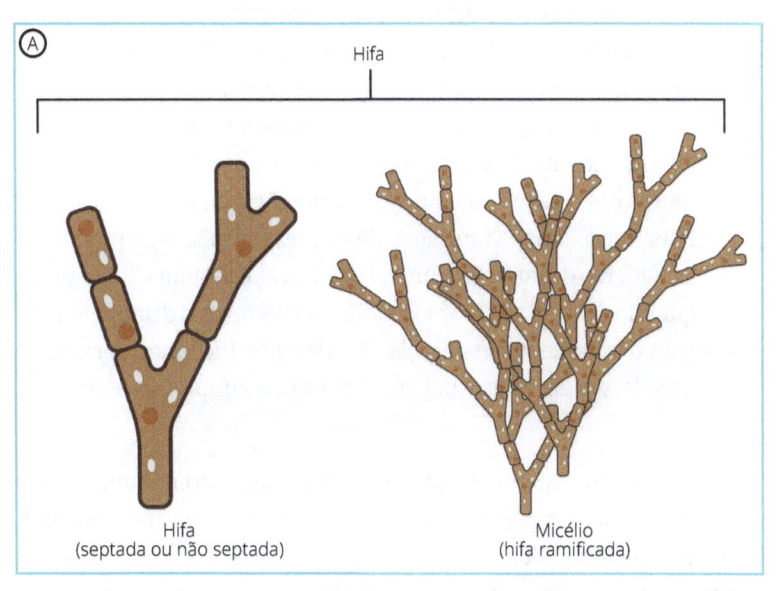

Hifa
Hifa
(septada ou não septada)
Micélio
(hifa ramificada)

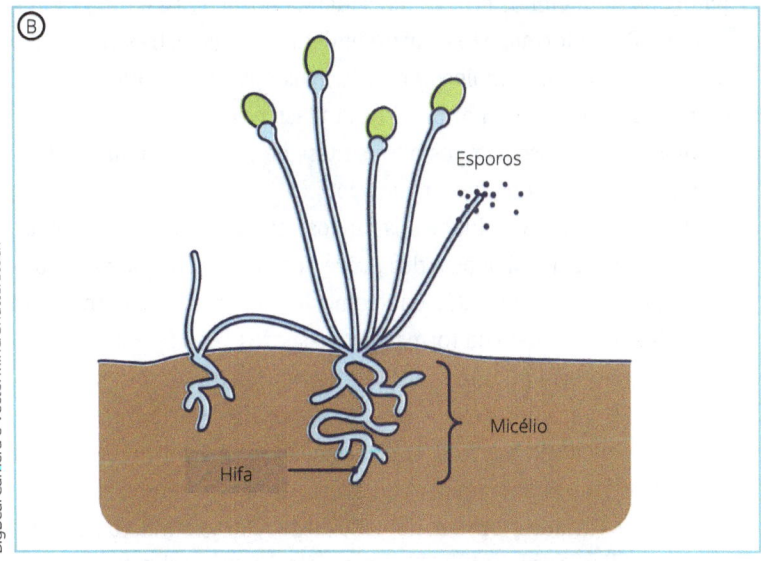

Esporos
Micélio
Hifa

> **CURIOSIDADE**
>
> Ao contrário do que muitos imaginam, os fungos se assemelham mais aos animais do que aos vegetais, o que se traduz em semelhanças celulares e de vias metabólicas. Embora tenham compartilhado seu último ancestral comum há mais de 1 bilhão de anos, tais semelhanças dificultam, ainda nos dias atuais, a identificação de novos fármacos para o tratamento de micoses, especialmente para infecções graves (Mezzari; Fuentefria, 2012). O número de opções terapêuticas para o tratamento de infecções fúngicas invasivas é bastante limitado quando comparado, por exemplo, com as opções disponíveis para o tratamento de infecções bacterianas, incluindo apenas três classes de drogas: polienos, azólicos e equinocandinas.

O desenvolvimento de drogas antifúngicas enfrenta um desafio fundamental: os patógenos fúngicos estão intimamente relacionados ao hospedeiro, e identificar moléculas que atuem seletivamente no patógeno, sem efeitos tóxicos na célula do hospedeiro é um grande desafio! Dessa forma, não é surpreendente que essas três classes de drogas tenham alvo molecular exclusivos dos fungos que incluem o ergosterol (presente na membrana plasmática dos fungos), a via de biossíntese desse composto e a síntese da parede celular fúngica, respectivamente (Roemer, Krysan, 2014).

A riqueza e a diversidade dos fungos, em partes, justifica-se pela quantidade e pela eficiência dos processos de reprodução que realizam. Na fase sexuada (estágio teleomorfo ou perfeita), os fungos se reproduzem por meio da formação de esporos; e na fase assexuada (estágio anamorfo ou imperfeito), as estruturas de reprodução recebem nomes variados de acordo com o mecanismo de reprodução utilizado e pela sua morfologia. Em linhas gerais, o termo *conídio* se refere à estrutura assexuada, que, como pode apresentar tamanho, forma e cor variados, tem sua nomenclatura alterada (macroconídios, microconídios, artroconídio, blastoconídio, hialoconídio, feoconídio etc.) (Brooks et al., 2014; Mezzari; Fuentefria, 2012; Tortora; Funke; Case, 2017).

A partir de esporos ou conídios, um novo fungo é formado. No caso de fungos pluricelulares, por exemplo, essas estruturas vão se dispersar e germinar em ambiente nutritivo. Inicialmente, são formadas hifas designadas à nutrição, dando origem ao micélio vegetativo, o qual fica no interior da matéria orgânica, substrato ou meio de cultura (considerando que se nutrem por absorção) e, em seguida, inicia-se a formação do micélio aéreo, que será responsável pela formação de novos propágulos reprodutivos, como vemos na Figura 2.5 (Tortora; Funke; Case, 2017).

Entre os fungos filamentosos, um dos principais mecanismos assexuados de reprodução é a esporulação, que geralmente ocorre no micélio reprodutivo, por meio de hifas especializadas. No caso de fungos septados (hialinos e demácios), essas hifas especializadas recebem o nome de *conidióforos*, ao passo que, em fungos cenocíticos, são denominadas *esporangióforo*. Alguns fungos, a exemplo dos dermatófitos, não realizam esporulação por meio de hifas especializadas, os macro ou microconídios são formados diretamente pelas hifas que compõem o micélio vegetativo (conídios sésseis), como mostra a Figura 2.5 (Mezzari; Fuentefria, 2012; Tortora; Funke; Case, 2017, Zaitz et al., 2012).

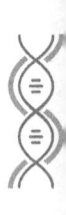

Figura 2.5
Ciclo de vida simplificado de um fungo filamentoso

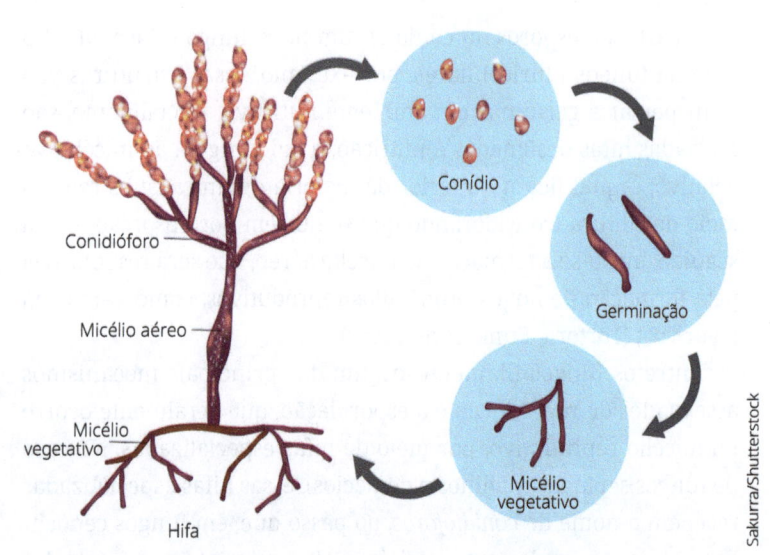

Nas leveduras, o principal mecanismo de reprodução assexuada é o brotamento, em que a célula parental (mãe) projeta a parede celular, a membrana plasmática e o conteúdo citoplasmático (incluindo organelas e material genético, após duplicação) para a formação da célula-filha. Os brotos são então liberados da célula mãe, formando células independentes, ou continuam unidos, formando células alongadas chamadas de *pseudo-hifas*, que se diferenciam das hifas verdadeiras por apresentarem constrição nos septos (Anvisa, 2004a; Mezzari; Fuentefria, 2012; Tortora; Funke; Case, 2017, Zaitz et al., 2012).

Figura 2.6
Exemplo de reprodução assexuada, por esporulação, fungos filamentosos: (A) Fungo cenocítico (esporangióforo); (B) Fungo septado (conidióforo); (C) Dermatófito, macroconídios sésseis

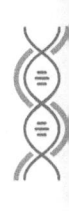

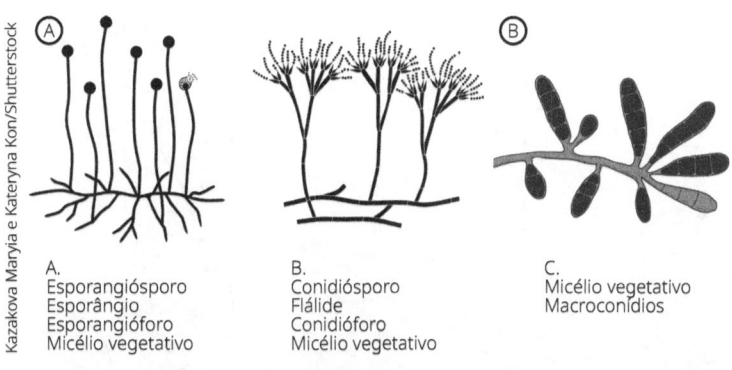

A.
Esporangiósporo
Esporângio
Esporangióforo
Micélio vegetativo

B.
Conidiósporo
Flálide
Conidióforo
Micélio vegetativo

C.
Micélio vegetativo
Macroconídios

O diagnóstico laboratorial de micose pode ser realizado de maneira direta, por meio da pesquisa do microrganismo no espécime clínico, ou indireta, com auxílio da investigação de resposta imune do hospedeiro ao fungo (sorologia). Classicamente, a demonstração do agente etiológico a partir de amostra biológica proveniente de caso suspeito é considerado o padrão ouro no diagnóstico laboratorial de micose, e fazem parte desse grupo de exames o micológico direto, exames histopatológicos, cultura e métodos baseados em biologia molecular (Zaitz et al., 2012).

Figura 2.7
Reprodução por brotamento, levedura: (A) Célula parental; (B e C) Desenvolvimento do broto ou gêmula; (D) Desprendimento da célula filha ou formação da pseudo-hifa

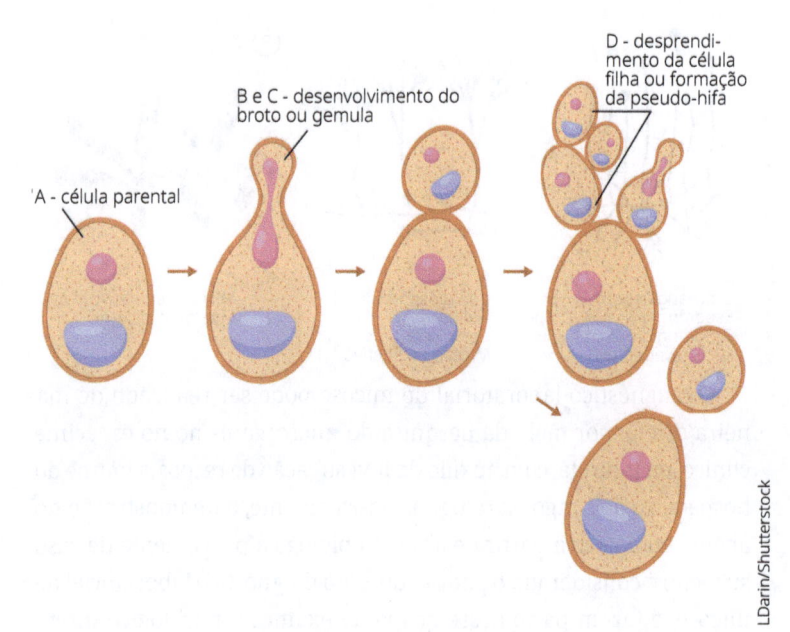

Conhecer as estruturas fúngicas é fundamental ao diagnóstico laboratorial, pois, no exame direto (pesquisa de fungos) e histopatológico, o profissional investiga por microscopia a presença dessas estruturas. Além disso, compreender a fisiologia desses microrganismos torna-se essencial para isolamento e cultivo destes (Zaitz et al., 2012).

O exame direto é simples, rápido e de baixo custo. Pode ser realizado a fresco, sem fixação, entre lâmina e lamínula, misturado ou não com hidróxido de potássio (10-40%) para clarificar a amostra e/ou corantes, tais como: lactofenol azul de algodão, tinta parker ou lugol, ou ainda, com o material fixado em lâmina e corado por gram, Ziehl-Neelsen, Giemsa, Panótico, ácido periódico Schiff/PAS ou Grocott (Zaitz et al., 2012; Oliveira, 2014). É considerado um exame de triagem e, nos casos em que não é possível fechar o diagnóstico, seu resultado deve ser avaliado em conjunto com a cultura de fungos, histopatologia, sorologia e outros exames complementares (Anvisa, 2004b; Mezzari; Fuentefria, 2012).

Praticamente todos os fungos envolvidos em infecções humanas são cultiváveis, com raras exceções e, dependendo de sua morfologia (se uni ou pluricelulares) e metabolismo, crescem em tempos e formando colônias com aspectos distintos. Os fungos leveduriformes, em sua maioria, crescem entre 2 e 5 dias; já os filamentosos podem crescer em até 30 dias. Fungos filamentosos com crescimento inferior a 7 dias são classificados como de crescimento rápido (Anvisa, 2004a).

Os meios de cultura tradicionalmente utilizados pelo setor de micologia são o ágar Sabouraud dextrose (ASD), que favorece o crescimento de qualquer fungo oportunista ou patogênico; ASD com cloranfenicol e o ágar mycosel (ASD com cloranfenicol e ciclohexamina), que são meios de cultura seletivos (adequados para semear amostras de sítios contaminados); caldo *Brain-Heart Infusion* (*BHI*), meio líquido e enriquecido utilizado para biópsias ou para aumentar a densidade microbiana; e o ágar cromogênico para *Candida* spp., presuntivo para identificação das principais espécies de *Candida* (Mezzari; Fuentefria, 2012; Zaitz et al., 2012).

Os meios de cultura sólidos têm apresentação em tubo ou placa; o primeiro minimiza o ressecamento e as contaminações por fungos anemófilos (aéreos), e o segundo permite uma melhor observação do crescimento microbiano. Os materiais são inoculados nos meios de cultura com auxílio de alças bacteriológicas, *swab* ou pipeta de Pauster estéreis e semeados com técnica asséptica por esgotamento ou de maneira quantitativa. Fragmentos, pelos e escamas de unha e pele devem ser implantados no meio de cultura com auxílio de uma pinça estéril. No uso de placas, é recomendado vedá-las com fita adesiva após semeadura para minimizar contaminação (Anvisa, 2004b).

As culturas devem ser incubadas em temperatura ambiente (entre 25-30 °C); na suspeita de levedura, a incubação a 35 ±2 °C é recomendada e, para fungos dimórficos, o ideal é que sejam semeados dois meios de cultura e colocados em duas condições térmicas. Após semeadura, as culturas são incubadas por um período que varia entre 72 horas e 30 dias, de acordo com o tipo de amostra biológica (Anvisa, 2004a; 2004b).

Com relação à morfologia colonial, as leveduras formam colônias de tamanho pequeno/médio, geralmente com coloração branca ou bege, aspecto cremoso e opaca. Já os fungos filamentosos, colônias de tamanho, cores e aspecto bastante variáveis (Anvisa, 2004a; Mezzari; Fuentefria, 2012). Independentemente do caminho utilizado para o diagnóstico da infecção, a interpretação dos achados laboratoriais deve considerar a história clínico-epidemiológica das infecções.

2.3 Diagnóstico laboratorial das principais micoses superficiais e cutâneas

As micoses superficiais são aquelas limitadas às camadas mais superficiais da pele e do cabelo, e as micoses cutâneas envolvem as camadas mais profundas da epiderme e seus tegumentos (cabelo, pelo e unhas).

2.3.1 Pitiríase versicolor

Essa é uma micose de distribuição universal, que ocorre principalmente em regiões de climas tropicais e subtropicais e se manifesta via manchas descamativas com tonalidades que variam de hipo a hiperpigmentadas na pele. Essas manchas podem surgir em outras regiões do corpo, mas se distribuem mais frequentemente no tronco e membros superiores do indivíduo suscetível, como vemos na Figura 2.8. *Malassezia furfur* foi inicialmente considerado o agente etiológico da doença, porém, atualmente, sabe-se que outras espécies do gênero são agentes dessa micose. Trata-se de leveduras antropofílicas, colonizantes da pele, mas que podem filamentar e invadir as células queratinizadas superficiais da pele em condições favoráveis de calor, umidade e oleosidade, determinando a micose (que, portanto, tem origem endógena) (Molinaro; Caputo; Amendoeira, 2010; Oliveira, 2014).

Figura 2.8
Lesões características da pitiríase versicolor (múltiplas, hipopigmentadas, com bordas irregulares e ausência de inflamação)

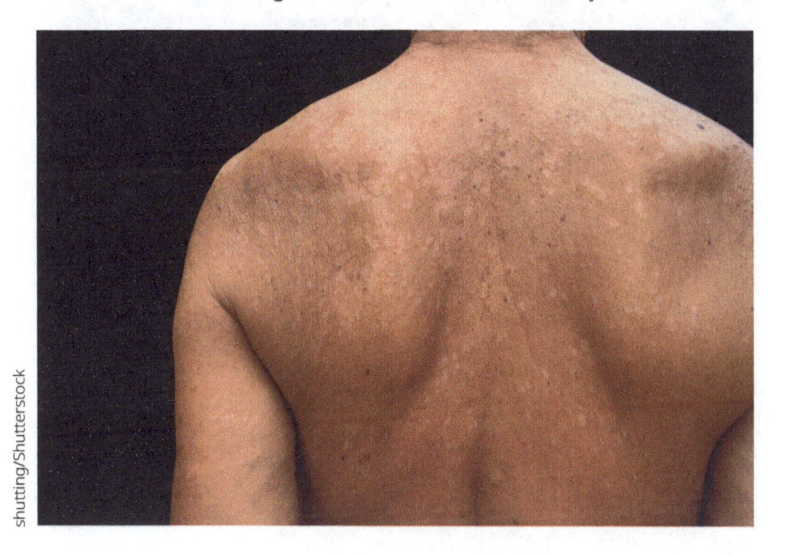

shutting/Shutterstock

2.3.1.1
Coleta e processamento inicial

Considerando que, na pitiríase versicolor, as manifestações clínicas limitam-se a lesões superficiais na pele, o diagnóstico laboratorial se baseia na análise das escamas provenientes da lesão. A raspagem pode ser realizada com lâmina de vidro, após antissepsia local com álcool 70°, já que, nesse caso, tipicamente, o paciente não apresenta inflamação local. Outra opção é o uso de fita adesiva transparente (técnica de Jarbas Porto), em que as células se aderem ao colar e descolar a fita sobre a(s) lesão(ões) do paciente, processo exemplificado na Figura 2.9 (Oliveira, 2014).

Figura 2.9
Técnica de coleta para obtenção de escamas de pele

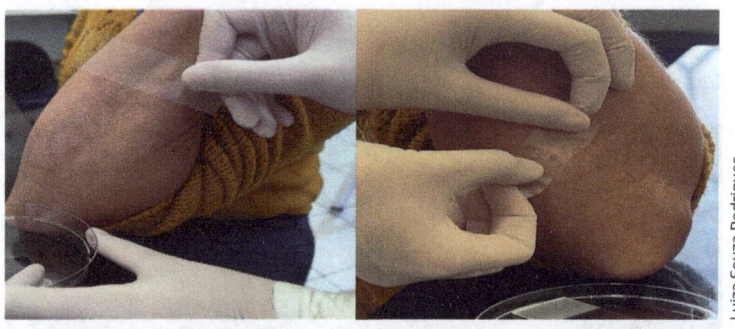

Luiza Souza Rodrigues

Importante!

A coleta de material biológico é uma das primeiras etapas do diagnóstico laboratorial. Essa etapa pré-analítica é extremamente importante para o sucesso do isolamento e identificação do verdadeiro agente etiológico da infecção.

Sempre lembrar de:

- checar a identificação do paciente (documento com foto);
- recepcionar o paciente com atenção;
- higienizar as mãos, secar e utilizar equipamentos de proteção individual (EPIs);
- verificar o lugar de coleta e traçar a melhor estratégia para obtenção do material.

O procedimento de coleta varia segundo a região acometida, suspeita clínica e tipo de material biológico. Sempre que possível, coletar amostras antes do início da terapia específica e obter quantidade de amostra suficiente para permitir os procedimentos laboratoriais. Além disso, é necessário:

- explicar ao paciente todo o procedimento;
- realizar a coleta utilizando técnica asséptica;
- armazenar o material coletado em frasco adequado e encaminhar em temperatura apropriada.

As escamas de pele devem ser armazenadas em placa de Petri vedada com fita adesiva, entre lâminas envoltas com papel ou envelope de papel, e o material deve ser mantido em temperatura ambiente até o processamento. Quando a coleta é realizada com fita adesiva, ela deve ser grudada sobre uma lâmina de vidro e armazenada em placa de Petri vedada com fita adesiva (Zaitz et al., 2012).

2.3.1.2
Exame micológico direto

O diagnóstico laboratorial de pitiríase versicolor é realizado por meio da visualização do agente etiológico ao microscópio óptico (objetiva de 40×) nas escamas de pele clarificadas com hidróxido de potássio (KOH 10-40%). Como é causada por microrganismos lipofílicos e/ou lipodependente, não crescem nos meios de cultura tradicionalmente utilizados na micologia (Mezzari; Fuentefria, 2012; Zaitz et al., 2012). Na rotina laboratorial, especialmente para amostras densas, biopsias, secreções purulentas, pelo, raspado de pele, unha e cabelo, utiliza-se KOH para clarificar e digerir o material, facilitando, assim, a identificação de elementos fúngicos (Anvisa, 2004a; 2004b).

No exame micológico direto, são observadas numerosas leveduras esféricas agrupadas em cachos, podendo apresentar filamentos curtos e tortuosos, como mostra a Figura 2.10 (Mezzari; Fuentefria, 2012; Molinaro; Caputo; Amendoeira, 2010; Oliveira, 2014; Zaitz et al., 2012).

Figura 2.10
Exame micológico direto com numerosas leveduras agrupadas em cachos e lamentações curtas e tortuosas, sugestivo de pitiríase versicolor

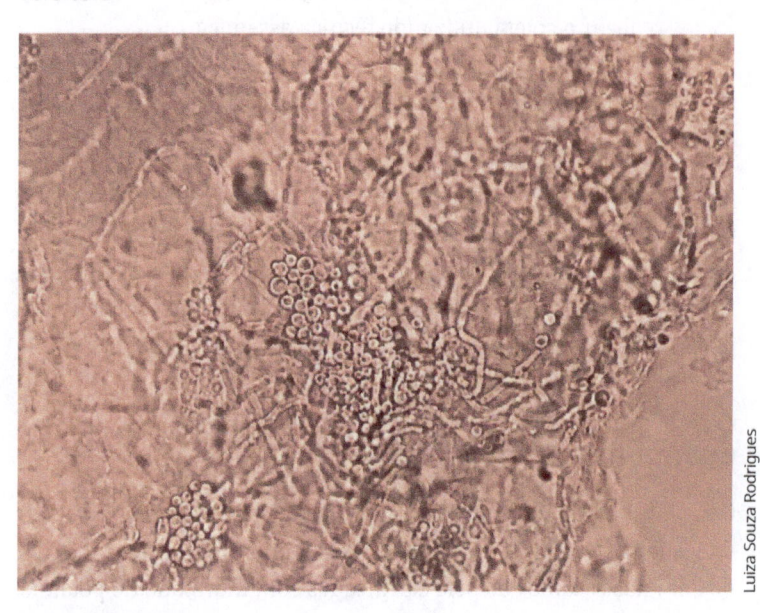

Luiza Souza Rodrigues

2.3.2
Tinea nigra

Essa é uma infecção rara, classificada como feo-hifomicose (micose causada por fungo negro filamentoso) superficial benigna, que se manifesta por mancha de tonalidade marrom e bordas bem definidas, geralmente na palma da mão ou, com menos frequência, na planta do pé do paciente, como mostra a Figura 2.11 (Mezzari; Fuentefria, 2012; Molinaro; Caputo; Amendoeira, 2010; Oliveira, 2014; Zaitz et al., 2012). Pouco se sabe sobre sua patogênese, porém, como é causada por um fungo negro, ambiental, *Hortaea werneckii*, é consenso que se trata de uma infecção de origem exógena (Oliveira, 2014).

2.3.2.1
Coleta e processamento inicial

As orientações de coleta são as mesmas citadas na Subseção 2.3.1.1.

2.3.2.2
Exame micológico direto

O exame micológico direto das escamas da lesão, após clarificadas com KOH 10-40%, demonstra hifas demácias, septadas e ramificadas e, eventualmente, fragmentos de hifas, como vemos na Figura 2.11.

Figura 2.11
Exame micológico direto com hifas negras septadas

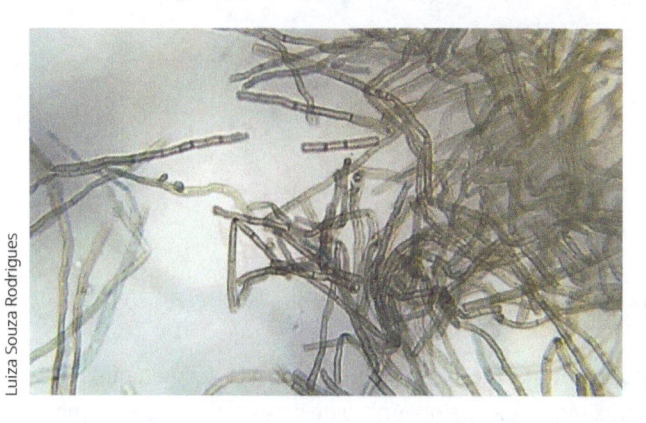

Luiza Souza Rodrigues

2.3.2.3
Cultura e identificação do agente etiológico

A cultura deve ser realizada em ASD com ou sem cloranfenicol, implantando o material no interior do meio de cultura e incubado em temperatura ambiente por até 30 dias. O fungo cresce em até 15 dias, desenvolvendo colônias inicialmente escuras e úmidas, que, com o passar dos dias, desenvolvem um aspecto aveludado, com coloração variando entre verde oliva a negra no anverso da colônia e negra no reverso, e de tamanho mediano, como observamos na Figura 2.12. Na micromorfologia, considerando a fase inicial da colônia, observa-se a presença de conídios com forma elíptica com septo pigmentados e, na fase tardia, grande quantidade de hifas demácias septadas (Mezzari; Fuentefria, 2012; Zaitz et al., 2012).

Figura 2.12
Morfologia colonial de *Hortaea werneckii* em ágar Sabouraud

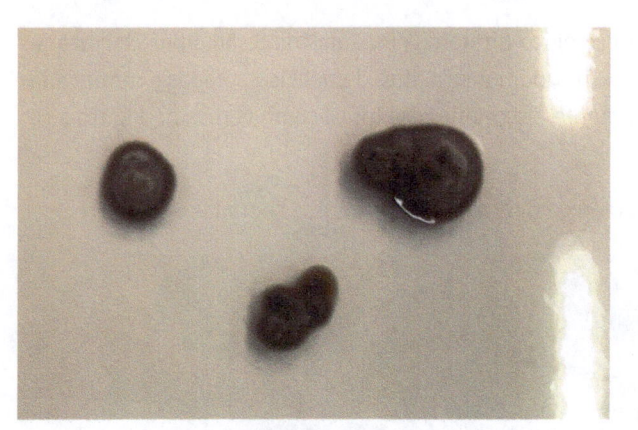

Luiza Souza Rodrigues

2.3.3
Dermatofitose

Dermatofitoses, tinhas ou *tineas* são micoses que acometem os tecidos queratinizados (pele, pelo e unha) de seres humanos e animais. São causadas por um grupo de fungos patogênicos denominados *dermatófitos*, os quais utilizam a queratina como alimento. Essas dermatofitoses, ou dermatomicoses, também são clinicamente denominadas *tineas* e, por sua vez, são especificadas de acordo com a região do corpo em que surgem: *tinea capitis, tinea corporis (facei, barbae, unguium, cruris e pedis)* – Figura 2.13 (Mezzari; Fuentefria, 2012; Molinaro; Caputo; Amendoeira, 2010; Oliveira, 2014; Zaitz et al., 2012). São mais frequentes em pacientes do sexo masculino e, dependendo do estágio de desenvolvimento do hospedeiro, há mudanças quanto à região do corpo mais acometida; na infância, por exemplo, a *tinea capitis* é mais comum (raramente ultrapassa a puberdade), e no adulto jovem, as *tineas pedis* e *cruris* são mais prevalentes. A contaminação e a instalação do processo infeccioso podem acontecer por contato direto (com seres humanos, animais e solos contaminados) ou indireto, e, portanto, são influenciados por hábitos de higiene, compartilhamento de utensílios de uso pessoal, modo de vestir e relações que o hospedeiro mantém com o meio em que vive (Mezzari; Fuentefria, 2012; Oliveira, 2014).

Os fungos dermatófitos estão distribuídos em diferentes gêneros, mas, se considerarmos os agentes etiológicos prevalentes nas regiões tropicais e subtropicais, podemos restringi-los a quatro gêneros principais: *Trichophyton, Microsporum, Nannizia* e *Epidermophyton*, os quais apresentam semelhanças taxonômicas, fisiológicas e imunológicas. Com relação ao seu *habitat*, podem ser classificados em antropofílicos (seres humanos), zoofílicos (animais) e geofílicos (solo). Todos podem causar infecção em seres humanos, mas a maioria tem como agente etiológico espécies antropofílicas, que causam infecções menos sintomáticas, entretanto são mais resistentes aos tratamentos tópicos. Espécies zoofílicas e geofílicas causam infecções com maior sintomatologia, mas respondem bem ao tratamento antifúngico (Mezzari; Fuentefria, 2012; Zaitz et al., 2012).

As manifestações clínicas de dermatofitoses são diversas e resultam da destruição da queratina associada à resposta inflamatória do hospedeiro, que pode ser mais ou menos intensa. Na *tinea pedis*, por exemplo, frequentemente se observa hiperceratose e aspecto descamativo nas lesões, podendo haver fissura nas regiões interdigitais, conforme observamos na Figura 2.13 (Mezzari; Fuentefria, 2012; Zaitz et al., 2012).

Figura 2.13
Lesões características de dermatofitose (lesões inflamadas com bordas bem definidas e/ou descamativas): (A) *Tinea unguium* (onicomicose); (B) *Tinea corporis;* (C) *Tinea capitis;* (D) *Tinea pedis*

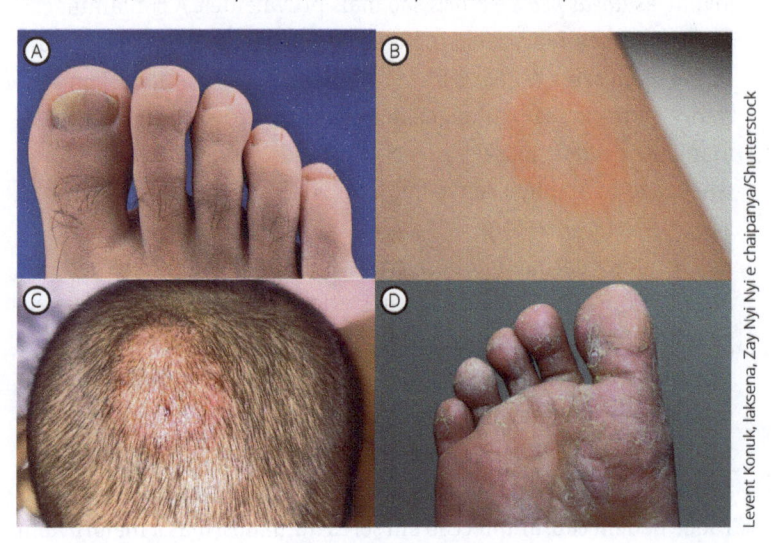

2.3.3.1
Coleta e processamento inicial

Em lesões de pele com a borda inflamada – Figura 2.13 (B e C) – sugestiva de dermatofitose, o fungo concentra-se na interseção entre a pele sadia e a doente. A coleta deve ser realizada raspando-se as bordas da(s) lesão(ões) com lâmina de vidro, bisturi ou cureta sem fio, estéril, após antissepsia local com álcool 70° ou solução fisiológica estéril (considerando-se o teor inflamatório da lesão/sensibilidade do paciente). Em lesões de pele nas quais também há comprometimento de pelos ou cabelo, além de obter escamas da pele, deve-se coletar pelos ou fios de cabelo afetados com pinça estéril. E, por fim, no caso de coleta de unha, é necessário cortá-la sem esmalte, desprezando o excesso de material afetado, para que seja possível raspar a região mais profunda (confluência do tecido sadio e doente) pelo leito subungueal (Anvisa, 2004a; Mezzari; Fuentefria, 2012; Zaitz et al., 2012).

As escamas obtidas pela coleta devem ser armazenadas em placa de Petri vedada com fita adesiva, entre duas lâminas envoltas com papel ou envelope de papel e mantidas em temperatura ambiente até seu processamento (Anvisa, 2004a; Zaitz et al., 2012).

2.3.3.2
Exame micológico direto

Na suspeita de dermatofitoses, o exame micológico direto é realizado em escamas de pele, unha ou em fio de cabelo, clarificados com KOH 10-40%. Todos os dermatófitos são fungos filamentosos hialinos septados e ramificados e, como tal, realizam fragmentação como uma das estratégias de reprodução assexuada, dando origem a pequenos fragmentos de hifas com forma retangular, conhecidas como *artroconídios*. Essas estruturas são frequentemente visualizadas no exame direto, exemplificado na Figura 2.14. Para aumentar a sensibilidade do exame micológico direto, especialmente para profissionais que não têm muita experiência, é possível utilizar solução de tinta Parker e KOH 20% na proporção 1:4 ou lactofenol azul de algodão, de modo a facilitar a visualização de estruturas fúngicas que ficam coradas em azul (Anvisa, 2004a).

Figura 2.14
Exame micológico direto com lactofenol azul de algodão: presença de hifas hialinas septadas e artroconídios, sugestivo de dermatofitose

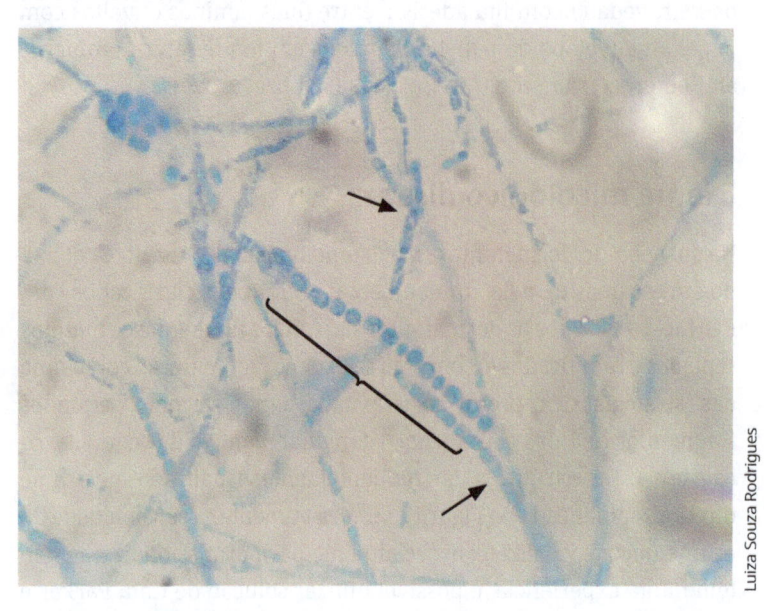

Luiza Souza Rodrigues

IMPORTANTE!

Pelo exame micológico direto só é possível verificar ou não a presença do fungo e de suas estruturas vegetativas, portanto não é possível identificá-lo quanto ao gênero e à espécie. Além disso, na microscopia do fio de cabelo, conseguimos diferenciar se é um parasitismo do tipo *endothrix* ou do tipo *ectothrix*, avaliando se as hifas e os conídios estão no interior do fio ou na parte externa, respectivamente (Mezzari; Fuentefria, 2012; Zaitz et al., 2012).

2.3.3.3
Cultura e identificação do agente etiológico

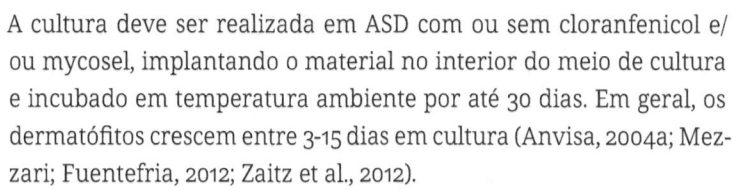

A cultura deve ser realizada em ASD com ou sem cloranfenicol e/ou mycosel, implantando o material no interior do meio de cultura e incubado em temperatura ambiente por até 30 dias. Em geral, os dermatófitos crescem entre 3-15 dias em cultura (Anvisa, 2004a; Mezzari; Fuentefria, 2012; Zaitz et al., 2012).

Depois de verificar o crescimento do fungo filamentoso, isto é, colônias de tamanho médio ou grande, com aspecto algodonoso, aveludado, arenoso/granuloso, pulverulento ou cerebriforme, é importante registrar as características macromorfológicas do anverso da colônia e as cores presentes no anverso e reverso desta, pois, por meio dessa análise, micromorfologia (estruturas de reprodução assexuada) e algumas poucas provas bioquímicas, é possível identificá-lo (Anvisa, 2004a; 2004b).

Como a identificação se baseia, portanto, na análise macro e micromorfológica do fungo, a próxima etapa é transferir, de modo asséptico e de acordo com os procedimentos microbiológicos padrões, um fragmento da colônia para a superfície de uma lâmina contendo 1-2 gotas de lactofenol azul de algodão, cobrir com lamínula e observar em microscópio óptico, com a objetivas de 40×. Dessa forma, o analista pode tentar observar os propágulos de reprodução assexuada do fungo cultivado em laboratório e comparar com as imagens de atlas de micologia na tentativa de identificá-lo – Figura 2.15 (Oliveira, 2014).

Figura 2.15
Fluxo para visualização da micromorfologia de fungo filamentoso direto da cultura primária; (A) Transferir parte da colônia para lâmina contendo lactofenol azul de algodão; (B) Cobrir a lâmina com lamínula; (C) Observar a micromorfologia do fungo e comparar com a literatura

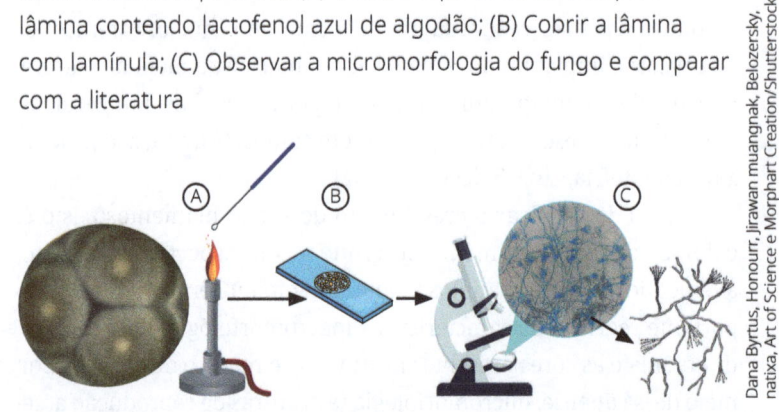

Embora a estratégia descrita aqui auxilie a rotina laboratorial, a manipulação do fungo pode prejudicar sua estrutura; então, algumas variações podem ser utilizadas na tentativa minimizar os danos, por exemplo o uso de fita adesiva, como vemos na Figura 2.16. Se mesmo assim não for possível identificar estruturas de reprodução do fungo ou detalhar sua micromorfologia, o analista deve realizar a técnica de microcultivo (Anvisa, 2004a).

Figura 2.16
Exame direto da colônia utilizando fita adesiva

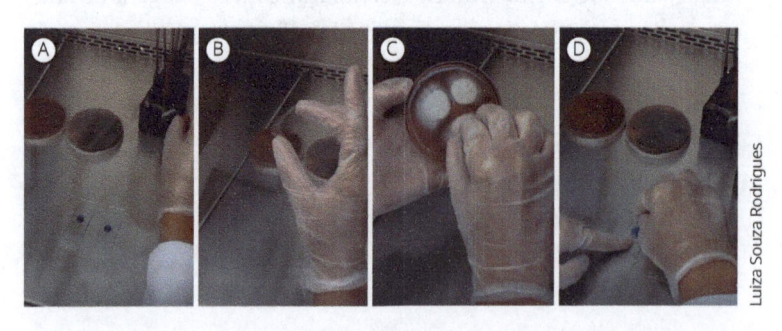

A técnica de microcultivo é uma forma de cultivo de fungos filamentosos em escala reduzida utilizando meio de cultura ágar batata, que estimula a esporulação do fungo investigado, permitindo que as estruturas reprodutivas se instalem diretamente na lamínula, que será, ao término do processo, utilizada na microscopia, como observamos na Figura 2.17. Sobre uma lâmina esterilizada contida em uma placa de Petri também estéril, foi colocado um pedaço de ágar batata, no qual o fungo a ser investigado foi inoculado (pelas laterais). Observe que a lâmina deve estar sobre um suporte, que, nesse caso, foi outra lâmina. Após inoculação do microrganismo, foi colocada uma lamínula estéril e montada uma câmara úmida com algodão embebido em água destilada estéril e fechando a placa de Petri com fita adesiva. O microcultivo ficou em temperatura ambiente por dez dias. Depois de observar o crescimento abundante, a lamínula deve ser transferida para uma lâmina contendo lactofenol azul de algodão para que seja possível observar as estruturas de reprodução do fungo e sua identificação.

Figura 2.17
Exemplo de técnica de microcultivo

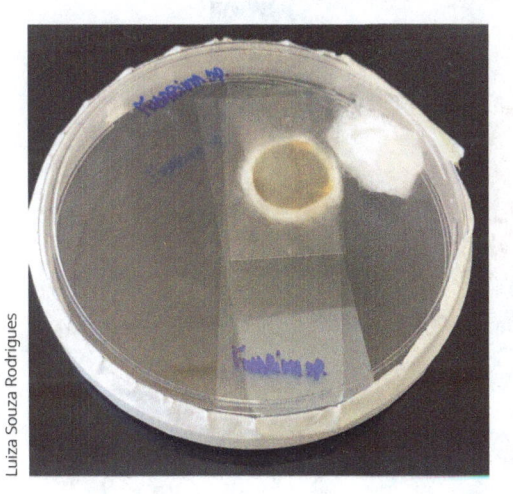

As espécies de dermatófitos mais frequentes em processos infecciosos humanos são: *T. rubrum, T, mentagrophytes, M. canis, T. tonsurans, Nannizzia gypsea* (antigo *M. gypseum*) e *E. floccosum* – Figura 2.18.

Embora existam variações de acordo com a região geográfica e tipo de pospulação estudada, o gênero *Trichophyton* é o mais prevalente, e o gênero *Epidermophyton* é descrito apenas em amostras de pele e unha (Mezzari; Fuentefria, 2012; Oliveira, 2014; Zaitz et al., 2012).

Figura 2.18
(A) *Microsporum sp., Epifermophyton floccosum* e *Epidermophyton sp.* macromorfologias (anverso); (B) Macromorfologias (reverso); (C) Micromorfologia ao microscópio óptico 40×; (D) Ilustrações das estruturas de caracterizam o gênero

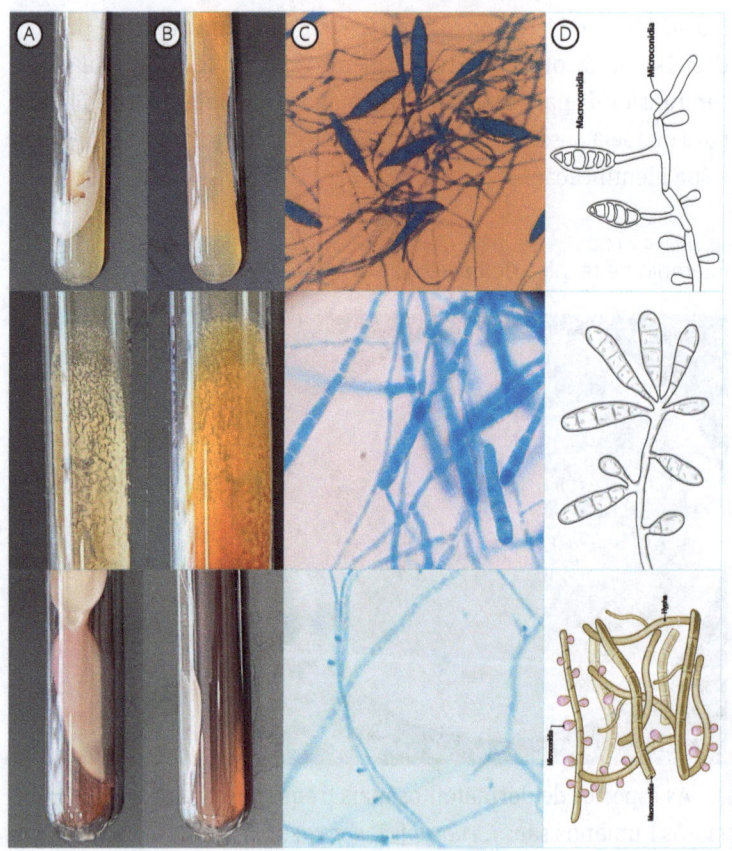

Em alguns casos, a macro e a micromorfologia do fungo filamentoso podem não ser suficiente para a diferenciação de algumas espécies. Entre os dermatófitos, por exemplo, às vezes é difícil diferenciar os microrganismos do gênero *Trichophyton* e, nesses casos, a aplicação de meios de cultura diferenciais podem auxiliar. Nesse contexto, a prova da urease é um teste bioquímico que utiliza meio de cultura diferencial (Christensen) rico em ureia. Se o microrganismo inoculado apresentar atividade ureásica, haverá alteração do pH do meio de cultura, alterando assim sua coloração, como mostra a Figura 2.19. Citando o gênero *Trichophyton* entre as espécies mais comuns: *T. rubrum* e *T. mentagrophytes*, apenas o segundo tem prova da urease positiva (Anvisa, 2004a).

Figura 2.19
Prova da urease: resultado positivo (rosa)

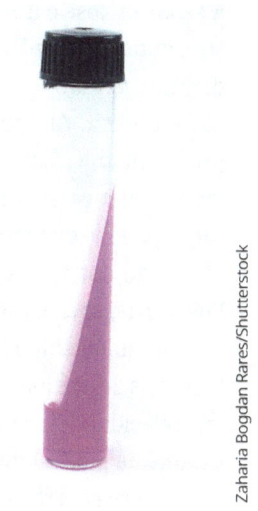

Zaharia Bogdan Rares/Shutterstock

2.4 Diagnóstico laboratorial das principais micoses subcutâneas

As micoses subcutâneas, mais recentemente classificadas como de implantação, são aquelas caracterizadas por causar lesão no tecido subcutâneo, as quais se iniciam pela inoculação traumática de um fungo.

2.4.1
Esporotricose

A esporotricose é uma infecção fúngica de implantação de evolução subaguda ou crônica que atinge o homem e outros animais. Tem distribuição universal e é causada por fungos dimórficos do gênero *Sporothrix*. Atinge habitualmente a pele e o tecido subcutâneo, provocando lesões granulomatosas que tendem a ulcerar, além do tecido linfático próximo ao local de implantação do fungo. Em casos raros, pode se disseminar por via linfática e/ou por via hematogênica, causando doença extracutânea ou cutânea disseminada (Mezzari; Fuentefria, 2012; Orofino-Costa et al., 2017).

Por muito tempo foi considerada uma doença ocupacional de profissionais de jardinagem e paisagismo, pois, na época de sua descrição, era relacionada apenas às espécies *S. schenckii* ou *S. globosa*, após trauma da pele ou mucosa do hospedeiro com matéria orgânica em decomposição. Transmissão zoonótica era raramente descrita, porém, atualmente, essas duas rotas de transmissão estão bem caracterizadas. Desde os anos 1980, os gatos domésticos ganharam importância na transmissão da micose ao homem, especialmente no Brasil (Mezzari; Fuentefria, 2012; Orofino-Costa et al., 2017).

Atualmente, o gênero *Sporothrix* é composto por mais de 50 espécies, das quais *S. schenckii*, *S. globosa*, *S. brasiliensis* e *S. luriei* se destacam em infecções humanas. No Brasil, mais de 80% dos casos de esporotricose são causados pela espécie *S. brasiliensis*, sendo isolada tanto em amostras humanas quanto em felinos, sendo considerada a espécie mais virulenta do gênero (Orofino-Costa et al., 2017; Rodrigues; Hoog; Camargo, 2015).

2.4.1.1
Coleta e processamento inicial

Realiza-se o diagnóstico dessa doença a partir de suspeita clínica, associada a dados epidemiológicos e exames laboratoriais. Entre os dados epidemiológicos, certamente, o histórico de contato com gatos é uma das principais informações. Os exames laboratoriais são geralmente realizados a partir do material da lesão de pele, incluindo secreção, aspirado de abcessos e biópsia, ou de escarro, líquido sinovial, sangue ou líquido cefalorraquidiano, de acordo com o quadro clínico e o órgão afetado. O material obtido deve ser acondicionado em frasco estéril e mantido em temperatura ambiente até o processamento (Anvisa, 2004a; 2004b).

2.4.1.2
Exame micológico direto

Esse exame apresenta baixa sensibilidade em razão da baixa carga parasitária do microrganismo no hospedeiro humano. Se positivo, mostra leveduras em formato de "charuto" ou apenas ovaladas, com ou sem brotamento (blastoconídios), como mostrado na Figura 2.20 (Anvisa, 2004a). Considerando a baixa sensibilidade, se pouco material for obtido, o ideal é optar pela cultura para o diagnóstico laboratorial (Anvisa, 2004a).

Figura 2.20
Leveduras de *Sporothrix brasiliensis* (material obtido de felino) em lâmina fixada e corada por Panótico

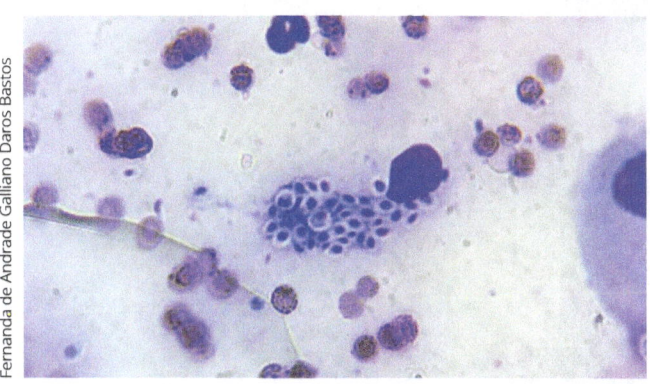

2.4.1.3
Cultura e identificação do agente etiológico

O padrão ouro para o diagnóstico da esporotricose é a cultura da amostra biológica, para isolamento e identificação do agente etiológico. *Sporothrix* spp. cresce em ASD com ou sem cloranfenicol e muito bem em mycosel à temperatura ambiente (25 °C-30 °C), desenvolvendo-se em até cinco dias. Nessas condições, é possível obter a forma micelial e identificá-lo por sua macro e micromorfologia – Figura 2.21. Se necessário, realizar a técnica do microcultivo ou a prova do dimorfismo, que consiste em alterar a temperatura do cultivo para que o fungo mude para a fase leveduriforme (Anvisa, 2004a). Na figura a seguir, a colônia apresenta aspecto que varia entre membranoso e aveludado (pode ter protuberância central), com coloração branca acinzentada e borda escura (marrom cinza ou preto). Ao microscópio óptico, o fungo é formado por hifas hialinas septadas e conidióforos delicados com estruturação simpodial de conídios dispostos em roseta (parecidos com margaridas).

Figura 2.21
(A) Macro e (B) micromorfologia *Sporothrix* spp.

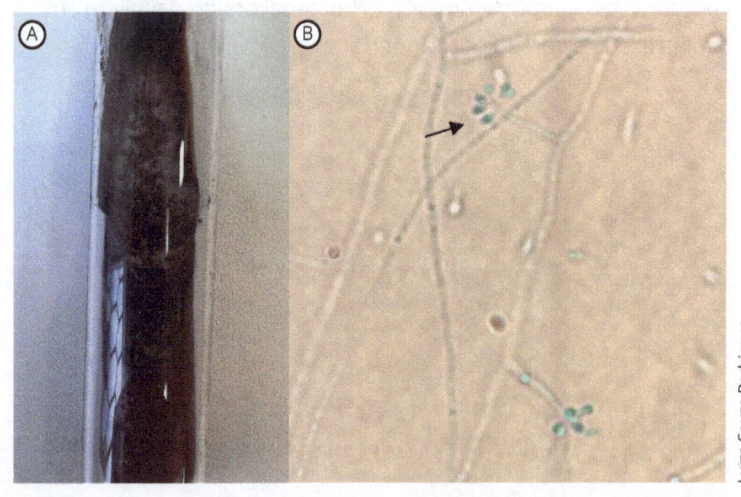

> **IMPORTANTE!**
>
> Na micologia, é fundamental a comparação entre os resultados do exame direto e da cultura do paciente. Considerando o contexto dos fungos dimórficos, é importante lembrar que, no exame micológico direto, esses fungos apresentam-se na fase leveduriforme e, na cultura em temperatura ambiente, na fase micelial. Essa aparente "discordância" entre os resultados, na verdade, é uma pista de que o analista pode estar diante de um fungo dimórficos (dependendo do contexto clínico e tipo de amostra biológica analisada).

2.4.2 Cromoblastomicose

A cromoblastomicose é uma micose subcutânea endêmica de evolução crônica, caracterizada por lesões nodulares, verrucosas ou papilomatosas que, por vezes, ulceram. A maior parte dos pacientes doentes é da zona rural, do sexo masculino e tem entre 30-50 anos. As lesões são descritas principalmente nos membros inferiores, pois a principal via de contágio é por implantação do fungo por traumas com material orgânico contaminado. É uma doença que, se não diagnosticada e tratada, pode levar à perda funcional do membro e, em caso raros, disseminar-se. Infecções bacterianas secundárias são comuns, piorando o quadro clínico do paciente (Mezzari; Fuentefria, 2012; Zaitz et al., 2012).

Diferentemente da maioria das micoses, muitos agentes etiológicos são associados à doença, todos fungos negros e ambientais. *Fonsecaea pedrosoi, Fonsecaea compacta, Phialophora verrucosa, Cladosporium carrionii* e *Rhinocladiella aquaspersa* são os principais fungos associados à cromoblastomicose. No Brasil e no mundo, a *F. pedrosoi* é o principal agente etiológico da doença, envolvida em cerca de 90% dos casos (Mezzari; Fuentefria, 2012; Oliveira, 2014; Zaitz et al., 2012).

2.4.2.1
Coleta e processamento inicial

O material biológico deve ser coletado a partir dos pontos enegrecidos (crostas sero-hemáticas) das lesões. Escamas da pele e crostas das lesões obtidas com auxílio de bisturi e agulhas estéreis também podem ser utilizadas para os exames laboratoriais, assim como biópsias. Todas elas devem ser acondicionadas em frasco estéril em temperatura ambiente (Mezzari; Fuentefria, 2012; Oliveira, 2014).

2.4.2.2
Exame micológico direto

No exame micológico direto de amostra clarificada com hidróxido de potássio e na análise histopatológica do material da lesão, ao contrário do que se imagina, não se visualizam hifas demácias septadas e ramificadas; esse achado seria compatível com outras feo-hifomicoses. O diagnóstico laboratorial de cromoblastomicose caracteriza-se pela presença do agente etiológico com o seguinte aspecto parasitário: células arredondadas (blastoconídios), acastanhada, com bordas sem definidas e septos que demonstram a realização de fissão binária no tecido do hospedeiro – Figura 2.22. Essa estrutura é conhecida como *célula muriforme, corpo fumagoide* ou *corpo esclerótico* (Anvisa, 2004a).

2.4.2.3
Cultura e identificação do agente etiológico

A cultura é recomendada para identificação do agente etiológico. Todos aqueles descritos como associados a cromoblastomicose demoram entre 10 e 20 dias para crescer em cultura (ASD com ou sem cloranfenicol) e apresentam colônia variando entre verde, marrom e negra, com aspecto aveludado e reverso negro. Para identificação do gênero e da espécie, é necessária realização do microcultivo para observação de seus conidióforos. A Figura 2.22, a seguir, refere-se a *Fonsecaea pedrosoi* (Anvisa, 2004a).

Figura 2.22
Macro e micromorfologia *Fonsecaea pedrosoi*: (A) Colônia com aspecto aveludado com protuberância central, com coloração marrom-esverdeada e reverso negro; (B) Ao microscópio óptico, hifas negras septadas e conidióforo

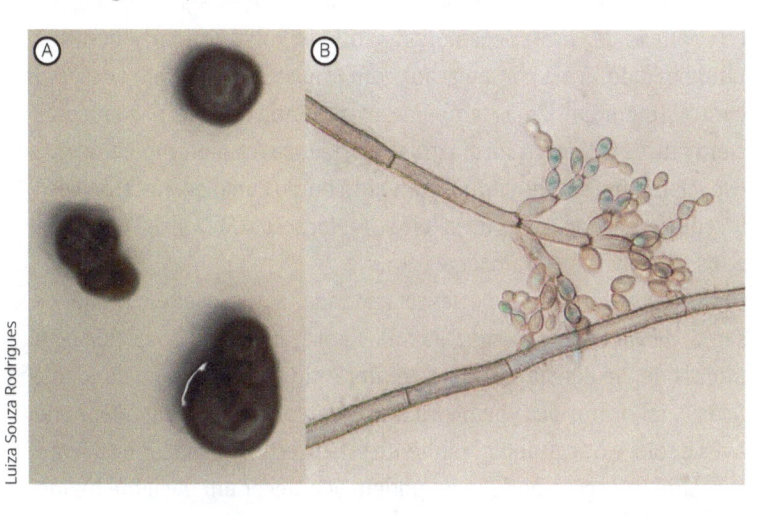

2.5 Diagnóstico laboratorial das principais micoses sistêmicas e/ou oportunistas

As micoses sistêmicas, também conhecidas como *invasivas*, acometem órgãos internos e são aquelas relacionadas a altas taxas de morbimortalidade. Quando acometem hospedeiros imunocomprometidos, são classificadas como *oportunistas*.

2.5.1
Criptococose

A criptococose é uma das principais infecções fúngicas invasivas com distribuição universal. É uma doença de evolução aguda, subaguda ou crônica, de caráter cosmopolita, que envolve primariamente os pulmões (adquirida por inalação), com tropismo pelo sistema nervoso central (meninges), mas também repercutindo na pele, nas mucosas e em outros tecidos. A forma grave da doença é a meningite e ocorre especialmente em indivíduos com aids, tendo como agente etiológico leveduras encapsuladas do gênero *Cryptococcus* (Mezzari; Fuentefria, 2012; Oliveira, 2014; Zaitz et al., 2012).

As duas principais espécies relacionadas a infecções em humanos são *C. neoformans* e *C. gatti*, as quais apresentam nicho ecológico e fatores de virulência distintos, reinterando a importância da identificação laboratorial. O primeiro tem como principal *habitat* fezes de aves e solo, e o segundo geralmente está presente em ocos de árvore e poeira. Infecções por *C. gatti* podem acontecer em paciente hígido, já *C. neoformans* associa-se a infecções em pacientes imunocomprometidos (Mezzari; Fuentefria, 2012; Oliveira, 2014; Zaitz et al., 2012).

2.5.1.1
Coleta e processamento inicial

Considerando a fisiopatologia da infecção, as amostras geralmente investigadas para criptococose são: líquido cefalorraquidiano, amostras do trato respiratório e biópsia de lesão de pele ou subcutânea. O exame laboratorial pode incluir urina, preferencialmente após massagem prostática, para monitorar a presença do agente etiológico na próstata, que constitui seu órgão de reserva. Amostras de sítio estéril podem ser concentradas por centrifugação e amostras respiratórias podem ser fluidificadas para aumentar a sensibilidade do exame micológico direto e cultura (Anvisa, 2004a).

2.5.1.2
Exame micológico direto

Uma variação do exame micológico direto muito importante no diagnóstico de criptococose é acrescentar à amostra uma gota de tinta nanquim negra antes de sua análise ao microscópio óptico. Essa técnica é conhecida como *teste da China, teste da tinta nanquim, teste da Índia* ou, ainda, *pesquisa de Cryptooccus* spp. O incremento da tinta nanquim negra produz um fundo escuro que possibilita a visualização de cápsula ao redor da célula leveduriforme, porque a tinta não é capaz de penetrar nessa estrutura celular presente, por exemplo, em microrganismos do gênero *Cryptococcus* – Figura 2.23 (Anvisa, 2004a; Mezzari; Fuentefria, 2012; Zaitz et al., 2012).

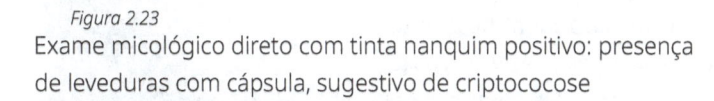

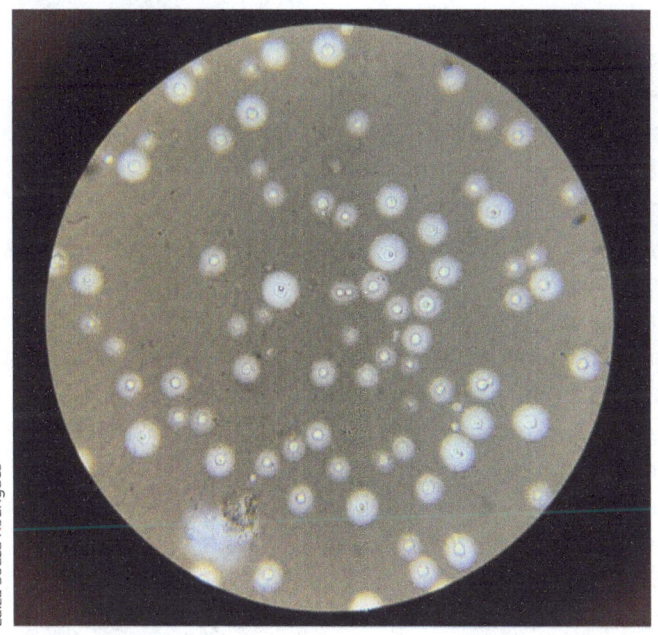

Figura 2.23
Exame micológico direto com tinta nanquim positivo: presença de leveduras com cápsula, sugestivo de criptococose

2.5.1.3
Cultura e identificação do agente etiológico

Em cultura, o microrganismo cresce entre 3-7 dias a 35-37 °C, em ASD com ou sem cloranfenicol, mas, atenção, a cicloheximida inibe *Cryptococcus* spp., portanto não se deve semear amostras suspeitas em ágar Mycosel. Apresentam colônias pequenas, de cor branca ou bege e aspecto geralmente mucoide pela presença da cápsula. Além da presença dessa estrutura, provas adicionais são necessárias para identificação do gênero e da espécie (Anvisa, 2004a; Mezzari; Fuentefria, 2012; Zaitz et al., 2012).

Para identificação diferencial de leveduras, classicamente, utilizam-se provas manuais de assimilação de nitrogênio e carbono, processo também conhecido como *auxanograma*, e de fermentação de açúcares (zimograma). Entretanto, nas últimas décadas, essas provas vêm sendo, progressivamente, substituídas na rotina laboratorial. O gênero *Cryptococcus* é urease positivo, as espécies patogênicas ao homem (*C. neoformans* e *C. gatti*, por exemplo) produzem melanina quando cultivadas em ágar Semente de Niger, sendo a diferenciação da

Figura 2.24
Meios diferenciais utilizados na identificação de *Cryptococcus* spp.: (A) Ágar Semente de Niger com crescimento de colônias escuras (melanina): (B) Ágar CGB inerte (*C. neoformans*) e positivo (*C. gattii*)

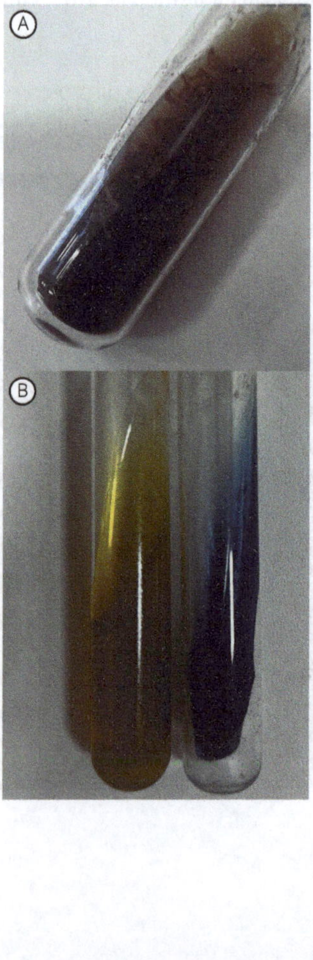

espécie realizada por ágar Canavanina-Glicina Azul de Bromotimol (CGB), em que *C. gattii* é positivo – Figura 2.24 (Anvisa, 2004a; Mezzari; Fuentefria, 2012; Zaitz et al., 2012). Atualmente, também é possível detectar antígenos capsulares (polissacarídeo) de *Cryptococcus* spp. mediante teste rápido, no soro, no líquido cefalorraquidiano e na urina (Zaitz et al., 2012).

2.5.2
Candidíase

Microrganismos do gênero *Candida* pertencem à microbiota endógena de mucosa e pele em humanos, com os quais mantêm uma relação de comensal e podem, portanto, ser isoladas em cultura como microbiota normal de cavidade oral, mucosa vaginal, região perianal e trato gastrointestinal. Entretanto, em condições específicas, especialmente de imunossupressão, podem ser responsáveis por diversas manifestações clínicas graças à sua grande capacidade de adaptação e fatores de virulência (Anvisa, 2004a; Mezzari; Fuentefria, 2012; Oliveira, 2014; Tortora; Funke; Case, 2017; Zaitz et al., 2012).

Candidíase ou *candidose* são alguns dos termos utilizados para se referir a infecções fúngicas causadas por microrganismos do gênero *Candida*; e dos fungos causadores de infecção em humanos, esse é o mais frequente. Como citado anteriormente, esses microrganismos podem causar um grande espectro de doenças, que podem se limitar a manifestações muco-cutâneas, chegando até a infecções graves como de corrente sanguínea (candidemia). Alguns exemplos são mostrados na Figura 2.25 (Anvisa, 2004a; Mezzari; Fuentefria, 2012; Oliveira, 2014; Tortora; Funke; Case, 2017; Zaitz et al., 2012).

Figura 2.25
Espectro de infecções causadas pelo gênero *Candida*

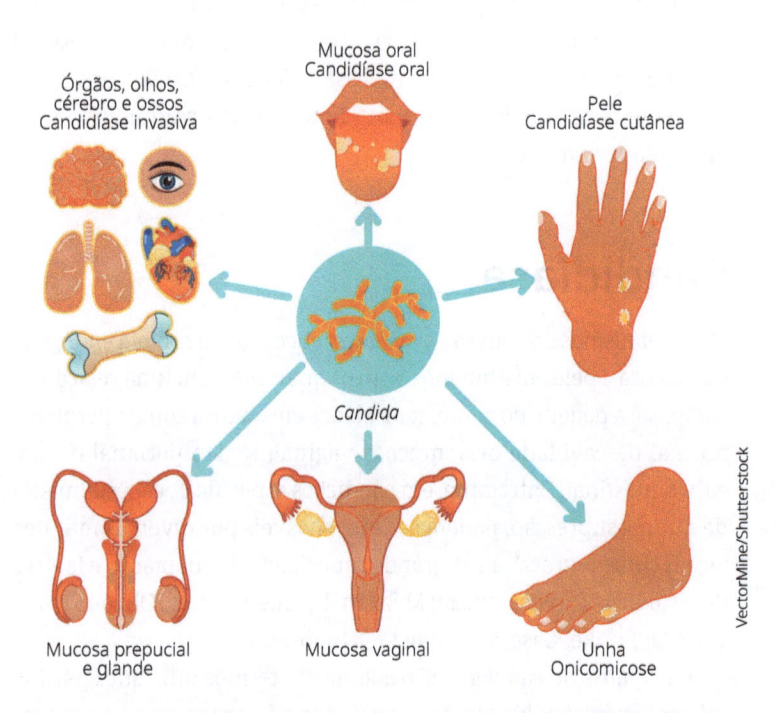

Órgãos, olhos, cérebro e ossos
Candidíase invasiva

Mucosa oral
Candidíase oral

Pele
Candidíase cutânea

Candida

Mucosa prepucial e glande

Mucosa vaginal

Unha
Onicomicose

VectorMine/Shutterstock

Vale ressaltar que é também o principal causador de infecção fúngica invasiva, conhecida como *candidíase invasiva*, age como patógeno oportunista em pacientes graves, imunocomprometidos, que utilizam dispositivos médicos invasivos ou são submetidos a cirurgias, em uso de quimioterápicos imunomoduladores e/ou internados em UTI, estando assim associado ao aumentando do tempo de internação de pacientes e a custos relacionados à saúde, o que é um sério desafio de saúde pública (Anvisa, 2004a; Mezzari; Fuentefria, 2012; Oliveira, 2014; Tortora; Funke; Case, 2017; Zaitz et al., 2012).

O gênero *Candida* é composto por centenas de espécies, mas destas apenas cerca de 20-30 são consideradas de relevância médica, e por volta 90% das infecções invasivas se restringem às espécies *C. albicans*, *C. glabrata*, *C. parapsilosis*, *C. tropicalis* e *C. krusei*. Embora *C. albicans* seja a espécie mais prevalente, a frequência de espécies não albicans vem ganhando destaque na literatura nos últimos anos. Além disso, espécies emergentes, tais como *C. auris*, em pacientes críticos, com altas taxas de mortalidade, maior resistência aos antifúngicos utilizados na prática clínica e vinculada a surtos hospitalares também vêm sendo descritas (Anvisa, 2004a).

2.5.2.1 Coleta e processamento inicial

O tipo de amostra a ser analisada vai depender do tipo de infecção que o paciente apresenta. Em geral, raspados ou secreções das regiões oral e vaginal, fragmentos ósseos, amostras respiratórias, sangue, líquido cefalorraquidiano e urina são as amostras mais recorrentes. As orientações de coleta são as mesmas seguidas pela bacteriologia (Anvisa, 2004b).

2.5.2.2 Exame micológico direto

De acordo com o tipo de material, o exame micológico direto pode ser realizado *in natura* ou com KOH 10-40%, se houver necessidade de clarificar a amostra. Outra opção para amostras do trato respiratório ou materiais de mucosa, é fixá-las e examiná-las após a realização da coloração de gram. A levedura aparece como células arredondadas, eventualmente com brotamentos e/ou filamentação – Figura 2.27 (Anvisa, 2004a).

2.5.2.3 Cultura e identificação do agente etiológico

Microrganismos do gênero *Candida* crescem entre 24-72 horas a 35-37 °C em ASD com ou sem cloranfenicol e ágar mycosel. As colônias são pequenas com coloração branca ou bege – Figura 2.28. Para a identificação das espécies do gênero, é necessário realizar o teste do tubo germinativo, cultivo em lâmina, auxanograma e zimograma. Outra opção para a identificação presuntiva das principais espécies de *Candida* é o ágar cromogênico.

O teste do tudo germinativo investiga se a levedura é capaz de formar hifa verdadeira em condições ideais de crescimento ou não, pois as únicas espécies que a formam são *C. albicans* e *C. dubliniensis*, mas, como a segunda é incomum em infecções humanas, no teste positivo assume-se que é *C. albicans* (Anvisa, 2004; Mezzari; Fuentefria, 2012; Zaitz et al., 2012). O teste é realizado colocando-se 0,5 ml de soro humano, bovino, de cavalo ou de coelho com a colônia da levedura a ser investigada em tubo de ensaio e incubando em estufa bacteriológica a 35 ±2 °C, por 2-3 horas. Depois do período de incubação, essa suspensão é, então, analisada ao microscópio óptico entre lâmina e lamínula na objetiva de 40× para verificar as estruturas formadas pelo processo de brotamento/gemulação – Figura 2.29 (Anvisa, 2004a; Zaitz et al., 2012).

Figura 2.26
(A e C) Exames micológicos direto a fresco e (B e D) fixados e corados, com presença de *Candida* sp.

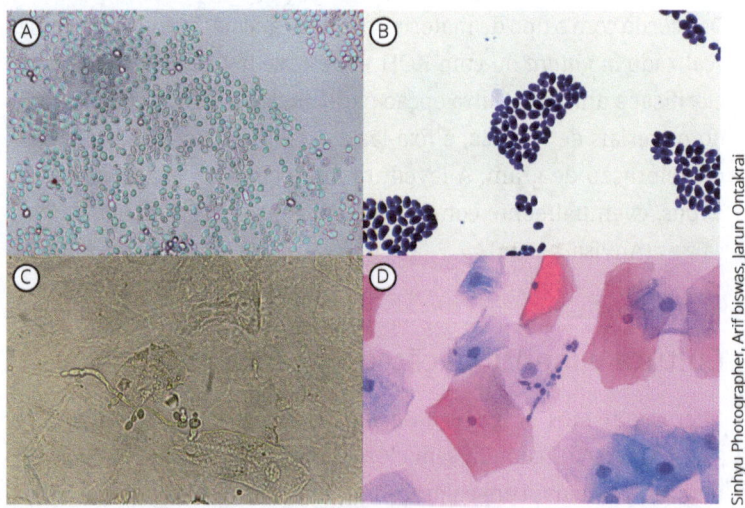

Figura 2.27
Macromorfologia de *Candida albicans* em ASD

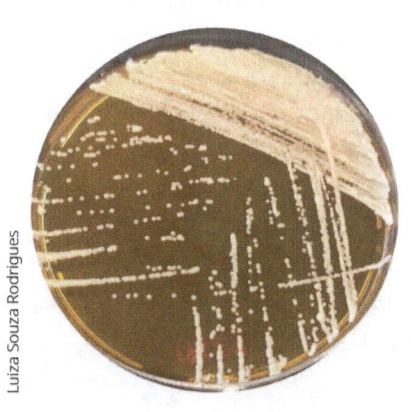

Luiza Souza Rodrigues

Figura 2.28
Observação microscópica da prova do tubo germinativo. As setas indicam os resultados possíveis relacionados ao processo de brotamento/gemulação. A presença do tubo germinativo indica que é *C. albicans* (esse microrganismo também é capaz de formar broto/gêmula e pseudo-hifa)

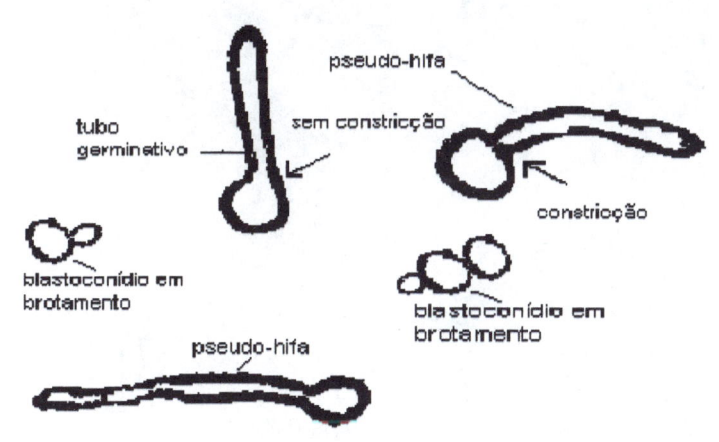

Fonte: Anvisa, 2024c, p. 371.

O ágar cromogênico para *Candida* spp. é um meio de cultura diferencial que vem sendo amplamente utilizado. Nele, há uma mistura cromogênica que permite a diferenciação das espécies pela produção de pigmentos de acordo com as enzimas produzidas individualmente pelas espécies resultando em colônias de diferentes colorações. É indicado para a semeadura primária de amostras clínicas para detecção de culturas mistas e identificação presuntiva da espécie. Segundo os fabricantes, é possível realizar a rápida identificação de *C. albicans* (colônia verde), *C. krusei* (colônia rosa) e *C. tropicalis* (colônia azul), entretanto, segundo Comunicado de Risco n. 01/2017 da Agência Nacional de Vigilância Sanitária (Anvisa), todos os microrganismos de cor rosa no ágar cromogênico devem ter sua identificação confirmada, como mostra a Figura 2.29 (Anvisa, 2017; Zaitz et al., 2012).

Figura 2.29
Resultado do cultivo de diferentes espécies de *Candida* em ágar cromogênico

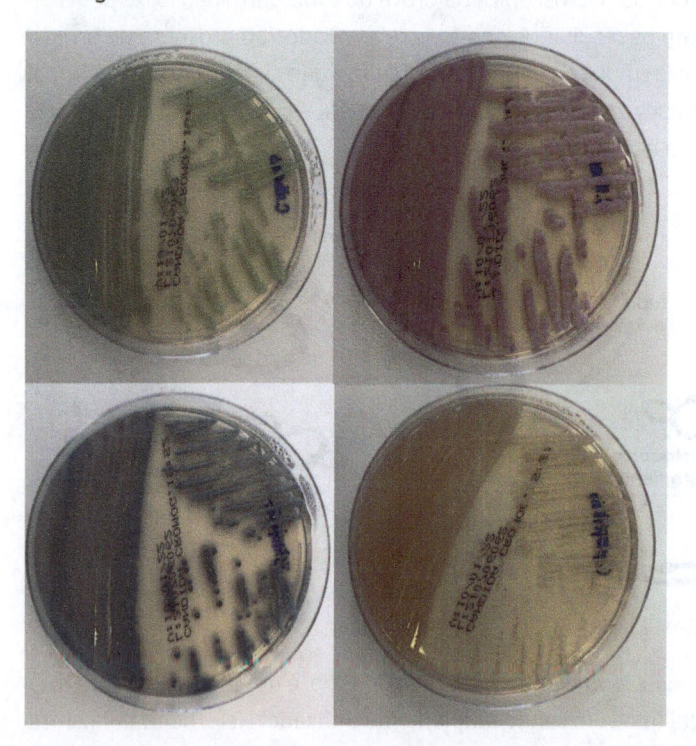

2.5.3
Paracoccidioidomicose

Essa é uma doença infecciosa fúngica sistêmica, e o Brasil registra o maior número de casos dessa doença, que é restrita à América do Sul e à América Central. Trata-se de uma doença granulomatosa, prevalente no sexo masculino (15:1) e de evolução insidiosa. Com grande variabilidade de manifestações clínicas, pode acometer pele, mucosas, linfonodos, sistema respiratório, trato gastrointestinal, adrenais, fígado, baço e SNC. Pode ocorrer também de maneira localizada e disseminada com mau prognóstico. Sua manifestação clínica mais comum é o aparecimento de úlceras ou lesões granulomatosas na mucosa oral acompanhadas de linfonodomegalia (Anvisa, 2004a; Mezzari; Fuentefria, 2012).

A paracoccidioidomicose tem como agente etiológico os fungos dimórficos, *Paracoccidioides brasiliensis* e *P. lutzii*, que habitam o solo, por isso é relacionado à atividade agrícola. A infecção ocorre pela inalação de propágulos fúngicos dispersos no ar, que vão se depositar no trato respiratório do hospedeiro. A infecção primária, pulmonar, dificilmente é diagnosticada provavelmente pelo fato de ser pouco sintomática ou até mesmo por não conseguir se instalar. A doença ocorre anos depois (10-20 anos) por reativação (por imunossupressão, por exemplo) ou reinfecção, podendo se disseminar por via hematogênica ou linfática (Mezzari; Fuentefria, 2012; Shikanai-Yasuda et al., 2018; Zaitz et al., 2012).

2.5.3.1
Coleta e processamento inicial

O diagnóstico laboratorial dessa condição geralmente é feito a partir de raspado de lesão de mucosa, secreção do trato respiratório, aspirado de linfonodos e/ou biópsia. Para o procedimento de coleta, deve-se realizar técnica asséptica e por profissional habilitado, sendo o material acondicionado em frasco estéril e encaminhado ao setor de microbiologia para o processamento o mais breve possível (Anvisa, 2017).

2.5.3.2
Exame micológico direto

Nesse caso, o exame micológico direto com KOH 10-40% revela a presença de leveduras globosas, com parede celular dupla e refringente e múltiplos brotamentos; esse achado é patognomônico de paracoccidioidomicose, como podemos observar na Figura 2.30 (Anvisa, 2004a).

Figura 2.30
Exame micológico direto positivo com presença de levedura multibrotante, sugestivo de paracoccidioidomicose

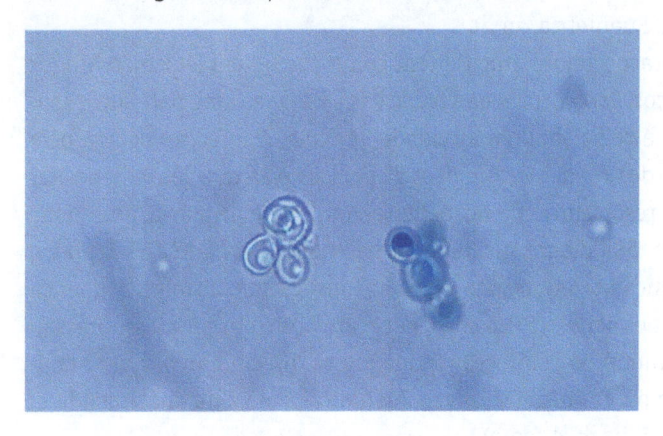

Luiza Souza Rodrigues

2.5.3.3
Cultura e identificação do agente etiológico

Culturas criadas em temperatura ambiente inferior a 30 °C são filamentosas e, por isso, têm crescimento lento (superior a 15 dias), cor branca, aspecto cotonoso, sulcos centrais e reverso bege ou marrom. Nessa fase, pode-se observar ao microscópio óptico que o fungo é composto por hifas hialinas delgadas, septadas e pode apresentar clamidósporos intercalares e terminais (Anvisa, 2004). Em culturas incubadas ≥ 35 °C, a colônia tem coloração bege, é pregueada e enrugada, e a microscopia revela as formas características leveduriformes, com múltiplos brotamentos, que permitem a identificação do agente etiológico, como observamos na Figura 2.31. Nesse contexto, após o crescimento microbiano, se não for possível estabelecer a identificação do microrganismo, deve-se realizar a técnica do microcultivo e a prova do dimorfismo (Anvisa, 2004a).

Figura 2.31
Paracoccidioides brasiliensis: (A) Fase filamentosa em cultura; (B) Fase leveduriforme em cultura

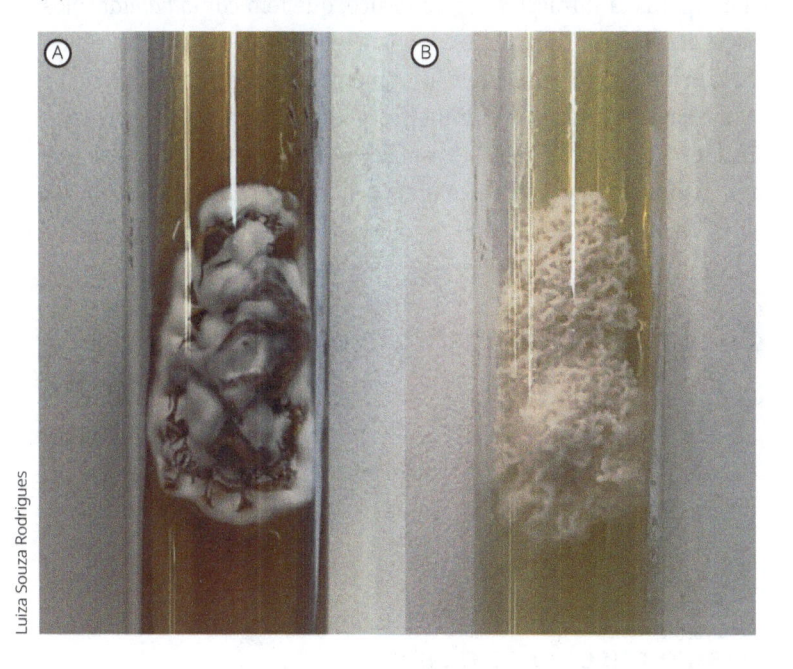

2.5.4
Histoplasmose

A histoplasmose é uma micose sistêmica que pode ter evolução aguda ou crônica e diferentes apresentações clínicas. Essa doença tem distribuição universal, sendo endêmica na América do Norte e no Brasil. Afeta primariamente o sistema respiratório e progressivamente o sistema retículo endotelial do hospedeiro (fígado, baço, linfonodos, mucosas, medula óssea etc). A histoplasmose acomete o homem e outros animais, mas não é transmitida de uma pessoa para outra nem diretamente de um animal para o homem. Apresenta-se geralmente como uma micose sistêmica oportunista em pacientes com aids (Mezzari; Fuentefria, 2012; Zaitz et al., 2012).

Os agentes etiológicos da doença humana são *Histoplasma capsulatum* var. capsulatum e o *H. capsulatum* var. *duboisii* (africano). O fungo é um parasita intracelular e dimórfico, que tem como *habitat* solos úmidos, ricos em nitrogênio em clima temperado ou tropical, sendo comum em locais que contêm excrementos de aves ou morcegos, tais como cavernas, grutas e galinheiros. O contágio acontece através da inalação de esporos presentes em aerossóis formados por solos contaminados com excretas de galinhas e morcegos (Mezzari; Fuentefria, 2012; Zaitz et al., 2012).

2.5.4.1
Coleta e processamento inicial

Considerando sua patogênese, as amostras comumente enviadas ao laboratório para pesquisa e cultura de fungos, na tentativa de diagnosticar histoplasmose, são: escarro, secreção traqueal e lavado broncoalveolar, sangue, punção de medula óssea e biópsia (Anvisa, 2004a).

2.5.4.2
Exame micológico direto

Para histoplasmose, o exame micológico direto tem baixa sensibilidade e requer muita experiência e habilidade técnica, pois o fungo, em sua fase leveduriforme, apresenta leveduras de dimensões pequenas e que geralmente estão no interior de fagócitos, como observamos na Figura 2.32. Preparações histológicas podem ajudar a aumentar a sensibilidade do exame (Anvisa, 2004a).

Figura 2.32
Histoplasma capsulatum var. sp., na fase leveduriforme, no interior de polimorfonuclear (corrente sanguínea, lâmina corada com Giemsa)

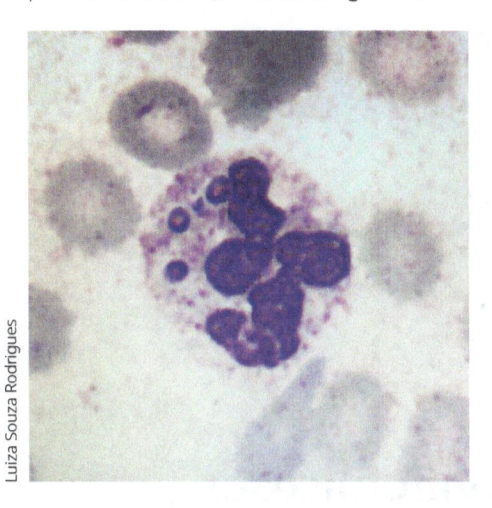

2.5.4.3
Cultura e identificação do agente etiológico

Histoplasma capsulatum var. sp. é um fungo dimórfico de crescimento lento em cultura (15-30 dias), que, em temperatura menor ou igual a 30 °C, cresce na fase filamentosa, formando colônia algodonosa, branca e reverso bege/castanho, conforme exemplifica a Figura 2.33. Sua identificação é realizada pelo aspecto micromorfológico dessa fase, hifas hialinas septadas delgadas com macroconídios característicos, conforme exemplifica a Figura 2.33. Se for preciso, recomenda-se utilizar a técnica do microcultivo ou a prova do dimorfismo, esta mediante repique em caldo BHI e incubação a 35 °C (Anvisa, 2004a).

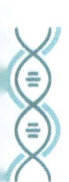

Figura 2.33
Macro e micromorfologia *Histoplasma capsulatum var.* sp.:
(A) Macromorfologia na fase filamentosa (temperatura ambiente);
(B) Micromorfologia na fase filamentosa (microcultivo), evidenciando seu macroconídio arredondados com espículas (mamilonados ou tuberculados)

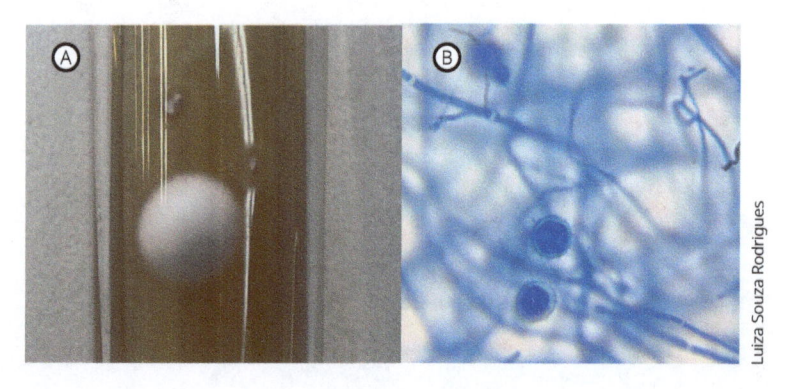

2.5.5
Outras hialohifomicoses

Há mais alguns exemplos de fungos hialinos presentes no ambiente que podem causar infecções graves em pacientes suscetíveis. Um exemplo a ser citado é o gênero *Aspergillus*, que está entre os fungos oportunistas mais citados em pacientes transplantados, neutropênicos e com covid-19. *Fusarium* spp., *Acremonium* spp. e *Penicillium* spp. também são associados a infecções localizadas ou disseminados em pacientes imunocomprometidos (Anvisa, 2004a). Todos eles, fungos anemófilos, dispersos pelo ar atmosférico, são classificados como hialohifomicetos, pois têm como estrutura vegetativa a presença de hifas hialinas septadas. Além destes, os zigomicetos (*Rhizopus* spp., *Mucor* spp.), caracterizados por hifas não septadas (cenocíticas), também vem ganhando destaque nos últimos anos, por sua emergência em pacientes com covid-19. Em geral, o diagnóstico laboratorial dessas infecções ocorre pela visualização de estruturas vegetativas no exame micológico direto e pela cultura. São microrganismos de crescimento rápido, especialmente os zigomicetos que podem crescer em menos de 24 horas. Como podem estar associados a infecções graves em pacientes críticos, é fundamental que se faça uma rápida e adequada comunicação entre o laboratório e o clínico para verificar se se enquadram no contexto do paciente e, caso sim, sejam otimizados os cuidados com o paciente (Anvisa, 2004a; 2004b).

> **IMPORTANTE!**
>
> Os fungos anemófilos, embora possam ser contaminantes na cultura, também podem ser agentes causadores de micose em pacientes imunocomprometidos. Lembre-se: não crescem em meio de cultura com ciclohexamina.

2.6 Novas tecnologias em micologia clínica

O diagnóstico de infecções fúngicas apresenta uma série de desafios, que vão desde a falta de treinamento profissional específico para isolamento e identificação de fungos, passando pelo número reduzido recursos diagnósticos em comparação com as rotinas da bacteriologia e virologia clínica, culminando no fato de que parte dos pacientes com infecções fúngicas graves é imunocomprometida e, portanto, suscetível a infecções por microrganismos raros. Aqui, vamos apresentar algumas das tecnologias moleculares atuais utilizadas para identificação de fungos, vantagens e limitações de seu uso em laboratórios de micologia clínica (Wickes; Wiederhold, 2018).

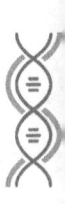

2.6.1 Matrix-assisted laser desorption/ionization time-of-flight mass espectrometry (Maldi-Tof Ms)

Uma das plataformas de identificação microbiana que vem ganhando espaço nos laboratórios clínicos é a ionização/dessorção a *laser* assistida por matriz acoplada a espectrometria de massa por tempo de voo, do inglês *matrix-assisted laser desorption/ionization time-of-flight mass espectrometry* (Maldi-Tof Ms). Este utiliza *laser* para ionizar e vaporizar biomoléculas na presença de uma matriz orgânica, que são então detectadas e medidas com base em sua relação massa-carga depois de serem submetidas a um tubo de vácuo até o detector. O tempo de voo gera então uma "impressão digital" de massa de peptídeos, que é utilizada para interrogar um banco de dados, como mostra a Figura 2.34. Toda análise realizada pelo equipamento é acompanhada de uma métrica/pontuação de confiança, a qual classifica a identificação como de alta confiança (valores entre 2,00-3,00), baixa confiança (entre 1,70-1,99) e como incapaz de identificar o microrganismo (<1,70). Para melhorar a capacidade de identificação do microrganismo, é possível realizar protocolos de extração utilizando ácido fórmico, etanol e acetonitrila, como exemplificado na Figura 2.35 (Clark et al., 2013; Wickes; Wiederhold, 2018).

Figura 2.34
Passo a passo da identificação microbiana pelo MALDI-TOF MS

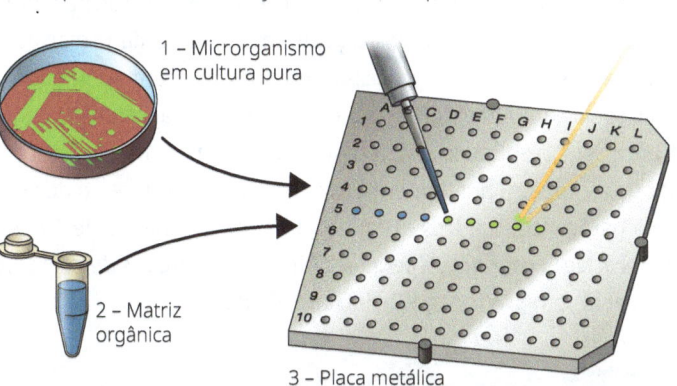

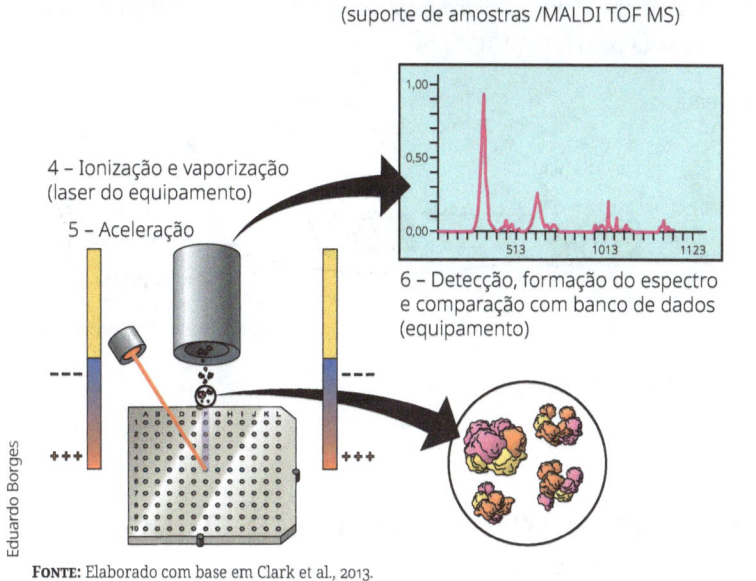

1 – Microrganismo em cultura pura
2 – Matriz orgânica
3 – Placa metálica (suporte de amostras /MALDI TOF MS)
4 – Ionização e vaporização (laser do equipamento)
5 – Aceleração
6 – Detecção, formação do espectro e comparação com banco de dados (equipamento)

Eduardo Borges

FONTE: Elaborado com base em Clark et al., 2013.

O banco de dados é normalmente fechado, mas pode aceitar novas identificações por usuários de instrumentos. É rápido, preciso e também requer preparação mínima da amostra (pouco laborioso). As principais fraquezas do MALDI-TOF MS seriam o custo de implantação e a necessidade de microrganismo isolado em cultura pura, pois adiciona tempo ao processo de identificação microbiológica.

Atualmente, há protocolos validados para detecção e identificação microbiana direto de amostra clínica, mas em geral restrita a amostras de hemoculturas positivas, líquido cefalorraquidiano e urina, os quais necessitam de pré-processamento para serem submetidos à análise pelo equipamento. No contexto específico da micologia clínica, embora seus resultados sejam vinculados à qualidade do banco de dados, o equipamento demonstra sucesso na identificação dos principais patógenos fúngicos humanos, tais como espécies de *Candida*, *Cryptococcus*, *Fusarium*, *Aspergillus*, *Mucorales* e alguns dermatófitos (Clark et al., 2013; Wickes; Wiederhold, 2018).

Figura 2.35
Pré-tratamento (extração proteica) de leveduras para a identificação microbiana pelo MALDI-TOF MS

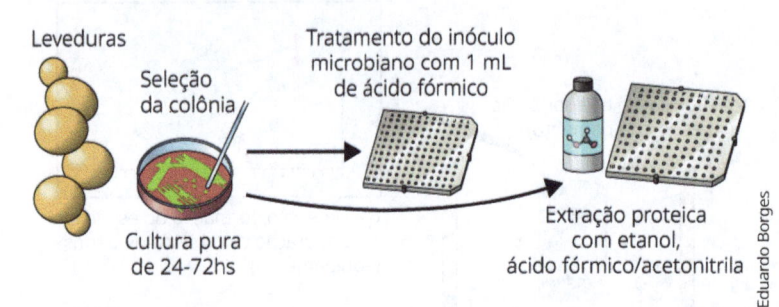

FONTE: Elaborado com base em Clark et al., 2013.

2.6.2 Biologia molecular em micologia clínica

O tempo para o diagnóstico de doença fúngica invasiva (DFI) é um dos principais fatores de risco para a mortalidade. Por isso, o diagnóstico rápido é um componente crítico do cuidado do paciente. Embora a cultura e o exame direto continuem sendo o "padrão ouro" para diagnóstico, sua sensibilidade e especificidade variam de acordo com a infecção. Além disso, infelizmente, os métodos de identificação fenotípico e bioquímico, mesmo por meio de automação, dependem do crescimento microbiano, que, no caso dos fungos, pode demorar até quatro semanas, dependendo da espécie. Todo esse contexto gerou uma demanda crescente por novos métodos de diagnóstico molecular (Kidd et al., 2020; Wickes; Wiederhold, 2018).

Os principais patógenos associados são *Candida* spp., *Aspergillus* spp., *Cryptococcus* spp. Mucorales e *Pneumocystis carinii*, embora a epidemiologia das DFI varie de acordo com a região geográfica e as características da população estudada. Nesse sentido, apesar de existirem ensaios moleculares que detectam qualquer fungo em amostra biológica (panfúngicos), os principais avanços na área diagnóstica são para o diagnóstico dessas infecções (Kidd et al., 2020).

Ensaios panfúngicos se baseiam em reação em cadeia da polimerase (PCR, do inglês *Polymerase Chain Reaction*) utilizando oligonucleotídeos iniciadores universais para amplificação dos alvos ribossomais ITS 1 e ITS 2 (*Internal transcribed spacer*) ou D1/D2 do gene 28S rRNA, que estão em múltiplas cópias no genoma fúngico, aumentando a sensibilidade de deteção, situação exemplificada na Figura 2.36. Geralmente, após amplificação dessa região, o produto da reação de PCR é purificado e submetido ao processo de sequenciamento de DNA, para que seja possível alinhar os dados contra banco de dados de referência de modo a viailizar a identificação taxonômica do microrganismo detectado. Algumas limitações dessa estratégia envolvem a investigação em amostra de sítio não estéril, considerando que fungos saprófitos poderiam ser identificados, sem significado clínico; além, obviamente, da necessidade de equipe treinada para realização de cada uma dessas etapas e com conhecimento específico nesse tipo de análise, bem como do alto custo de implantação. Sendo assim, esse tipo de estratégia, no Brasil, é mais utilizado em laboratórios de pesquisa (Wickes; Wiederhold, 2018).

Figura 2.36
Diagrama esquemático da estrutura do rDNA fúngico e os sítios de interação dos oligonucleotídeos iniciadores universais (ITS-1, ITS-4, NL-1 e NL-2)

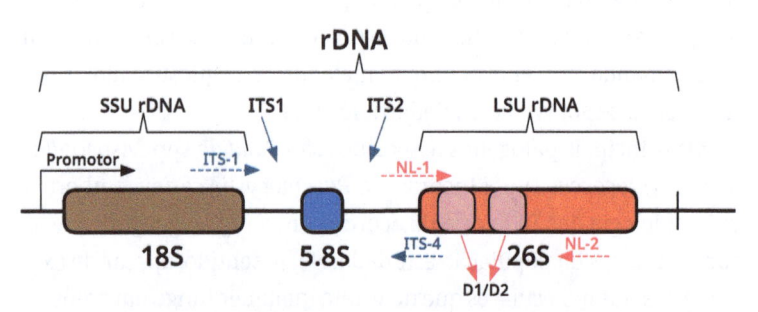

Outras tecnologias têm sido desenvolvidas para o uso diagnóstico, incluindo sistemas automatizados com diferentes apresentações de PCR, além de detecção em tempo real, utilizando um (uni) ou vários alvos (multiplex) espécie ou gênero específicos, com destaque para as principais espécies de *Candida* spp. e *Aspergillus* spp. Entretanto, o custo ainda estaria entre os maiores desafios, bem como o fato de que, em pacientes imunocomprometidos, é possível que microrganismos incomuns não contemplados por esses ensaios comerciais sejam responsáveis pela infecção (Kidd et al., 2020; Wickes; Wiederhold, 2018).

CURIOSIDADE!

Sabemos que a epidemiologia é a área da medicina que toma as decisões em saúde pública, identifica fatores de risco para certas doenças, prevê surtos e estratégias de tratamento e tem como componente-chave a área da filogenética. Esta, por sua vez, fornece detalhes sobre a relação entre as espécies, sua história evolutiva e potencial de variação intra-populacional, dados que podem influenciar a gravidade da doença. Atualmente, a evolução e a genética populacional de patógenos fúngicos vêm sendo estudadas por meio de análise de dados de sequenciamento do genoma completo desses microrganismos, identificando novas espécies e novas subpopulações dentro das espécies, bem como novos genes envolvidos em sua virulência e que podem ser validados experimentalmente ou formar a base para estratégias de tratamento futuras.

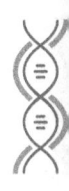

Para saber mais

FIRACATIVE, C. Invasive Fungal Disease in Humans: are we Aware of the Real Impact? Memórias do **Instituto Oswaldo Cruz**, v. 9, 2020.

Nessa obra, a autora faz uma reflexão sobre as mudanças epidemiológicas das infecções fúngicas, alertando sobre sua emergência em saúde pública.

KIDD, S. E. et al. A New Agen in Molecular Diagnostics for Invasive Fungal Disease: are we Ready? **Frontiers in Microbiology**, v. 10, 2020.

Esse artigo faz uma revisão crítica sobre o uso de ferramentas moleculares no diagnóstico de micoses invasivas.

KOZEL, T. R.; WICKES, B. Fungal Diagnostics. **Cold Spring Harbor Perspectives in Medicine**, 2014.

Nesse artigo, os autores abordam as diferentes estratégias para o diagnóstico de infecções fúngicas invasivas, incluindo técnicas sorológicas, proteômicas e baseadas em amplificação de ácidos nucleicos, citando suas vantagens e limitações.

Síntese

Neste capítulo, conhecemos conceitos fundamentais sobre a biologia e a fisiologia dos fungos, até o diagnóstico laboratorial das principais infecções fúngicas humanas. O objetivo é conectar os saberes fundamentais da grande área da micologia com o diagnóstico laboratorial das principais micoses, contribuindo, assim, para a formação de um profissional reflexivo, que possa aprimorar a rotina laboratorial diagnóstica.

Questões para revisão

1) Assinale a opção que **não** apresenta uma característica dos seres vivos pertencentes ao reino Fungi:

   a) São heterotróficos.
   b) Realizam decomposição da matéria orgânica.
   c) Quando capazes de fazer fermentação, realizam a do tipo láctica.
   d) Não apresentam cloroplastos.
   e) São eucariotos.

2) Avalie as seguintes afirmações sobre os fungos:

   I. Aflatoxinas são metabólitos secundários produzidos por alguns fungos, que podem contaminar alimentos tais como amendoim, milho, trigo e ter efeitos tóxicos em seres humanos e outros animais.
   II. As leveduras são conhecidas por sua capacidade de fermentar carboidratos e produzir álcool etílico e dióxido de carbono, sendo utilizadas por vinicultores, panificadores e cervejeiros.
   III. Dermatófitos são fungos oportunistas que causam manifestação de pele e/ou anexos apenas em pacientes imunocomprometidos.

   Quais estão corretas?

   a) Apenas I.
   b) Apenas II.
   c) Apenas I e II.
   d) Apenas II e III.
   e) I, II e III.

3] Relacione a coluna das doenças causadas por fungos com a respectiva definição e assinale a alternativa **correta**:

Doenças causadas por fungos	Definição
A. Micoses sistêmicas	( )Infecções fúngicas que ocorrem abaixo da pele.
B. Micoses subcutâneas	( )Infecções fúngicas que afetam tecidos contendo queratina, como cabelo, unhas e pele.
C. Micoses cutâneas	( )Infecções fúngicas que afetam muitos tecidos e órgãos.
D. Micoses superficiais	( )Infecções causadas por fungos que normalmente não são patogênicos e podem infectar qualquer tecido, mas, geralmente, são sistêmicas.
E. Micoses oportunistas	( )Infecções fúngicas localizadas nos fios de cabelos e nas células superficiais da pele.

a] B; D; E; C; A.
b] E; D; C; A; B.
c] C; B; A; D; E.
d] B; C; A; E; D.

4] Nomeie as estruturas microscópicas básicas dos fungos demonstradas a seguir:

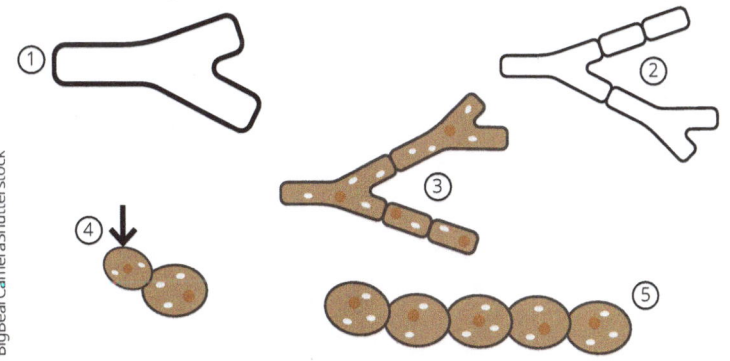

5] Relacione as colunas:

a] *Histoplasma capsulatum*
b] *Candida albicans*
c] *Aspergillus fumigatus*
d] *Sporothrix schenckii*
e] *Cryptococcus spp.*

[ ] Levedura com brotamento, membro da microbiota normal do corpo humano.
[ ] Fungo dimórfico, transmitido por trauma à pele.
[ ] Fungo dimórfico adquirido pela inalação de esporos.
[ ] Bolor responsável por pneumonia em pacientes imunocomprometidos.
[ ] Levedura adquirida por inalação, responsável por meningite, principalmente em pacientes imunocomprometidos.

Questões para reflexão

1] Os fungos auxiliam ou prejudicam o homem? Justifique sua resposta.

2] De que maneiras os fungos podem ser prejudiciais aos seres humanos?

Capítulo 3

Maria Cristina Modesto
Clementino de Toledo

Parasitos: características e epidemiologia dos principais parasitos humanos

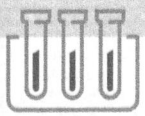

Conteúdos do capítulo

- Parasitos.
- Doenças causadas por parasitos.
- Formas de transmissão e de prevenção de doenças.

Após o estudo deste capítulo, você será capaz de:

1. conhecer a morfologia e a fisiologia dos parasitas;
2. definir e conhecer as doenças causadas pelos principais parasitas de importância clínica;
3. construir um raciocínio clínico e laboratorial no diagnóstico das principais parasitoses.

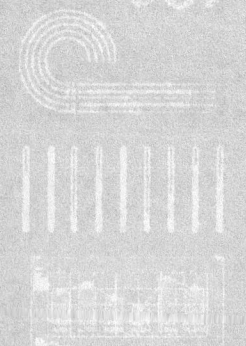

3.1 Características e epidemiologia dos principais parasitos humanos

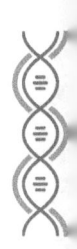

Observamos diversos exemplos de relação entre os seres vivos, animais e vegetais, que são de fundamentais para a manutenção da vida, e o parasitismo é um desses exemplos.

Os seres vivos e o meio ambiente se apresentam em constante e permanente processo de evolução e adaptação mútua. Porém, para que esse processo ocorra, a força ou o agente que provocou determinado desequilíbrio ambiental agiu de maneira lenta, progressiva e constante. Contudo, se esse desequilíbrio ocorre de modo rápido, brusco e abrangente, isso não vai resultar no processo evolutivo, mas sim provocar a destruição das espécies envolvidas.

Na natureza, há uma grande relação entre todos os seres vivos. Essas relações podem ser colaboração mútua, predatismo e, em alguns casos, canibalismo. Essas associações acarretaram consequências que, com o decorrer de milhares de anos, evoluíram para que houvesse um melhor relacionamento com o hospedeiro. Essas adaptações ocorreram de maneira acentuada, e podemos afirmar que o parasitismo tem relação direta com os processos adaptativos observados.

O parasitismo surgiu a partir do momento em que houve a evolução de associações de um organismo menor que se sentiu beneficiado, para obtenção de alimento ou para proteção. Trata-se de uma relação desarmônica que ocorre entre espécies diferentes, em que o parasito se beneficia do hospedeiro, retirando meios para sua sobrevivência.

Os primeiros achados parasitológicos revelam que os parasitos primitivos viviam de modo livre e eram saprofíticos, ou seja, alimentavam-se de matéria orgânica em decomposição. Tempos depois, o hospedeiro também passou a ser fonte de alimento para o parasita, o qual foi se adaptando a uma nutrição exclusiva e restrita. Esses parasitas surgiram primareiramente como ectoparasitos (aqueles que vivem sobre o corpo do hospedeiro ou inseridos em sua pele) e, depois, como endoparasitos (aqueles que vivem dentro do corpo do hospedeiro).

Essas adaptações ocorreram ao longo de milhares de anos e acarretaram, principalmente, mudanças morfológicas, fisiológicas e biológicas, e algumas destas aconteceram de tal forma que não é possível reconhecer muitos de seus ancestrais em relação aos parasitos atuais.

A seguir, vamos ver detalhes das principais adaptações.

Morfológicas

1] Degenerações
É a perda ou atrofia de órgãos locomotores, sistema digestivo, entre outros. Como exemplo, podemos citar os Cestoda (não apresentam aparelho digestivo), pulgas, percevejos e algumas moscas que perdem suas asas.

2] Hipertrofia
As principais hipertrofias encontradas nos parasitos são em órgãos de fixação, reprodução e resistência. Podemos citar alguns vermes que têm fortes órgãos de fixação, como bolsa copuladora, acúleos e lábios. Suas taxas reprodutivas permanecem altas, pois seus ovários, úteros que armazenam ovos e testículos apresentam um acentuado aumento.

Biológicas

1] Reprodução
O parasita tem a capacidade de produzir grandes números de ovos, cistos ou formas infectadas. Assim, possíveis dificuldades em alcançar novos hospedeiros e/ou escapar da predação externa permitem que esses parasitos superem esses obstáculos e perpetuem suas espécies.

2] Tipos de reprodução
Existem vários tipos reprodutivos de parasitas, tais como esquizogonia, hermafroditismo, poliembrionia, partenogênese, entre outros,

que representam mecanismos reprodutivos que permitem formas mais seguras de reprodução das espécies ou melhor fecundação entre fêmeas e machos.

3] Resistência à agressão do hospedeiro
Alguns parasitas apresentam uma enzima que pode neutralizar o efeito de sucos digestivos em vários helmintos, a *antiquinase*. Eles têm a capacidade de estimular a imunidade e de neutralizar macrófagos ou anticorpos.

4] Tropismo
Existem muitos tipos de tropismo, como geotropismo, termotropismo, quimiotropismo, heliotropismo. Em geral, o tropismo serve para facilitar a reprodução, a propagação e até mesmo a sobrevivência de determinada espécie de parasita.

Associações entre os animais
Os parasitos evoluíram por meio de processos adaptativos e se estabeleceram como grupo ou população. Para que isso ocorresse, houve a influência de diversos fatores capazes de regular determinados fenômenos individuais e populacionais, permitindo que cada indivíduo obtenha, da melhor forma possível, alimento e abrigo. Como resultado, várias espécies passaram a viver no mesmo ambiente, criando interações e associações sem interferência. Essas associações podem ser:

- harmônicas: quando há benefício mútuo ou nenhum benefício mútuo.
- desarmônicas: quando um dos participantes tem prejuízo.

Partindo desse princípio, podemos classificar como associações harmônicas o comensalismo, o mutualismo e a simbiose. Já as desarmônicas são a competição, o canibalismo, o predatismo e o parasitismo. Vamos analisá-las a seguir.

Associações harmônicas

a) Comensalismo

Trata-se de uma convivência harmoniosa entre duas espécies, em que o hóspede ganha vantagens sem limitar o anfitrião. Os benefícios podem ser conservação (habitação), alimentação (quando os hóspedes utilizam resíduos alimentares) e transporte (mobilidade). Um exemplo é a *E. coli*, que vive no cólon humano.

b) Benefício mútuo ou mutualismo

Acontece quando duas espécies se unem e ambas se beneficiam. Alguns autores consideram esse tipo de associação simbiótica. Um exemplo é *Hypermastiginia*, um protozoário que vive nas entranhas dos cupins.

c) Simbiose

É uma relação de troca de interesses entre seres vivos de diferentes espécies que não podem viver isolados. Nesse tipo de relação, realizam atividades complementares essenciais à vida de ambos. Algumas bactérias que se alimentam de protozoários são exemplos de organismos em relações simbióticas.

Associações desarmônicas

a) Competição

Trata-se de uma associação antagônica, na qual organismos da mesma espécie ou de diferentes espécies lutam pelo mesmo alimento ou mesmo abrigo. Um exemplo é a Sarcophagidae e Calliphoridae, em que as larvas se desenvolvem em cadáveres e, com isso, a espécie que chegar primeiro e for mais voraz terá alimento suficiente para se desenvolver. Já a outra espécie se desenvolverá de modo mais restrito e, caso cheguem à vida adulta como moscas, elas terão um aspecto menor e serão inférteis.

B] PREDATISMO

Ocorre quando um animal de uma espécie se alimenta de outro de outra espécie. Isto é, a sobrevivência de uma espécie depende da morte de outra. Um exemplo é a cadeia alimentar, que existe na natureza de várias formas.

C] CANIBALISMO

É o ato de um animal se alimentar de outro da mesma espécie ou da mesma família. Essa relação desarmônica pode ser causada pela escassez de alimentos e/ou por superpopulação, caso em que as espécies mais fortes canibalizam as mais fracas. Podemos citar, por exemplo, os peixes adultos do gênero *Lebistes*, que se alimentam de seus filhotes.

D] PARASITISMO

É uma relação entre organismos que tem vantagem unilateral, o parasita explora o hospedeiro porque fornece ao parasita abrigo e comida.

A questão do equilíbrio é muito importante nesse tipo de associação, pois, quando o hospedeiro morre, o parasita, na maioria das vezes, não se beneficia e tende a morrer.

Com a evolução, muitas espécies se mantiveram nessa associação de parasitismo, em que o parasito e o hospedeiro de certa forma vão se beneficiando constantemente, mas sem trazer qualquer tipo de malefício a ambos ou levar o hospedeiro a morte. Um exemplo é o *Trypanosoma cruzi*, que tem como hospedeiro o tatu. Ao contrário do que seria do parasitismo pelo mesmo *Trypanosoma cruzi* em um ser humano ou determinados animais, que transmite a doença de Chagas e, na maioria dos casos, podem causar a morte do hospedeiro.

Esses tipos de situação nos levam a refletir sobre o motivo por que isso ocorre. Mesmo o parasitismo sendo classificado como uma associação de equilíbrio entre ambos – o parasito e o hospedeiro –, com mais frequência lidamos com casos de parasitoses. Isso se deve a alterações que vêm ocorrendo no meio ambiente, más condições higiênicas, aumento populacional, gerando um ambiente propício para multiplicação dos parasitos.

A epidemiologia das doenças parasitárias pode ser definida como um conjunto de vários fatores que apresentam importância em estudos determinantes, além do fato de se ter uma frequência de doenças parasitárias e dos locais em que ocorrem.

3.2 Tripanossomíase, leishmaníases, tricomoníase, giardíase e amebíase

Nos tópicos seguintes, serão abordadas parasitoses causadas por Tripanossomas, Leishmanias, Tricomonas, Giardias e Amebas, bem como os respectivos aspectos biológicos, morfologia, *habitat*, ciclo biológico, transmissão, patogenia, diagnóstico, tratamento e profilaxia.

3.2.1 Tripanossomíase

Conhecida como *doença de Chagas*, a tripanossomíase é uma protozoose primária em animais silvestres, que, posteriormente, é transmitida para o homem por conta da domiciliação de espécies vetoras do parasito (podendo ser considerada uma antropozoonose). Isso ocorre como resultado da ação do homem, que invadiu áreas rurais e interveio nos ecótopos naturais, criando condições favoráveis para a adaptação dos vetores aos ecótopos artificiais. Essa situação expôs os animais domésticos para servirem de alimento aos vetores hematófagos e ao próprio homem.

A incidência de tripanossomíase é frequente nas Américas, sendo no Brasil com maior prevalência no Sul e Norte, pela ingestão de caldo de cana e açaí *in natura* que estão contaminados com o parasito.

Aspectos biológicos

Agente etiológico

- Família: Trypanosomatidae
- Espécie: *Trypanosoma cruzi*

Morfologia

O *Trypanosoma cruzi* tem três diferentes formas evolutivas em seu ciclo vital. O hospedeiro mamífero tem a forma tripomastigota sanguínea, diferenciando-se dos triatomíneos a partir de formas do inseto vetor, partindo de uma infecção inicial ou trazendo de células infectadas do próprio organismo. Ainda, no hospedeiro mamífero, existem ainda as formas amastigotas, que são formas intracelulares obrigatórias e se diferenciam a partir das tripomastigota, quando infectam uma célula hospedeira. O ciclo envolve também insetos vetores, e neles as formas tripomastigotas sanguíneas se diferenciam em formas epimastigotas, sendo replicativa e que colonizam no intestino médio do inseto, onde, ao migrarem para o intestino posterior, passam a se diferenciar em formas infectivas para os mamíferos – os tripomastigotas metacíclicas.

As formas tripomastigota e epimastigotas têm sua diferenciação morfológica realizada pela localização e pela forma do kDNA. As formas tripomastigotas medem aproximadamente 12-30 μm de comprimento, tendo uma posição posterior ao núcleo e um kDNA volumoso. Eles também têm um flagelo prolongado da porção anterior até a proximidade do kDNA, chamado de *flagelo recorrente* ou *membrana ondulante*.

Os epimastigotas têm kDNA anterior, em forma de bastonete e próximo ao núcleo. Essas formas são miotrópicas e distintas dos tripomastigotas sanguíneos, e sua morfologia é semelhante à forma amastigota de *Leishmania* spp., que é uma forma arredondada com kDNA e núcleo visíveis.

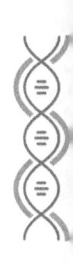

Figura 3.1
Formas do *Trypanossoma cruzi*: (A) Tripomastigota sanguínea; (B) Epimastigota; (C) Amastigota

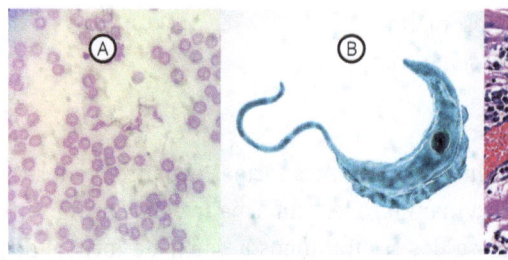

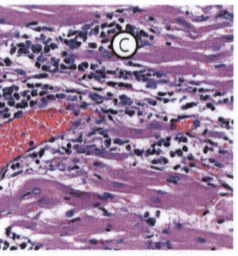

Habitat

O *Trypanosoma cruzi* tem tropismo em células musculares lisas, cardíacas ou esqueléticas de hospedeiros humanos, onde também são encontradas formas amastigotas intracelulares. As patologias associadas à doença de Chagas estão diretamente relacionadas ao *habitat*, principalmente coração, esôfago e cólon. As formas tripomastigotas são encontradas no sangue e podem persistir na fase aguda ou durante as recidivas.

Transmissão

A doença de Chagas é transmitida principalmente por espécies de tripanossomas infectadas por meio de transfusões de sangue, via congênita, transplante de órgãos, acidentes com amostras biológicas de laboratório ou infecção pelo consumo de alimentos contaminados (principalmente caldo de cana e suco de mirtilo).

A transmissão por vetores ocorre por meio de tripomastigotas presentes nas fezes de insetos infectados (transmissão por contaminação).

Triatomíneos são insetos pertencentes à ordem dos hemípteros, canídeos e triatomíneos (daí o nome *triatomíneos*), conhecidos como *barbeiros* ou, ainda, *fincão* ou *chupança*. O ciclo de desenvolvimento desses insetos passa pelas fases ovo, ninfa e adulto.

As ninfas são como os adultos, mas sem asas e, portanto, não podem voar. Já os adultos são alados. Essa característica é muito importante porque, se um inseto adulto estiver dentro de casa, ele pode ser atraído pela luz e voar até ela. No entanto, se forem encontradas ninfas em uma casa, isso pode indicar que elas nasceram lá e é melhor procurar mais ninfas. As ninfas passam por cinco estágios enquanto sugam sangue (como os adultos).

Os barbeiros são encontrados na natureza em ninhos de animais, em ocos de árvores, bromélias, cavernas, entre outros.

Existe, no Brasil, uma espécie que pode ser mantida em ambientes fechados e associada ao homem, a *Triatoma infestans*. Outras espécies, no entanto, carecem de capacidade local para viver na natureza ou em ambientes circundantes (associados a animais de criação ou domesticados).

CICLO BIOLÓGICO

O ciclo do *Trypanosoma cruzi* é heteroxênico (quando o parasita possui mais de um hospedeiro) e inclui um hospedeiro vertebrado e um vetor ou hospedeiro invertebrado. Uma grande variedade de mamíferos pode ser infectada por esse parasito, assim como outras espécies de triatomíneos que o transmitem o parasita.

Os triatomíneos começam a adquirir tripomastigotas sanguíneas de parasitas durante o repasto sanguíneo em hospedeiros infectados. Essas formas se diferenciam em epimastigotas reprodutivas no intestino médio e colonizam por divisão binária, mantendo a infecção no vetor. À medida que o processo digestivo progride, as formas do parasita entram na ampola retal, onde se diferenciam em tripomastigotas metacíclicas infectivas. Ao se alimentar de um novo hospedeiro, um triatomíneo infectado defeca, e as fezes contendo formas infecciosas chegam a uma solução de continuidade, causando a infecção.

Além do local da picada, as membranas mucosas dos olhos e da boca formam o portão do parasita. Então, atingindo as células do sistema mononuclear fagocítico (SFM), onde realizam a divisão intracelular na forma amastigota, os parasitos se espalham por via hematogênica, atingindo novas células hospedeiras ou sendo destruídos pelo sistema imunológico.

Após uma fase aguda da infecção em um hospedeiro vertebrado, o sistema imunológico do hospedeiro escala a infecção para uma fase crônica, em que o parasita se instala nos amastigotas intracelulares e a forma circulatória torna-se indetectável.

Figura 3.2
Ciclo do *Trypanossoma cruzi*

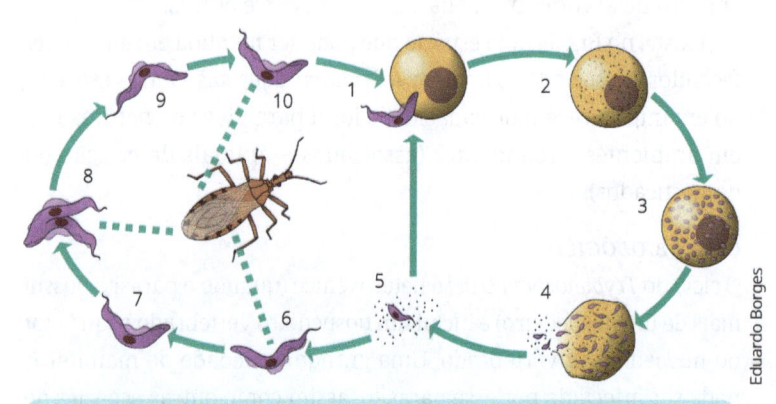

1. penetração do tripomastigota metacíclica (ou tripomastigota) em uma célula;
2. transformação do tripomastigota em amastigota;
3. essa forma multiplica-se intensamente por divisão binária dentro da célula;
4. rompimento da célula parasitada, liberando tripomastigota;
5. forma tripomastigota no sangue circulante; pode penetrar em outra célula (1) ou ser ingerida pelo triatomíneo (6);
6. forma tripomastigota no estômago do triatomíneo;
7. transformação da forma tripomastigota em epimastigota no intestino posterior do inseto;
8. forma epimastigota em multiplicação por divisão binária;
9. forma epimastigota transforma-se em forma tripomastigota metacíclica no reto do inseto;
10. forma tripomastigota metacíclica, nas fezes do triatomíneo, apta a penetrar em células do hospedeiro mamífero.

Fonte: Neves et. al., 2005. p. 86.

PATOGENIA

Os aspectos clínicos da doença de Chagas são determinados com base nas fases aguda e crônica, além dos vários estágios patológicos associados à infecção e à replicação celular do parasito. Durante a fase aguda, aproximadamente 50% dos casos desenvolvem sintomas típicos como o sinal de Romaña, miocardite aguda e chagomas de inoculação, que podem ser fatais.

Na fase crônica, aproximadamente 70% dos infectados são assintomáticos e, portanto, não há sinais definitivos de prognóstico. Em indivíduos sintomáticos, a doença progride lentamente com o passar dos anos e varia muito em gravidade, estando mais associada a condições cardíacas, gastrointestinais ou ambas.

Essa doença, conhecida como *cardiopatia chagásica*, é caracterizada por insuficiência cardíaca congestiva, ou seja, a perda gradual e progressiva de massa muscular associada a alterações na condução e na inflamação. Essa condição afeta de 12 a 15% das pessoas infectadas. Esses e outros fatores, além da falência de órgãos, também contribuem para o desenvolvimento de lesões ventriculares graves, arritmias, cardiomegalia (aumento do volume).

Cerca de 10% dos pacientes sintomáticos são acometidos por formas de digestão que envolvem o esôfago e/ou o cólon, podendo resultar em alterações morfofuncionais nos órgãos anteriores, incluindo perda do peristaltismo. O relaxamento e a desnervação do músculo liso levam ao aumento do diâmetro do órgão afetado, causando as megalias.

A segunda espécie a infectar a vida selvagem e os humanos é o *Trypanosoma rangeli*, cujo alcance se sobrepõe ao do *Trypanosoma cruzi* em aproximadamente 60% em sua composição antigênica e é transmissível por triatomíneos.

O *T. rangeli* há muito passou despercebido como um parasita patogênico de mamíferos. No entanto, é considerado um complicador no diagnóstico e na epidemiologia da doença de Chagas.

Diagnóstico

O diagnóstico da doença de Chagas difere entre as fases aguda e crônica. Na fase aguda, é possível encontrar formas tripomastigotas circulares usando preparações frescas ou corantes de Giemsa. Existem métodos indiretos, como PCR e sorologia. Recomenda-se também a coleta de hemoculturas, pois a cepa infecciosa será estudada, diagnosticada e isolada para caracterização.

Durante a fase crônica, o diagnóstico torna-se mais difícil com base nos achados sorológicos e clínicos. Nessa fase, a hemocultura apresenta nível de sensibilidade reduzido (por exemplo, o PCR).

Tratamento

Não há tratamento eficaz para a doença de Chagas. As substâncias atualmente utilizadas são tóxicas (benzonidazol e 5-nitrofurano), mas pouco eficazes na fase aguda da doença. Quando a infecção ocorre em crianças, as drogas citadas têm um efeito adequado, mas é limitado e muito menor do que na fase crônica.

Na doença de Chagas, cada caso é tratado individualmente, porque a doença evolui de maneira silenciosa e lenta, com variação do parasita, redução do arsenal terapêutico e quimioterapia.

Em casos graves de insuficiência cardíaca ou gastrointestinal, eles podem ser tratados com cirurgia corretiva.

Profilaxia

A triagem de doadores para infecção chagásica é obrigatória nos bancos de sangue brasileiros.

O *T. cruzi* é transmitido entre a fauna por diversas espécies de triatomíneos, e o ciclo silvestre ocorre em todo o Brasil.

Em última análise, a proximidade das residências com áreas silvestres ou o desmatamento pode favorecer o triatomíneo a estabelecer ciclos peridoméstico ou domésticos em razão da busca constante por fontes de alimento. Diante disso, é necessário conhecer melhor a fauna triatomínica de cada região, as espécies onde vivem e sua capacidade de *habitat*, bem como estudar medidas mais concretas e eficazes para prevenir a migração.

3.2.2
Leishmaníases

Classificada como uma doença zoonótica, a leishmaniose afeta principalmente animais silvestres e depois se espalha para os humanos, pois estes historicamente destruíram o meio ambiente para construir estradas, rodovias, moradias, aeroportos etc. Isso acaba favorecendo o aparecimento de mosquitos hematófagos, que servem de alimento para esses parasitas.

As manifestações clínicas podem variar desde danos a pele, membranas mucosas até órgãos internos. Por esse motivo, há grande preocupação com a disseminação da leishmaniose, principalmente da forma visceral.

Aspectos biológicos

Agente etiológico
Atualmente, muitas espécies de Leishmania são conhecidas por causar leishmaniose. Espécies que afetam os humanos, especialmente aquelas encontradas no Brasil, incluem:

- Família: Trypanosomatidae
- Espécies:
    - *Leishmania chagasi*
    - *Leishmania amazonensis*
    - *Leishmania braziliensis*
    - *L. infantum (leishmaniose visceral)*
    - *Espécies de Leishmania* sp. *(leishmaniose cutânea ou mucocutânea).*

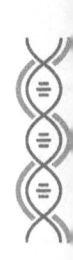

Figura 3.3
Formas (A) promastigotas e (B) amastigotas de *Leishmania* sp.

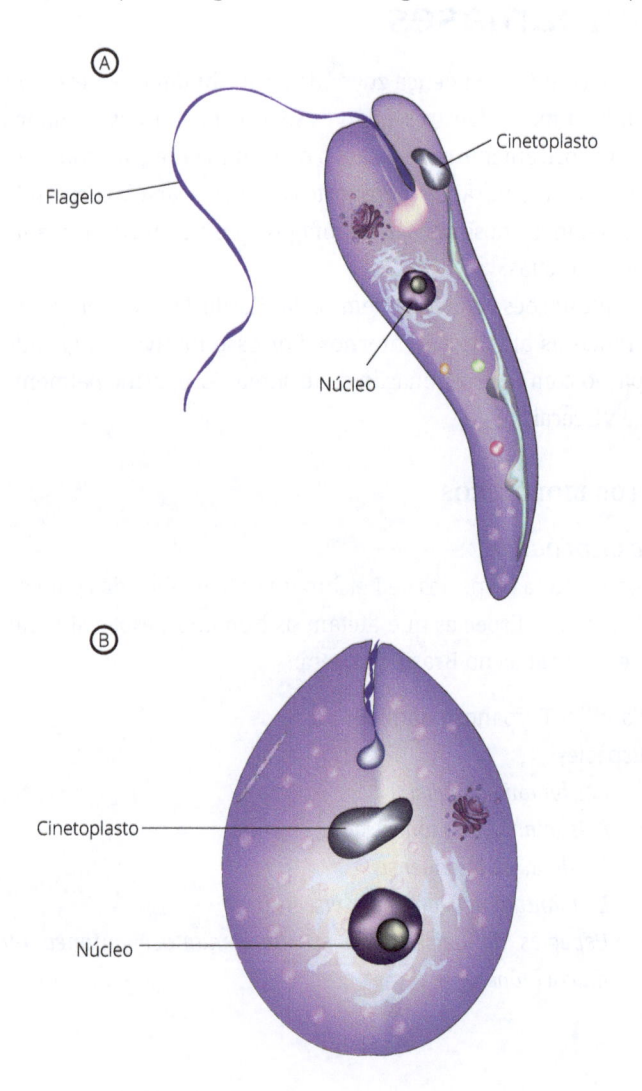

Morfologia

A Leishmania é heterotrófica, unicelular e pertence à ordem Kinetoplastia, que tem organelas específicas kDNA ou cinetoplasto. Essa organela é uma mitocôndria modificada e tem DNA organizado na forma de mini e maxi-anéis encadeados (em forma de corrente).

A Leishmania tem apenas um núcleo e apresenta três formas de desenvolvimento: amastigotas, promastigotas e paramastigotas.

Formas amastigotas

As amastigotas geralmente de forma esférica ou oval. O citoplasma contém vacúolos e um único núcleo, que é esférico e disposto em um lado da célula.

Os cinetoplastos são pequenos bastões frequentemente encontrados perto do núcleo. Não contêm flagelos, e seu tamanho varia de espécie para espécie, tendo entre 1,5-3,0 × 3,0-6,5 µm.

Formas promastigotas

Os promastigotas aparecem como formas alongadas com flagelos livres na região anterior. O citoplasma apresenta pequenos vacúolos e granulações azurófilas, e o núcleo tem semelhança com a da forma amastigota, situando-se na região anterior, e sua posição varia bastante. As formas promastigotas têm tamanhos variáveis, entre 16,0-40,0 µm de comprimento × 1,5-3,0 de largura, incluindo o flagelo.

Formas paramastigotas

Os paramastigotas são redondos ou ovais e contêm um cinetoplasto na borda do núcleo ou atrás dele, bem como um pequeno flagelo livre.

Por meio dos hemidesmossomos, encontram-se aderidos ao epitélio gastrointestinal do vetor. Seu tamanho está entre 5,0-10,0 × 4,0-6,0 µm.

Habitat

Em espécies animais, os parasitos podem se estabelecer em outros *habitats*. Quando esses animais se infectam com os agentes da leishmaniose visceral, ocorre uma distribuição em sua própria pele de células infectadas com o parasito, facilitando a transmissão. As pessoas que são classificadas como imunocomprometidas (infectados pelo vírus do HIV, dependentes químicos, entre outros) correm o risco de serem contaminadas por esse parasito por uma forma não clássica, disseminadas conforme a localização dos parasitos, e que causam a leishmaniose cutâneo-difusa.

Já nos seres humanos, as diferentes espécies do parasito podem determinar diferentes manifestações clínicas. Na leishmaniose visceral (*L. chagasi/L.infantum*), os parasitos acabam sendo encontrados em órgãos como linfonodos, baço e medula óssea, além dos órgãos como o fígado, pois apresenta grande quantidade de macrófagos. Na leishmaniose cutâneo-mucosas (*L. braziliensis* e *L. amazonensis*, entre outras espécies), o parasito é encontrado dentro de células do sistema fagocítico mononuclear, onde estão dispostas no início da lesão ou nas bordas de lesões crônicas.

TRANSMISSÃO

A leishmaniose é transmitida pela picada de insetos hematófagos fêmeas do gênero *Lutzomyia*, conhecidos no Brasil como *tatuquira*, *birigui* e *mosquito-palha*. O gênero *Lutzomyia* pertence à subfamília Phlebotominae da família Psychodidae, da qual esses insetos são vetores, também são conhecidos como *flebotomíneos*.

O desenvolvimento desses insetos nas fases de ovo, larvas, pupas e fase adulta, em que apenas a fêmea suga o sangue. As fêmeas depositam seus ovos no chão da floresta, em fendas de rochas, buracos de árvores e outros locais, e é assim que as larvas eclodem. Esses insetos adultos podem ser vistos voando por um curto período, como se estivessem pulando sobre superfícies.

No momento em que a fêmea de flebotomíneo realiza hematofagia, ela ativa suas mandíbulas para cortar o tecido subcutâneo abaixo da epiderme e faz uma poça de sangue. Nessa região, são inoculados os promastigotas metacídicas, originários das regiões da probóscida, do cibário, da faringe e do esôfago.

Algumas espécies são vetores da leishmaniose. Entretanto, na leishmaniose visceral, o *Lu Longipalpis* é o principal vetor, mas a possibilidade de que outras espécies estejam envolvidas na disseminação da doença não pode ser descartada.

Figura 3.4
Repasto sanguíneo de adulto fêmea de flebotomíneo

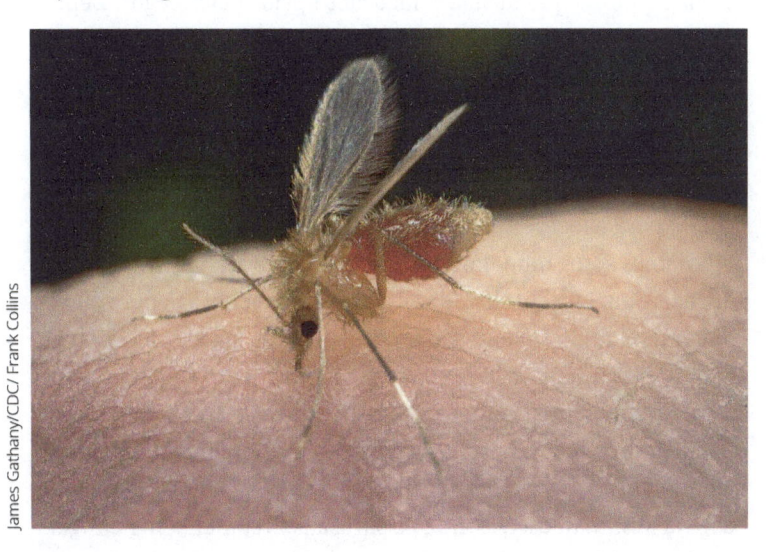

James Gathany/CDC/ Frank Collins

Ciclo biológico

O ciclo de vida da leishmaniose pode ser dividido em duas fases, uma é o próprio vetor e outra no hospedeiro mamífero. Os mosquitos se alimentam de aglomerados de células, fluido linfático e sangue como resultado da ação mecânica das peças bucais e da digestão salivar proteolítica, ao contrário de mosquitos que se alimentam de sangue. Assim, quando um inseto pica seu hospedeiro infectado, ele é capaz de engolir as formas amastigotas intracelulares, as quais neutralizam o processo digestivo do inseto. Uma vez no estômago, esses amastigotas começam a se diferenciar em promastigotas, que passam por múltiplas divisões binárias. Nesse processo, a membrana peritrófica se rompe, facilitando a fixação das promastigotas à parede do trato digestivo do inseto por meio de flagelos, sofrendo uma divisão mais intensa. Durante esse processo, as promastigotas metacíclicas são diferenciadas com o hospedeiro mamífero, migrando ativamente para a faringe do flebotomíneo e se inserindo na pele do hospedeiro durante o repasto alimentar.

Nos mamíferos, os promastigotas são revestidos pelo sistema complemento, o que facilita a fagocitose pelos macrófagos. Dentro deles, os parasitas têm a capacidade de se diferenciar em amastigotas no vacúolo do parasita. O parasita consegue bloquear a ação das enzimas hidrolíticas e evitar a digestão, usando de sua cobertura de lipofosfoglicanas (LPG) e de bombas de prótons (H^+). Além disso, o parasita acaba modulando a resposta imune, atraindo mais células do SFM para o local da infecção.

Como os seres humanos não são considerados um reservatório para a leishmaniose, o cuidado acabou sendo redobrado para outros animais, incluindo animais domésticos, roedores, lagomorfos, animais edêntulos e primatas não humanos.

Na leishmaniose cutânea, o parasito limita-se ao local da picada do flebotomíneo ou as células infectadas eventualmente migram e determinam o aparecimento de novas lesões (leishmaniose mucocutânea). Na leishmaniose visceral, os parasitas eventualmente atingem os órgãos linfoides, principalmente o baço, linfonodos e medula óssea, onde residem em macrófagos residentes ou promonócitos.

Figura 3.5
Ciclo de vida da *Leishmania* spp.

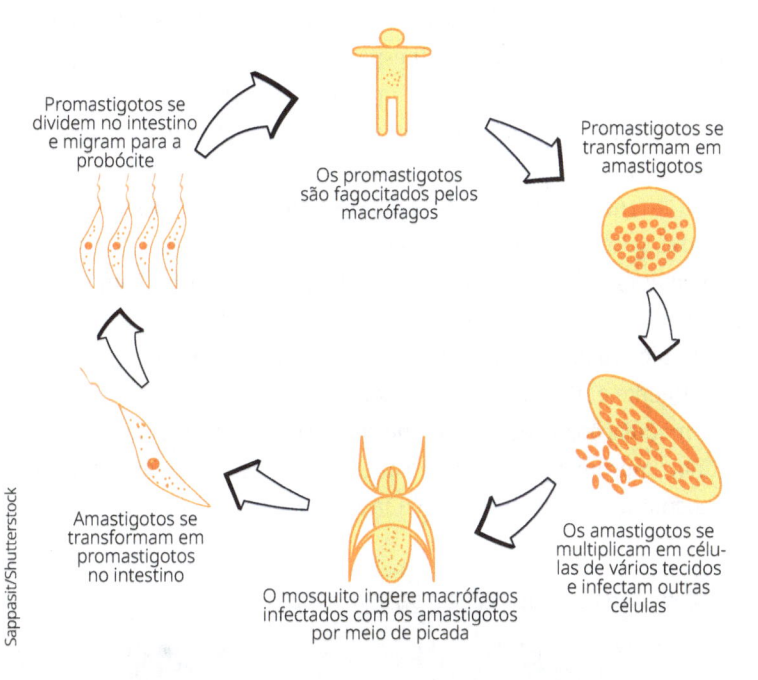

- Promastigotos se dividem no intestino e migram para a probócite
- Os promastigotos são fagocitados pelos macrófagos
- Promastigotos se transformam em amastigotos
- Os amastigotos se multiplicam em células de vários tecidos e infectam outras células
- O mosquito ingere macrófagos infectados com os amastigotos por meio de picada
- Amastigotos se transformam em promastigotos no intestino

Sappasit/Shutterstock

PATOGENIA

Em humanos, a patogênese da doença é determinada pela *Leishmania* spp., sendo variável e dependendo do tipo de parasita e da resposta imune que o hospedeiro vai produzir. Na leishmaniose visceral, o período de incubação costuma ser longo e depende de uma variedade de parasitas e agentes do hospedeiro. O primeiro sintoma da leishmaniose visceral é febre baixa, mas recorrente, que pode ou não estar associada a gânglios linfáticos inchados.

A doença progride gradual e lentamente para alguns quadros em órgãos como baço, fígado, rins, hematopoiéticos ou mesmo para várias condições associadas. As alterações mais importantes são as alterações hepatoesplênicas, nas quais o número desses órgãos aumenta, e as alterações obstrutivas em razão da presença dessas células parasitárias estão associadas ao acúmulo de imunocomplexos.

Consequentemente, é possível observar variabilidade na patogênese da leishmaniose visceral, que pode ser dividida em assintomática (sem sintomas clínicos, mas soropositivo), oligossintomática (manifestações clínicas leves e inespecíficas, com diagnóstico), aguda (quadro clínico mais grave, mas um diagnóstico de parasitismo positivo inespecífico) e crônica (hepatoesplenomegalia – quadro clássico de calazar).

No entanto, na leishmaniose cutânea ou mucocutânea, as lesões ulcerativas com bordas elevadas e bases escamosas e úmidas se desenvolvem gradual e lentamente. Essas lesões começam como uma pequena espinha e são indolores durante toda a infecção. Elas podem ser simples ou múltiplas e podem se agravar se forem diagnosticadas tardiamente e não tratadas precocemente.

A modulação da resposta imune pode estar alterada em indivíduos imunocomprometidos, levando a alterações na leishmaniose cutânea, mucocutânea ou visceral e dificultando os diagnósticos.

Figura 3.6
Lesão cutânea provocada pela *Leishmania braziliensis*

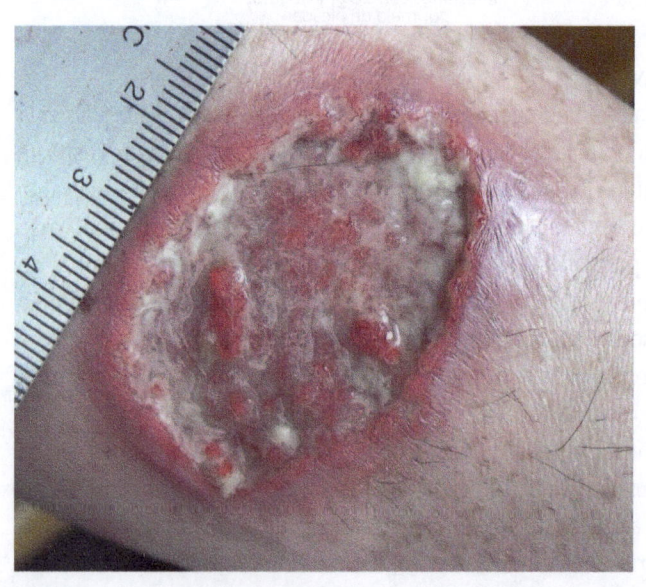

Diagnóstico

O diagnóstico clínico da leishmaniose pode ser confundido com outras doenças, sendo necessária a realização de exames laboratoriais. Um dos métodos mais importantes é a busca do parasita, além de testes moleculares, por meio do exame parasitológico direto e indireto das fezes. Testes sorológicos também são realizados, embora possam apresentar problemas de reatividade cruzada.

O diagnóstico parasitológico primário da leishmaniose cutânea e mucocutânea é a biópsia da borda da lesão, além de amostras de aposição coradas com Giemsa, que busca a presença de amastigotas em macrófagos. A mesma biópsia pode ser utilizada para outras análises, como histopatologia e até cultura do material obtido em busca do parasita.

Existem métodos de diagnóstico da leishmaniose mais modernos e sensíveis, como a PCR (reação em cadeia da polimerase), que pode detectar e identificar o parasito, e os dados podem ser utilizados em estudos epidemiológicos. Um exemplo é o Projeto Genoma, em que dados de muitos parasitas já caracterizados foram utilizados e auxiliaram no desenvolvimento de métodos para estudo de alvos específicos da reação em cadeia da polimerase (PCR).

Outros métodos que devem ser mencionados são os métodos sorológicos, amplamente utilizados e muito importantes, ainda que apresentem alguns problemas técnicos. Estes incluem elisa e rifi, que facilitam as conclusões diagnósticas e são importantes ferramentas de pesquisa.

Tratamento

Indivíduos em tratamento para leishmaniose necessitam de um arsenal limitado de quimioterápicos (disponíveis por falta de medicamentos), mas há estudos que mostram que os parasitas são resistentes a essas drogas.

Para a leishmaniose tegumentar, o antimoniato de N-metil glucamina é administrado via intramuscular (doses variáveis e individuais). Nos casos mais resistentes, utiliza-se anfotericina B ou isocianato de pentamidina, nos quais o antimoniato deve ser utilizado com cuidado em razão de seus efeitos nefrotóxicos, cardiotóxicas e abortivos.

Na leishmaniose visceral, a administração de medicamentos é essencialmente a mesma da leishmaniose tegumentar, porém deve-se ter muita atenção a alterações fisiológicas causadas pelo envolvimento do fígado e baço.

A resistência dos parasitos aos fármacos utilizados no tratamento das leishmanioses viscerais é rara no Brasil.

Profilaxia

A leishmaniose atinge o mundo todo e está presente no Brasil há muitos anos. Mudanças climáticas e de migração possibilitaram a expansão e a disseminação dessa doença.

A prevenção da leishmaniose baseia-se na proteção individual com repelentes e roupas compridas, que impedem a transmissão de vetores por picada.

Essa doença está correlacionada a intensas atividades antrópicas, ou seja, a atividades resultantes de atividades humanas que causam algum tipo de alteração no meio ambiente e até mesmo à sua deterioração, o que leva a uma maior disseminação desta e de outras doenças.

Portanto, medidas mais abrangentes e eficazes de controle desses vetores parasitários são necessárias para o controle da doença.

3.2.3 Tricomoníase

A tricomoníase é uma doença parasitária que é transmitida pela atividade sexual, por isso é conhecida como doença sexualmente transmissível (DST) ou doença venérea. Ela tem crescido exponencialmente em todo o mundo e é apontada como a DST mais comum, principalmente entre mulheres na faixa dos 20 e 30 anos. Nos homens, a infecção pode ser assintomática e permanecer no corpo por mais tempo do que nas mulheres.

Aspectos biológicos

Agente etiológico

- Família: Trichomonadidae
- Espécie: *Trichomonas vaginalis*

Morfologia

Os protozoários existem apenas em trofozoítos durante seu ciclo de vida e, mesmo com polimorfismos, têm um único núcleo ovalado ou elipsoide próximo à fixação flagelar anterior. Têm ainda quatro flagelos apicais livres e uma quinta prega adjacente à membrana citoplasmática da célula, chamada de *membrana ondulada* ou *flagelo recorrente*.

Esses protozoários não apresentam mitocôndrias e têm aproximadamente 9,5 μm de comprimento e 7 μm de largura. Os axóstilos (citoesqueletos) atravessam toda a célula e se projetam para fora na parte traseira. O aparecimento de tricomonas é afetado por condições físico-químicas, tais como: pH, temperatura, tensão de oxigênio e força iônica.

Diferentes espécies desse gênero parasitam animais silvestres e domésticos, sendo *T. tenax* (cavidade oral) ou *Pentrarichomonas hominis* (comensal intestinal) encontrados em humanos.

Figura 3.7
Forma trofozoíta de *Trichomonas vaginalis*

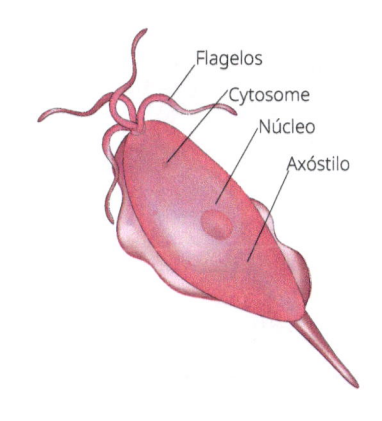

Habitat

O *Trichomonas vaginalis* é um parasito cavitário cujo principal *habitat* é o trato genital feminino (geralmente no epitélio dos órgãos genitais quando atinge o colo do útero) e o trato genital masculino (localizado na uretra, eventualmente atingindo o epidídimo e a próstata).

Transmissão

Essa doença é transmitida via infecção é direta, ou seja, de uma pessoa infectada para outra, principalmente via contato sexual sem camisinha. Acredita-se que o homem transmita a doença por meio da ejaculação, quando o esperma carrega a bactéria *Trichomonas* da mucosa uretral para a vagina. Em outros casos (embora em menor grau), pode ser transmitido de uma mãe infectada para o feto no nascimento ou por meio de objetos úmidos.

Ciclo biológico

O *Trichomonas* se reproduz como trofozoítos por fissão binária longitudinal na cavidade urogenital e não apresenta a forma cística. Como um organismo facultativo (que depende pouco ou nada de oxigênio), cresce em uma faixa de pH de 5,0 a 7,5 e em temperatura de 20 a 40 °C, utilizando carboidratos e açúcares como fontes de energia.

Figura 3.8
Ciclo de vida do *Trichomonas vaginalis*

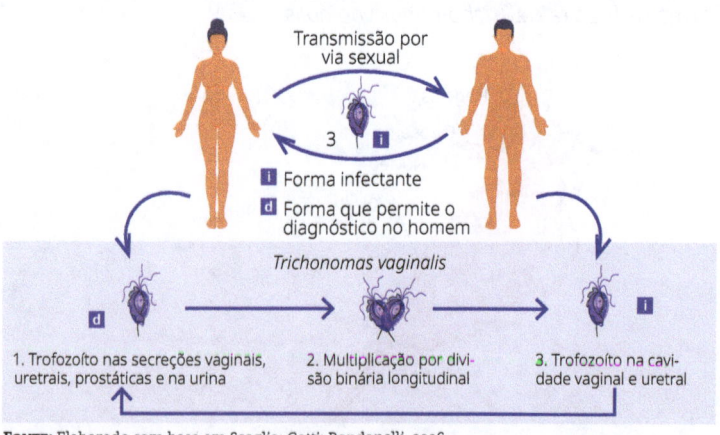

i Forma infectante
d Forma que permite o diagnóstico no homem

Trichonomas vaginalis

1. Trofozoíto nas secreções vaginais, uretrais, prostáticas e na urina
2. Multiplicação por divisão binária longitudinal
3. Trofozoíto na cavidade vaginal e uretral

Fonte: Elaborado com base em Scaglia; Gatti; Rondanelli, 2006.

Patogenia

O *Trichomonas vaginalis* pode causar infecções assintomáticas e complicações ainda mais graves em mulheres. O período de incubação do parasita varia de 3 a 20 dias, tempo durante o qual se desenvolve a vaginite, o que pode causar uma secreção amarelada, fétida e volumosa, além de coceira e, em alguns casos, dor ao urinar ou durante a atividade sexual. O pH do ambiente vaginal tende a se tornar alcalino e a frequência da micção é afetada.

Já nos homens a infecção por *Trichomonas vaginalis* é geralmente assintomática. No entanto, como sintoma, a infecção causa uma secreção purulenta e leitosa, acompanhada de desconforto e coceira (principalmente na primeira urina da manhã). Podem ocorrer complicações a longo prazo, como infecção do epidídimo e da próstata.

Diagnóstico

O diagnóstico clínico é estabelecido pela observação dos sinais característicos associados à infecção, mas deve ser confirmado com exames laboratoriais em todos os casos.

A coleta do material da mulher para análise é feita por meio da coleta da secreção vaginal, antes da higiene matinal, com *swabs*. Nos homens, o material é coletado por meio de esperma (onde os parasitas são abundantes) ou pela primeira urina da manhã com o auxílio de um *swab*.

Após a coleta dos materiais, eles devem ser examinados frescos ou com preparações coradas. Como o parasita é muito sensível à dessecação, o material é inoculado em meio de cultura microbiológico ou complementado com soluções de preservação para transporte ao laboratório clínico.

Tratamento

Medicamentos como tinidazol, secnidazol e metronidazol são utilizados no tratamento da tricomoníase, mas este último não apresenta muita eficácia no tratamento em razão da presença de cepas resistentes a essa droga.

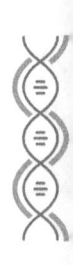

O tratamento parece ser eficaz, mas deve-se notar que ambos os parceiros devem ser tratados, mesmo que um deles seja assintomático.

PROFILAXIA

Como a tricomoníase é considerada uma doença sexualmente transmissível, recomendam-se mecanismos de prevenção de infecções sexualmente transmissíveis, incluindo o uso de preservativos e cremes tricomicidas.

Além disso, é necessário incentivar esses indivíduos a praticar sexo seguro e evitar contato sexual com pessoas infectadas.

3.2.4
Giardíase

A giardíase é uma parasitose facilmente transmissível pela água e/ou quando os indivíduos viajam para regiões endêmicas e entram em contato pela primeira vez com uma espécie, manifestando sintomas da doença, principalmente a diarreia. Por essa razão a giardíase é também conhecida como *diarreia dos viajantes*.

É uma parasitose frequente em todo o mundo, ocorrendo principalmente entre crianças e é a mais prevalente como protozooses intestinais.

ASPECTOS BIOLÓGICOS

AGENTE ETIOLÓGICO

- Família: Hexamitidae
- Espécie:
  - *Giardia intestinalis*
  - *Giardia lamblia*
  - *Giardia duodenalis*.

MORFOLOGIA

Esse organismo apresenta duas formas evolutivas: trofozoítos e cistos. Os primeiro são periformes, bilateralmente simétricos, com dois núcleos e quatro pares de flagelos, dois anteriores, dois ventrais, dois laterais e dois posteriores, medindo 20 µm × 10 µm no ponto mais largo.

Esse parasita tem um citoesqueleto formado por axonemas (estruturas responsáveis por funcionarem como um esqueleto do protozoário) e por corpos parabasais. A face ventral apresenta um disco suctorial ou ventral (apresentando função adesiva), e a face dorsal é côncava e lisa.

Já forma cística é elipsoide, madura, com cerca de 12 µm de comprimento por 8 µm de largura, infectivo, com quatro núcleos e número variável de axônios formando uma linha divisória.

Figura 3.9
(A) Formas trofozoítas e (B) cisto de *Giardia intestinalis*

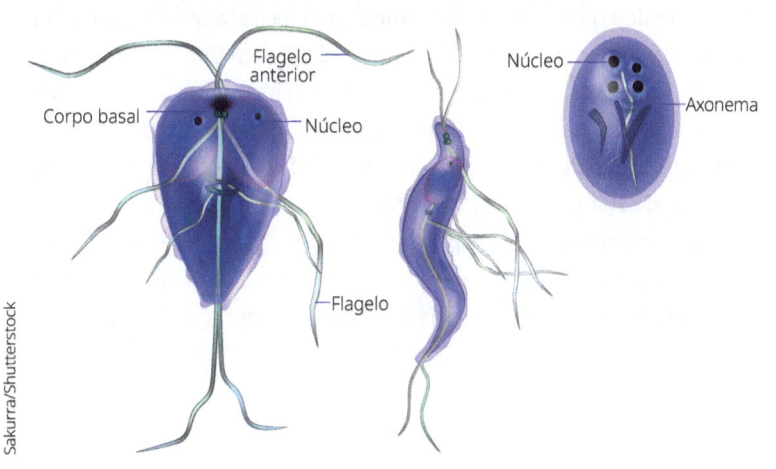

Transmissão

A infecção da *Giardia* no homem ocorre pela ingestão de cistos maduros, pelos seguintes meios: ingestão de águas superficiais sem tratamento ou tratadas apenas com cloro e alimentos contaminados (principalmente frutas e verduras cruas mal lavadas). Os mesmos alimentos também podem estar contaminados com cistos transmitidos por baratas ou moscas.

A transmissão também pode ocorrer de pessoa por pessoa em locais de aglomeração humana (por conta de as mãos estarem contaminadas), por meio de contatos com animais domésticos infectados com *Giardia* de morfologia semelhante à humana e através de contatos de pessoas do mesmo sexo.

CICLO BIOLÓGICO

A *Giardia intestinalis* é um parasita monoxênico, de ciclo direto e que infecta humanos quando cistos maduros são ingeridos via água ou alimentos contaminados.

O processo de desencistamento começa com o tratamento no estômago e termina no duodeno e jejuno, onde o parasita se diferencia em um trofozoíto e coloniza o intestino delgado, reproduzindo-se por fissão binária.

À medida que o bolo fecal avança e a água é absorvida, o parasita entra em um novo processo de diferenciação em um cisto e sai com as fezes. Formas de cisto são encontradas em fezes formadas e formas de trofozoítos podem ser vistas, dependendo do grau de diarreia. Quando os cistos são eliminados com as fezes, eles são infectivos, facilitando sua propagação pela água.

No decorrer dos anos, tem-se debatido se a giardíase é uma zoonose, pois o parasita é difícil de caracterizar. Suspeita-se que a espécie que parasita nos humanos seja a mesma dos animais domésticos.

Figura 3.10
Ciclo de vida da *Giardia intestinalis*

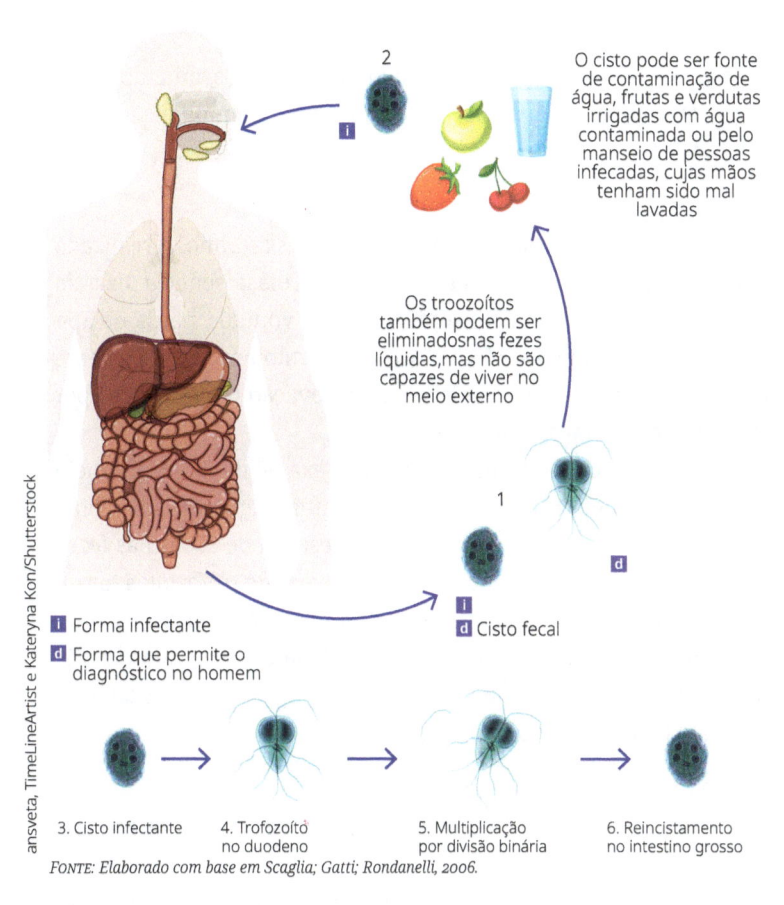

O cisto pode ser fonte de contaminação de água, frutas e verduras irrigadas com água contaminada ou pelo manseio de pessoas infecadas, cujas mãos tenham sido mal lavadas

Os troozoítos também podem ser eliminadosnas fezes líquidas, mas não são capazes de viver no meio externo

i Forma infectante
d Forma que permite o diagnóstico no homem

i Cisto fecal

3. Cisto infectante
4. Trofozoíto no duodeno
5. Multiplicação por divisão binária
6. Reincistamento no intestino grosso

Fonte: Elaborado com base em Scaglia; Gatti; Rondanelli, 2006.

Patogenia

Na maioria dos casos, a giardíase é assintomática. O mecanismo exato pelo qual a *Giardia intestinalis* causa má absorção intestinal e diarreia não é totalmente compreendido. A infecção do parasito causa alteração estrutural e celular na mucosa (microvilosidades), bem como redução da absorção de nutrientes, principalmente vitaminas lipossolúveis e gorduras, além de causar diarreia intensa, aquosa e gordurosa (esteatorreia), e perda de apetite. Nos adultos afetados foi detectada vermelhidão abdominal (com formação de gases) e dor; já em crianças, a má absorção de nutrientes pode atrapalhar seu desenvolvimento.

Nas biópsias intestinais de indivíduos infectados, quando observadas em microscopia eletrônica, são percebidas mudanças na arquitetura da mucosa.

Diagnóstico

O diagnóstico clínico para crianças de 8 meses a 12 anos é realizado pela presença de sintomas indicativos de giardíase, sendo a diarreia com esteatorreia, além de insônia, náuseas, vômitos, perda de apetite e dores abdominais. Mesmo que esses sintomas sejam bastante característicos, faz-se necessária a comprovação da parasitose por meio de exames laboratoriais.

O diagnóstico laboratorial é feito pelo exame de fezes, por meio de técnicas de detecção de cistos, mais comumente conhecidas como *método de Faust*, sendo possível que a presença de cistos nas fezes seja intermitente. Em um novo estudo, formas de trofozoítos foram detectadas em fezes com diarreicas ou com características pastosas.

A amostragem da substância deve ser feita em intervalos de três dias, durante os quais as amostras devem ser preservadas em conservante do tipo SAF ou MIF.

Tratamento

Mesmo apresentando diferentes graus de resistência aos medicamentos, o tratamento para a giardíase responde de maneira eficaz e específica. Os fármacos tradicionalmente utilizados no tratamento são furazolidona, secnidazol, metronidazol e tinidazol, além de reposição vitamínica, quando necessário.

Profilaxia

A giardíase é uma parasitose de transmissão fecal-oral, cujas medidas de prevenção são as mesmas adotadas para as demais parasitoses intestinais no geral, mantendo uma higiene pessoal adequada, lavagem correta das mãos, manipulação adequada dos alimentos, verificar se a água consumida está tendo o devido tratamento e se atentar para o destino correto e adequado para as fezes.

3.2.5 Amebíase

A amebíase é classificada como uma protozoose, sendo mais frequente entre os adultos, com maior prevalência em países tropicais e subtropicais. Essa doença pode levar o indivíduo a óbito, porém, os casos relacionados estão condicionados a baixas condições sanitárias, maus hábitos de higiene e precariedade das habitações.

Aspectos biológicos

Agente etiológico

- Família: Entamoebidae
- Espécie:
    - *Entamoeba histolytica*
    - *Entamoeba díspar*
    - *Entamoeba coli*
    - *E. hartmanni*
    - *Endolimax nana*
    - *Iodamoeba butschlii*

Morfologia

A classificação das espécies do gênero Entamoeba é baseada em características morfológicas, o que pode levar a uma confusão taxonômica. Duas formas são apresentadas: trofozoíto e cisto. O trofozoíto é ameboide (não tem forma definida), tem 20-30 μm e contém um único núcleo.

A *E. histolytica* é uma espécie patogênica em humanos. Quando corados, apresentam formato esférico, mas em vida são móveis e pseudópodes podem ser observados, podendo esse formato ser considerado invasivo ou extraintestinal.

Já o cisto de *E. histolytica* tem forma esférica, 8-20 μm de diâmetro e pode ser visto em hematoxilina férrica ou em preparações de Lugol. Pode ter até quatro núcleos e a forma infecciosa é um cisto tetranucleado.

O arranjo do material genético dentro do núcleo permite a diferenciação diferencial tanto em trofozoítos quanto em cistos, com *E. histolytica* tendo cariossoma puntiforme e centralizado, e cromatina finamente distribuída dentro do núcleo.

A *E. díspar* é outra espécie com a mesma morfologia de *E. histolytica*, mas não apresenta patogenicidade, sendo frequentemente observada em infecções únicas ou mistas com outras espécies, o que pode levar a erros de diagnóstico. Uma terceira espécie, chamada *E. coli*, é frequentemente encontrada em humanos e é considerada comensal.

Dos gêneros Naegleria, Acanthamoeba e Balamuthia fazem parte outras amebas de vida livre que podem causar infecções graves que podem até ser fatais em humanos. A infecção por essas amebas ocorre quando os indivíduos são expostos principalmente à água doce contaminada, de modo que pode ocorrer infecção grave do Sistema Nervoso Central (SNC).

Figura 3.11
(A) Formas trofozoítas e (B) cisto da *Entamoeba histolytica*

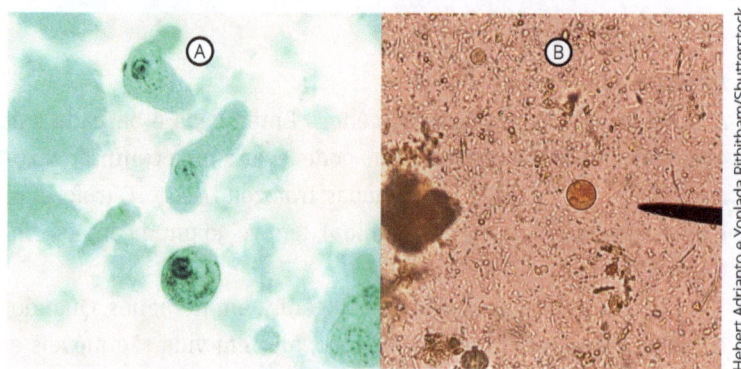

HABITAT

Todas as espécies (*E. histolytica*, *E. dispar* e *E. coli*) vivem na cavidade intestinal, principalmente no intestino grosso, onde geralmente ocorre a formação de cistos. Eventualmente, a *E. histolytica* pode escapar do intestino e causar amebíase extraintestinal, entrando em outros órgãos do corpo, em geral os mais oxigenados.

TRANSMISSÃO

A transmissão acontece principalmente pela ingestão de alimentos (sólidos ou líquidos) com cistos maduros e pelo consumo de alimentos contaminados por cistos veiculados em patas de moscas e baratas. Consumir água sem tratamento e contaminada com dejetos humanos também é uma forma de transmissão.

Ainda, a falta de higiene domiciliar é uma forma de transmissão, principalmente quando um familiar assintomático manipula os alimentos, tornando-se os principais disseminadores da doença.

CICLO BIOLÓGICO

A *E. histolytica* tem um ciclo monoxênico e direto, iniciando na ingestão de alimentos contaminados e/ou água contaminada com fezes de indivíduos infectados, com morfologia cística madura. Depois de passar por um tratamento ácido do estômago, as formas se desencistam na parte final do intestino delgado ou grosso. Após a diferenciação ao trofozoíto, o parasita inicia um processo de divisões binárias simples, habitando ao longo da mucosa intestinal. Em condições normais, os trofozoítos se segregam, diferenciam-se em cistos novamente ao longo do cólon e sofrem múltiplas divisões nucleares. Esse ciclo também é característico de *E. coli* e *E. dispar*.

Quando existe amebíase extraintestinal, as formas trofozoítas de *E. histolytica* perfuram a parede do intestino e se disseminam por todo o organismo.

Figura 3.12
Ciclo patogênico e não patogênico da *Entamoeba histolytica*

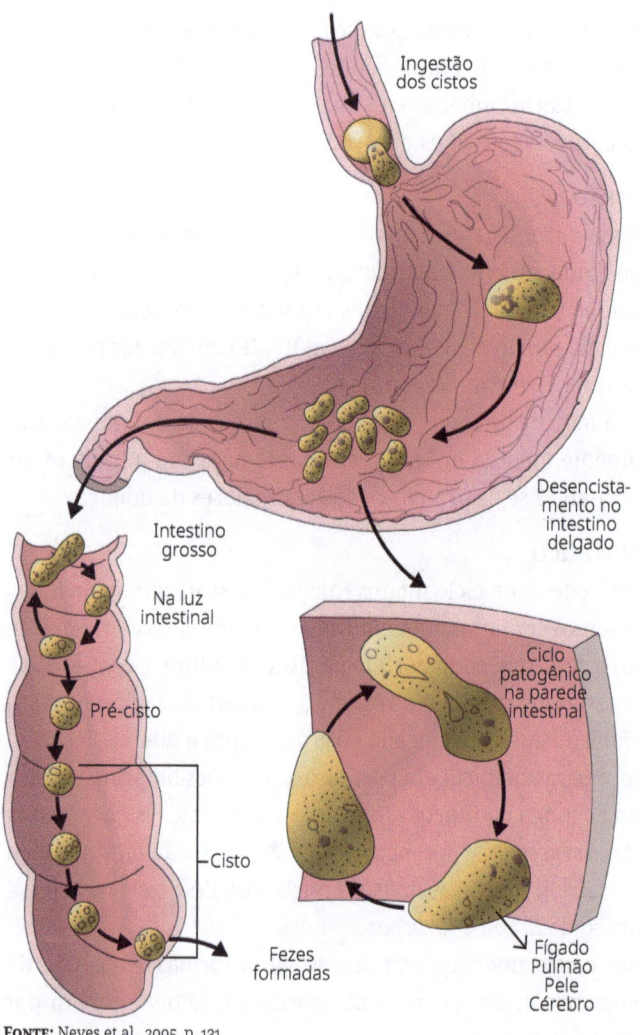

Ingestão dos cistos
Desencistamento no intestino delgado
Intestino grosso
Na luz intestinal
Pré-cisto
Cisto
Fezes formadas
Ciclo patogênico na parede intestinal
Fígado
Pulmão
Pele
Cérebro

Eduardo Borges

Fonte: Neves et al., 2005, p. 131.

PATOGENIA

Os sintomas da infecção causada por *E. histolytica* podem ser divididos em intestinais e extraintestinais. A doença intestinal apresenta vários sintomas, mas geralmente é dividida em formas disentéricas (exceto cólicas e febre, muco e sangue) e não disentéricas.

A extraintestinal, por outro lado, tem intensidade e gravidade diferentes em relação à intraintestinal. A *E. histolytica* prolifera, causando abscessos amebianos graves que afetam especificamente alguns órgãos, como fígado, pulmões e cérebro, além de ter sintomas como febre, dor intensa, hepatomegalia e, em alguns casos, infecções bacterianas secundárias.

Diagnóstico

O diagnóstico clínico da amebíase é difícil porque os sintomas são muito semelhantes aos de outras doenças parasitárias. No caso da amebíase intestinal, pode haver um diagnóstico clínico em razão do quadro grave dos indivíduos, bem como uma confusão diagnóstica que requer a confirmação da presença do parasita por meio de exames laboratoriais.

Na maioria dos casos assintomáticos ou assintomáticos, os cistos são investigados nas fezes por meio do método HJP (Hoffmann, Pons e Janer, ou método de sedimentação espontânea) e Faust (ou método de centrifugação-flutuação), os quais podem ser realizados em uma ou múltiplas coletas de fezes.

Em caso de diarreia ou fezes pastosas, por outro lado, as formas de trofozoítos são procuradas com preparações frescas ou mesmo coradas com hematoxilina férrica. Vale ressaltar que trofozoítos coletados podem ser encontrados em material de punção de abscessos cutâneos e hepáticos.

Tratamento

Tanto o diagnóstico quanto o tratamento precoce são muito importantes, principalmente para prevenir a amebíase extraintestinal. Para as formas intestinais, os medicamentos mais comumente usados são os derivados imidazólicos (por exemplo, metronidazol, nitroimidazol, ornidazol).

PROFILAXIA

A amebíase é uma doença parasitária transmitida pela via fecal-oral, portanto, os princípios de prevenção são os mesmos da giardíase, tais como manipulação adequada de alimentos, higiene pessoal, tratamento apropriado da água e descarte correto das fezes.

3.3 Nematelmintos parasitos do homem

Os nematelmintos são helmintos pertencentes ao filo Nematoda e têm corpo cilíndrico e alongado. Entre os nematelmintos de interesse médico, há representantes com ciclos biológicos monoxênico e representantes com ciclos biológicos heteroxênico.

Os nematelmintos que não têm hospedeiro intermediário no ciclo monoxênico e devem passar parte do ciclo no solo (para seu próprio desenvolvimento) são chamados de *geo-helmintos*.

3.3.1 Ascaridíase

A ascaridíase é descrita como a mais frequente das helmintoses, atingindo em torno de 30% de toda a população mundial, e 70 e 90% acometem crianças de 1 a 10 anos. A ascaridíase é favorecida por condições precárias de saneamento e clima quente.

Popularmente conhecida como *lombriga* ou *bicha*, a fêmea pode produzir em torno de 200 mil ovos, sendo estes resistentes quando em meio exterior e em temperaturas elevadas, podendo se manter viáveis por vários meses.

Aspectos biológicos

Agente etiológico

- Família: Ascarididae
- Espécie: *Ascaris lumbricoides*

Morfologia

A morfologia desse parasito deve ser estudada considerando as fases evolutivas do ciclo biológico: vermes machos e fêmeas. Em geral, no entanto, as formas adultas do Ascaris são robustas, cilíndricas, com membros longos e delgados. Além disso, as formas adultas apresentam coloração branco-rosada e uma boca constituída de três lábios musculosos.

O macho tem comprimento que varia de 20 a 30 cm, com dois espículos curvos e uma cauda encurvada ventralmente. Já a fêmea é considerada maior em comparação ao macho, medindo aproximadamente 30 a 40 cm e cauda afilada.

Os ovos do *Ascaris* medem aproximadamente 60 µm por 45 µm, tendo três membranas: uma mais interna (constituída de proteínas e lipídios), a média (contendo quitina e proteínas) e uma mais externa (constituída por mucopolissacarídeos, assemelhando-se a casca de abacaxi). Quando decorticado ou fértil, o ovo apresenta um formato arredondado, pois não produz membrana mucopolissacarídica; já quando é infértil, tem formato mais alongado.

Figura 3.13
(A) Verme adulto e (B) ovo fértil de *Ascaris lumbricoides*

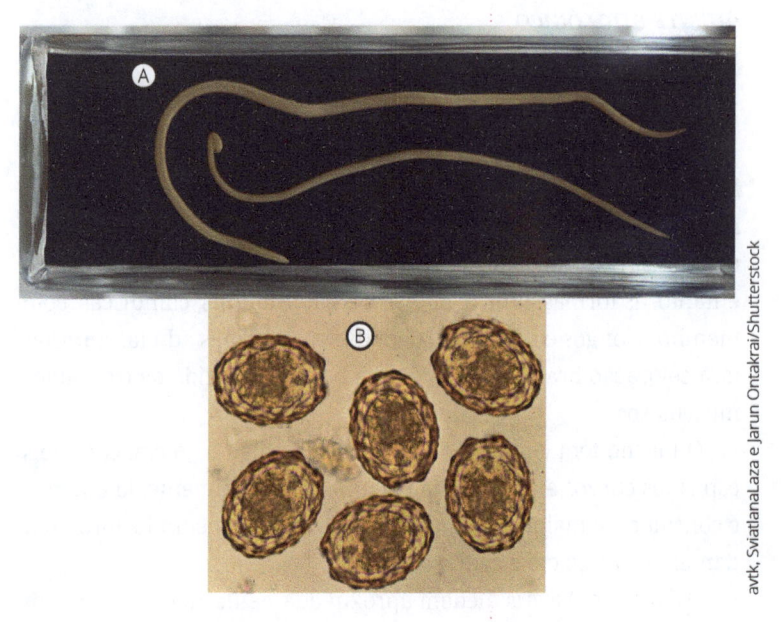

Habitat

O *Ascaris lumbricoides* vive no intestino delgado humano, especialmente no jejuno e no íleo, mas, em infecções mais graves, o parasita pode recobrir toda a extensão do intestino.

Transmissão

A ascaridíase é transmitida pela ingestão de água ou alimentos contaminados com ovos larvados do parasito. Aves, insetos (baratas e moscas) e poeiras são potenciais veiculadores dos ovos de *A. lumbricoides*.

Além disso, os ovos têm excelente capacidade de aderir às superfícies, o que é um fator-chave para a propagação de parasitas; portanto, uma vez que os ovos estejam presentes em alimentos ou em ambientes são difíceis de serem removidos por lavagens, sendo necessário o uso de substâncias capazes de inviabilizar o desenvolvimento dos ovos.

CICLO BIOLÓGICO OU CICLO DE LOSS

O ciclo biológico de *A. lumbricoides* é monoxênico e tem um único hospedeiro.

As fêmeas podem por cerca de 200 mil ovos não embrionários por dia, os quais são liberados no ambiente junto de suas fezes. Os ovos são embrionados em 15 dias, a uma temperatura de 25 °C a 30 °C, umidade mínima de 70% e na presença de oxigênio.

Na fase L_1, a primeira larva se desenvolve dentro do ovo, que é do tipo rabditoide, com dois inesôfagos dilatados e uma parte central comprimida. Após uma semana, a larva, ainda dentro do ovo, muda e torna-se L_2 e depois L_3, transformando-se em infectante com seu esôfago rabidtoide.

Em humanos, a forma infecciosa, L_3, persiste no solo por vários meses até ser consumida pelo hospedeiro. Depois que o hospedeiro ingere esses ovos, eles passam pelo trato digestivo e eclodem com as larvas no intestino delgado. Essa eclosão é causada pelo fato de o hospedeiro fornecer fatores e estímulos favoráveis para essa atividade, como pH, temperatura, sais, agentes redutores e principalmente a concentração de CO_2.

Uma vez liberadas, as larvas atravessam a parede intestinal ao nível do ceco, caem nos vasos linfáticos, veias e entram no fígado entre 18 e 24 horas após a infecção. Após 2-3 dias, as larvas atingem o coração através da veia cava superior ou inferior e são encontradas nos pulmões após 5 dias.

Após 8 dias de infecção, as larvas se mudam para L_4, rompem os capilares e caem nos alvéolos, onde mudam para L_5. As larvas então sobem pelos brônquios e traqueia em direção à faringe e podem ser expelidas pela tosse ou deglutição, passando ilesas pelo estômago e tornando-se adultas dentro de 20 a 30 dias após a infecção, quando se instalam no intestino.

Aos 60 dias, as larvas atingem a maturidade sexual, ovulam e saem nas fezes do hospedeiro. Os vermes que atingem a idade adulta têm uma vida útil de 1 a 2 anos.

Figura 3.14
Ciclo de vida do *Ascaris lumbricoides*

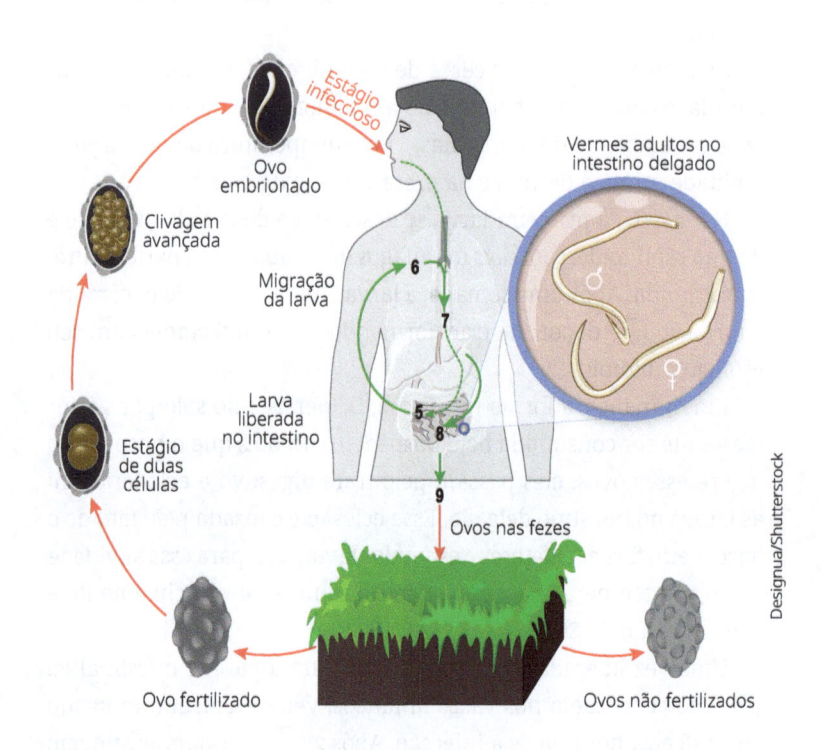

- Ovo embrionado — Estágio infeccioso
- Clivagem avançada
- Estágio de duas células
- Ovo fertilizado
- Ovos não fertilizados
- Ovos nas fezes
- Migração da larva
- Larva liberada no intestino
- Vermes adultos no intestino delgado

Designua/Shutterstock

Patogenia

A ascaridíase ocorre em estágios. A fase pulmonar começa quando as larvas migram pelos pulmões, causando febre, tosse e dificuldade para respirar. Na fase intestinal, os vermes são capazes de causar efeitos devastadores (prejudicar o desenvolvimento físico e mental de crianças e também causar desnutrição nos indivíduos, pois os vermes, além de causar diarreia, alimentam-se de carboidratos, proteínas, vitaminas, gorduras), cólicas estomacais, efeitos tóxicos (causando convulsões e urticária pelas interações entre antígenos do parasita e anticorpos do hospedeiro) e locais ectópicos (fazendo com que os vermes se movam de sua casa para outros órgãos, como pâncreas, vesícula biliar e ductos biliares), até ser excretado pelas narinas, pela boca ou pelo ânus.

Isso acontece quando a carga parasitária é muito alta ou por irritação dos parasitas e bloqueia a passagem do alimento pelo intestino. Se o caso não for resolvido com o tratamento, é necessário realizar cirurgia para retirar o parasita, pois complicações podem levar à morte.

Diagnóstico

Pode-se diagnosticar essa doença por exames parasitológicos de fezes, durante os quais a busca de ovos do parasita é feita via microscopia. O método mais utilizado, atualmente, é o HPJ, ou sedimentação por gravidade desses ovos.

Tratamento

Essa doença pode ser tratada com medicamentos como tetramisol, albendazol e mebendazol. Além disso, a pessoa deve seguir uma dieta rica em nutrientes completos, como vitaminas (principalmente A e C) e proteínas.

No caso de obstrução intestinal causada por vermes enovelados, o paciente deve estar em jejum, tratado com medicamentos apropriados e fornecido com óleo mineral por sonda nasogástrica. Caso contrário, a cirurgia será a maneira mais eficaz de remover o bolo do verme.

Profilaxia

A prevenção da áscaris baseia-se em medidas de educação sanitária, limpeza adequada de frutas e vegetais crus, proteção de alimentos contra poeira e insetos e construção de redes de esgoto com tratamento adequado. Como o homem é quase a única fonte de infecção, a prevenção contra esses parasitas torna-se uma medida preventiva.

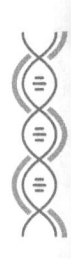

3.3.2
Tricuríase

Assim como a ascaridíase, a tricuríase ocorre em todo o mundo e é mais comum em crianças. Ambos os parasitas podem afetar o mesmo indivíduo ao mesmo tempo, pois as condições necessárias para sua propagação e seu desenvolvimento são semelhantes.

Aspectos biológicos

Agente etiológico

- Família: Trichuridae
- Espécie: *Trichuris trichiura*

Morfologia

Os vermes adultos da tricuríase têm o corpo em forma de chicote, com o dorso mais grosso e a frente mais fina, apresentando dimorfismo sexual. A fêmea tem 4 cm de comprimento e cauda estreita, e o macho tem 3 cm de comprimento e barriga curvada.

Os ovos medem cerca de 50 µm por 20 µm, com duas membranas envolvendo os gametas. Em forma comparativa, os ovos se assemelham a um barril com duas tampas em cada extremidade contendo pontos de massa mucoide.

Figura 3.15
(A) Forma ovoide e (B) verme adulto do *Trichuris trichiura*

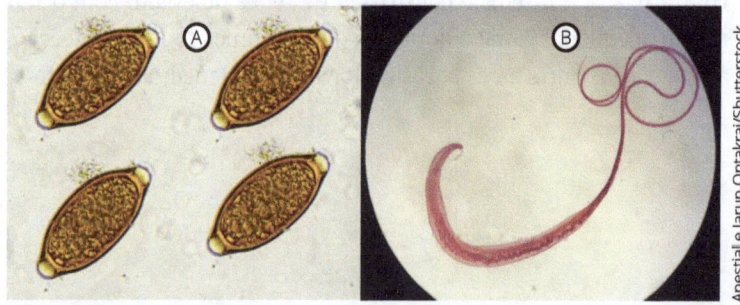

Anestial e Jarun Ontakrai/Shutterstock

Habitat

O *T. trichiura* habita o intestino grosso, com a cabeça mergulhada na mucosa na região do ceco e do colón ascendente do hospedeiro.

Transmissão

Os ovos de trichiura são eliminados pelas fezes do hospedeiro infectado e, consequentemente, acabam contaminando ambientes que não tenham saneamento básico adequado. Os ovos apresentam resistência a condições ambientais e são disseminados pela água ou pelo vento, infectando alimentos líquidos e sólidos, que são ingeridos pelo hospedeiro.

Os ovos de *T. trichiura* podem ser disseminados por meio de moscas domésticas, pois estas transportam os ovos do local em que as fezes foram depositadas até os alimentos do hospedeiro.

Ciclo biológico

O *T. trichiura* tem um ciclo direto e monoxênico, que não passa pelos pulmões. Quando os ovos larvais são ingeridos, são liberados no intestino delgado e as larvas se movem para o ceco. Nessa área, elas se tornam adultas.

As fêmeas e os machos entram em processo de acasalamento, e os ovos são liberados nas fezes um mês após a infecção.

É importante ressaltar que o parasita é encontrado tanto em humanos quanto em macacos.

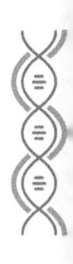

Figura 3.16
Ciclo de vida do *Trichuris Trichiura*

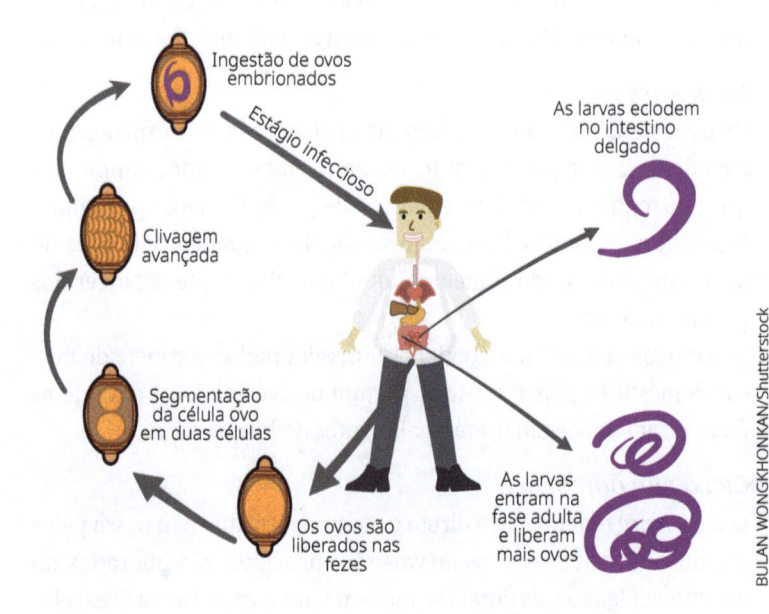

- Ingestão de ovos embrionados
- Estágio infeccioso
- As larvas eclodem no intestino delgado
- Clivagem avançada
- Segmentação da célula ovo em duas células
- Os ovos são liberados nas fezes
- As larvas entram na fase adulta e liberam mais ovos

BULAN WONGKHONKAN/Shutterstock

Patogenia

Como já mencionado, o *T. trichiura* adere à mucosa cecal pressionando sua cabeça e excretando uma substância lítica produzida pelas glândulas esofágicas, causando sangramento e ulceração.

Se o número de parasitas for muito alto, os vermes atingem o reto, causando sangramento da mucosa local e edema, em razão da tensão durante a evacuação, além de tenesmo e prolapso retal. O sangramento contínuo pode provocar anemia na pessoa afetada e prejudicar o desenvolvimento das crianças.

Diagnóstico

A *tricuríase* tem apresentação clínica inespecífica, necessitando de exames laboratoriais para confirmação da doença parasitária.

Esse teste é considerado de referência para o diagnóstico de doenças parasitárias. O exame parasitológico das fezes é realizado por

HPJ ou método de sedimentação por gravidade para pesquisa de ovos do parasita.

Tratamento
A *tricuríase* é efetivamente tratada com medicamentos como ivermectina, albendazol e mebendazol. Além disso, a alimentação deve ter atenção especial, com alimentos leves, ricos em vitaminas, proteínas, sais minerais e ferro.

Profilaxia
O *T. trichiura* tem apenas uma fonte epidemiológica: humanos. As medidas preventivas para esse parasita são as mesmas da ascaridíase.

3.3.3 Enterobiose (Oxiuríase)

A helmintose é a enterobiose mais comum nos países desenvolvidos e de clima temperado, atingindo principalmente as crianças. O gênero Enterobius contém muitas espécies que são parasitas de roedores e primatas, mas apenas *E. vermicularis* é exclusivo dos humanos.

Aspectos biológicos

Agente etiológico

- Família: Oxyuridae
- Espécie: *Enterobius vermicularis*

Morfologia
Os parasitas adultos são filiformes e brancos e têm as asas basais características da família (cabeçadas por extensões laterais). Eles também exibem dimorfismo sexual: o macho tem uma cauda curvada ventralmente (meio centímetro de comprimento) e a fêmea uma cauda estreita (um centímetro de comprimento). Quando a fêmea está grávida, seu abdômen é preenchido por ovos, que têm duas

membranas transparentes e finas em forma de D, medindo aproximadamente 50 μm × 20 μm.

Figura 3.17
(A) Forma ovoide e (B) forma larvária do *Enterobius vermuculares*

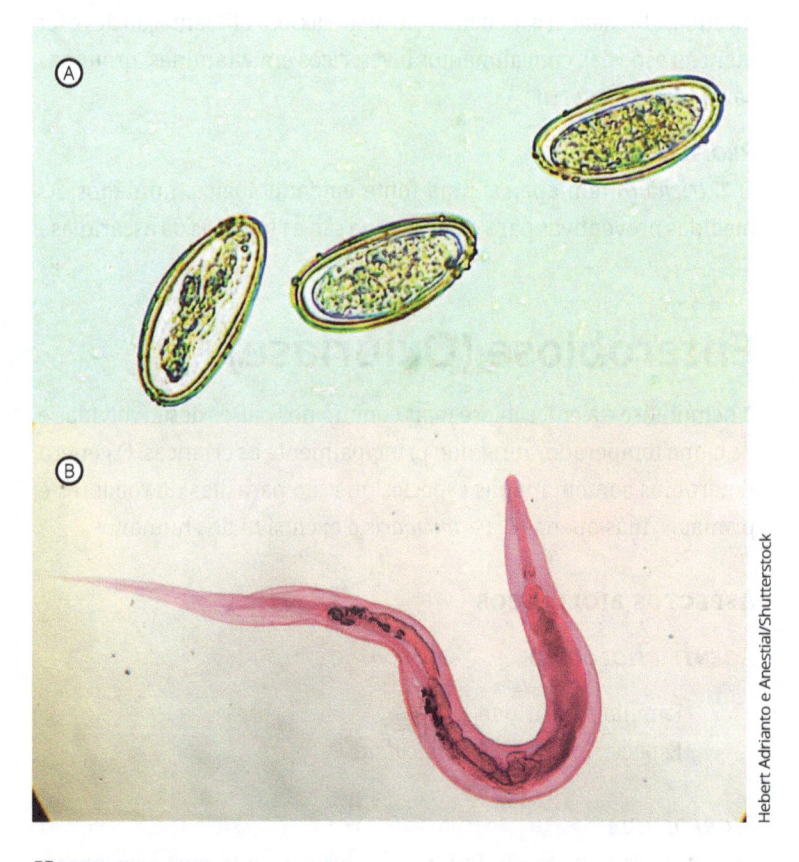

Habitat

O *Enterobius vermicularis* vive no apêndice cecal e no ceco. Nas fêmeas grávidas (contendo de 5 a 16 mil ovos), as larvas migram para a área perianal após a maturação dos ovos.

Transmissão

Ocorre inicialmente pela ingestão de alimentos ou água contaminados com os ovos das larvas do parasita, por autoinfecção externa ou mesmo pela inalação de ovos presentes em poeiras.

Ciclo biológico

O parasita tem ciclo monoxênico, ou seja, envolve apenas um hospedeiro, o macho. Os ovos ingeridos pelos humanos passam pelo trato digestivo e se instalam no intestino delgado, onde liberam larvas que migram para o ceco e se tornam adultos.

Após o acasalamento, os vermes machos são eliminados; as fêmeas, por outro lado, ficam cheias de ovos, migram para o ânus (principalmente à noite graças ao calor do cobertor), estouram e liberam os ovos e infectam-se em poucas horas.

No momento em que os ovos eclodem liberando larvas, ocorre a autoinfecção interna na área retal, onde as larvas migram para o ceco e se tornam adultas. Um exemplo de autoinfecção é uma criança que coça a região do ânus e coloca a mão na boca e engole os vermes que foram eliminados.

Figura 3.18
Ciclo de vida do *Enterobius vermiculares*

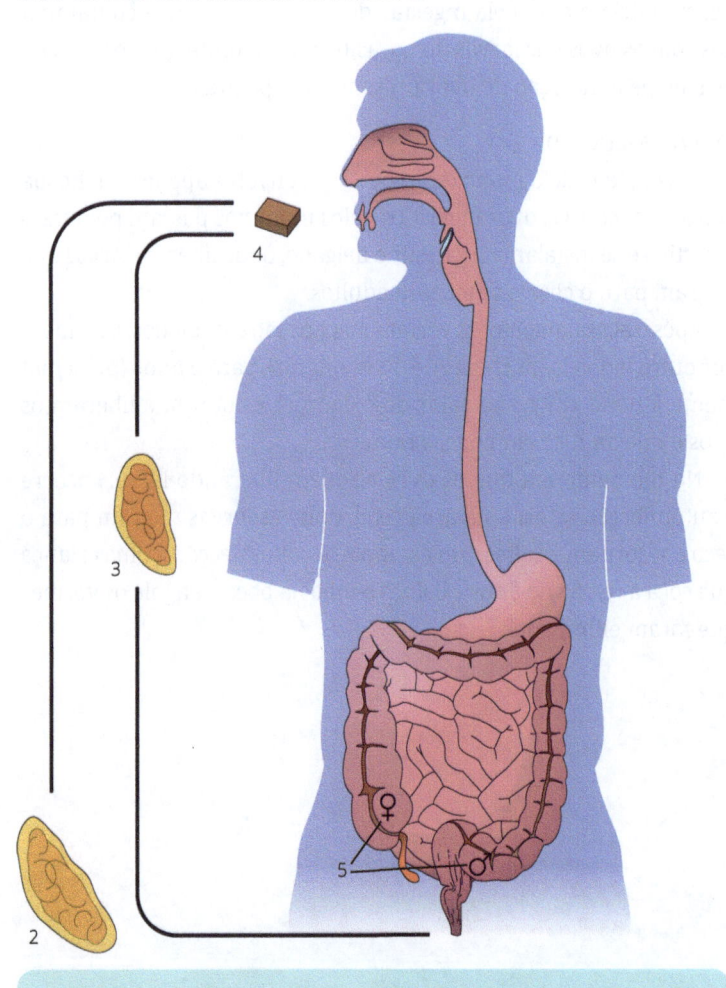

1. ovos depositados na região perianal;
2. ovos no meio exterior, contaminando alimentos;
3. ovos na região perianal levados à boca pelas mãos;
4. ingestão de ovos embrionados; eclosão das larvas no intestio delgado; migração das larvas até o ceco; vermes adultos;
5. machos e fêmeas no ceco. Cerca de 30 a 40 dias após a infecção, as fêmeas já estão repletas de ovos.

Fonte: Neves et al., 2005, p. 286.

Patogenia

A infestação por *E. vermicularis* é geralmente considerada assintomática. Quando muitos parasitas estão presentes, uma pessoa pode relatar dor na área do ceco e desconforto abdominal.

Um dos sinais mais característicos da parasitose é a coceira na região anal. Isso ocorre como resultado da entrada da fêmea nessa região, o que causa desconforto, irritação e tensão.

As bactérias podem causar ferimentos e infecções quando um adulto ou criança coça a região anal.

Diagnóstico

Para diagnosticar enterobiose, a área perianal é pesquisada em busca de ovos e/ou fêmeas do parasita usando a técnica de Graham, também conhecida como *método da fita* ou *fita adesiva*. Essa técnica consiste em usar um pedaço de fita adesiva presa ao tubo com a parte adesiva voltada para fora e colocar a fita sobre a região anal algumas vezes. Após esse procedimento, a fita é colocada sobre uma lâmina de vidro e examinada em microscópio comum, verificando-se a presença de ovos ou vermes fêmeas.

Tratamento

Os parasitos de *E. vermicularis* são sensíveis aos medicamentos utilizados no tratamento, como revectina e albendazol. Mas, além da medicação, é preciso tomar precauções, porque a infecção parasitária pode durar para sempre.

Profilaxia

Os vermes intestinais têm múltiplas possibilidades de transmissão e são responsáveis por parasitoses recorrentes permanentes e crônicas, dificultando em alguns casos medidas preventivas.

As medidas a tomar incluem: cortar as unhas das crianças, ensiná-las a lavar as mãos antes de comer, proteger os alimentos de insetos e poeira, usar aspirador de pó ou pano úmido em vez de vassoura (porque os ovos são muito leves e podem flutuar quando uma vassoura é usada), dobrar as roupas de cama (não agitar) e fervê-las.

3.3.4
Ancilostomose e necatorose (amarelão)

A ancilostomíase causa anemia grave e crônica no hospedeiro. No entanto, eles também são chamados de *ancilostomatidoses* (referindo-se à família Ancylostomatidae) porque não fazem distinção de espécie com base na morfologia dos ovos quando um exame parasitológico das fezes é realizado.

Em áreas de condições sanitárias precárias, mas com condições geoclimáticas favoráveis, os parasitas contidos nas fezes humanas podem escapar naturalmente ou entrar em várias redes fluviais, destruindo jardins, solo e água, contaminando as cidades que abastecem.

Os parasitas são mais comuns nas áreas costeiras em razão de seus solos argilo-arenosos, além da alta umidade e temperatura nessas áreas.

Recentemente, o tipo *A. ceylanicum* foi encontrado em humanos, tendo cães e gatos como hospedeiros primários. Outros tipos de *Ancylostoma* infectam esses animais, e as larvas podem entrar no corpo causando vários sintomas e síndrome de larva migrans.

Aspectos biológicos

Agente etiológico

- Família: *Ancylostomatidae* (Alguns autores referem-se à família como *Ancylostomidae*)
- Espécies:
    - *Ancylostoma duodenalis*
    - *Necator americanus*

Morfologia

Os adultos têm um corpo frontal ligeiramente curvado. A cavidade oral apresenta um disco cortante na região Necator e dentes nos Ancylostoma. Graças a seu dimorfismo sexual, o macho tem cerca de 0,5 cm e apresenta cauda estendida com um saco copulador. As fêmeas têm 1 cm e uma extremidade traseira pontiaguda. Os ovos são ovais e tem uma única membrana transparente, medindo aproximadamente 60 μm × 30 μm.

No primeiro estágio, também chamado de L_1, as larvas que eclodem dos ovos são rabditoides, caracterizadas por um bulbo alargado no esôfago, com cerca de 300 μm de comprimento. No segundo estágio (L_2), permanece rabditoide e atinge 400 μm. No terceiro estágio (L_3), a larva é chamada de *filarioide* e tem duas bainhas e um esôfago retilíneo. Tem cerca de 600 μm de comprimento, um vestíbulo oral de 10 μm de largura e tem a capacidade de penetrar na pele e tornar-se infeccioso na espécie humana.

Figura 3.19
(A) *Ancylostomidae* (extremidade anterior); (B) Cápsula bucal *Ancylostoma* e (C) ovo de *Ancylostomidae*

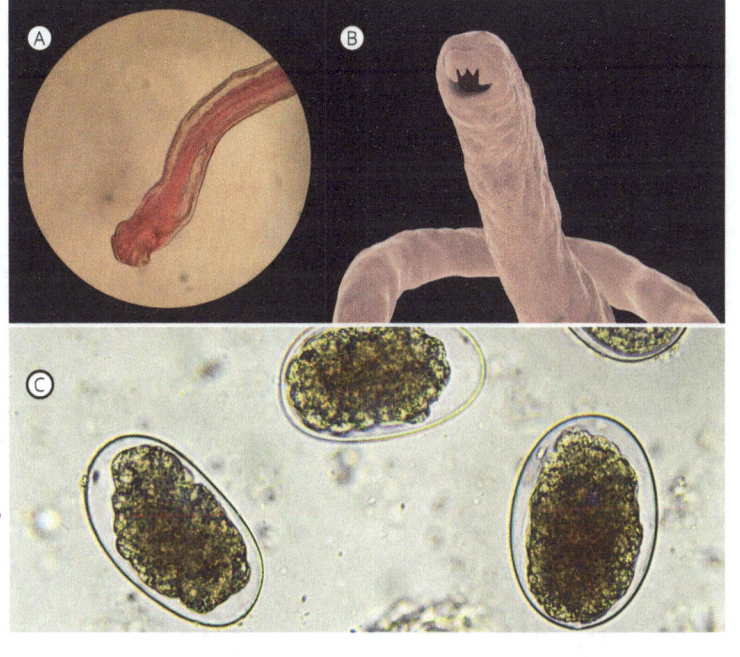

Habitat

Os ancilostomatídeos vivem no duodeno e se ligam à membrana mucosa pela cápsula bucal.

Transmissão

O parasito pode ser transmitido ao homem de duas formas: a primeira é pela penetração cutânea de larvas no estágio L_3 (quando entram em contato com qualquer parte do corpo) ou pela ingestão de larvas em água contaminada ou vegetais crus no estágio L_3.

Figura 3.20
Formas larvária de Ancylostomatidae

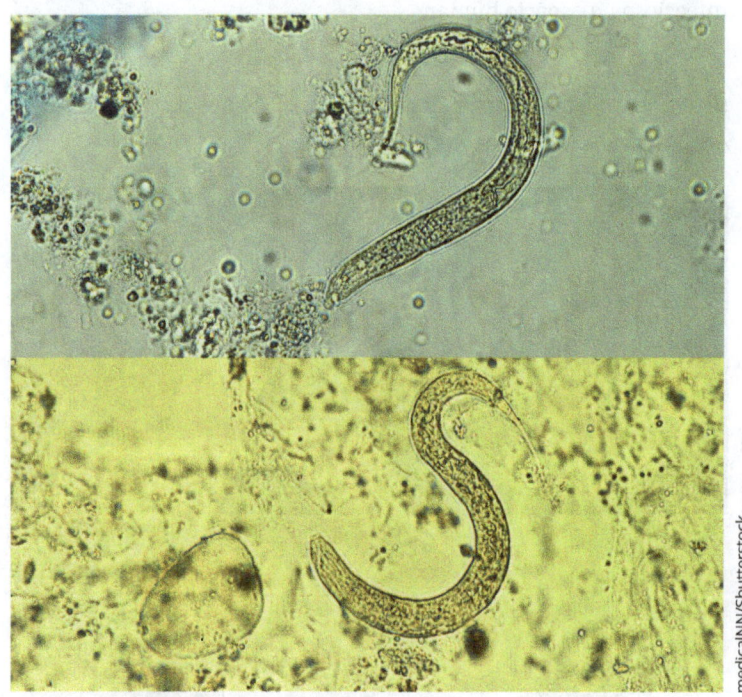

Ciclo biológico

O ciclo de vida dos Ancylostomatidae é monoxênico e indireto, com rota pulmonar, e envolve um único hospedeiro: o ser humano. Eliminados nas fezes, os ovos são retirados dos indivíduos, os quais se desenvolvem em condições favoráveis: solo argilo-arenoso, condições geoclimáticas favoráveis, sombra, umidade e temperatura elevadas, 20-30 °C no caso de Ancylostoma, 25-35 °C no caso do Necator.

A princípio, contêm uma massa de células germinativas que dá origem às larvas do primeiro estágio (L_1). Posteriormente, o ovo para de eclodir e as larvas L_1 se deslocam para L_2 e se desenvolvem no solo, transformando a bainha. O L_2 passa por uma segunda fase de desenvolvimento, na qual se torna L_3 e produz uma nova etapa de desenvolvimento, mas mantém a anterior (adquire uma dupla bainha para ter durabilidade no meio ambiente e pode passar pelo trato digestivo se ingerido).

No estágio L_3, as larvas penetram na pele, entram na corrente sanguínea e se movem pelo fígado e órgãos pulmonares até os alvéolos. A partir desse ponto, eles passam para o estágio L_4, ascendendo à faringe, onde a pessoa pode engoli-los ou tossir.

Quando isso acontece, as larvas passam pelo canal alimentar, chegam ao intestino delgado e mudam para o estágio L_5 (adultos jovens). Logo depois, eles começam a formar órgãos reprodutivos e são capazes de se reproduzir. O período pré-patente é de 35 a 60 dias. Em casos de constipação, os ovos podem eclodir no intestino e liberar larvas em estágio L_1 nas fezes.

Figura 3.21
Ciclo de vida do Ancylostomatidae

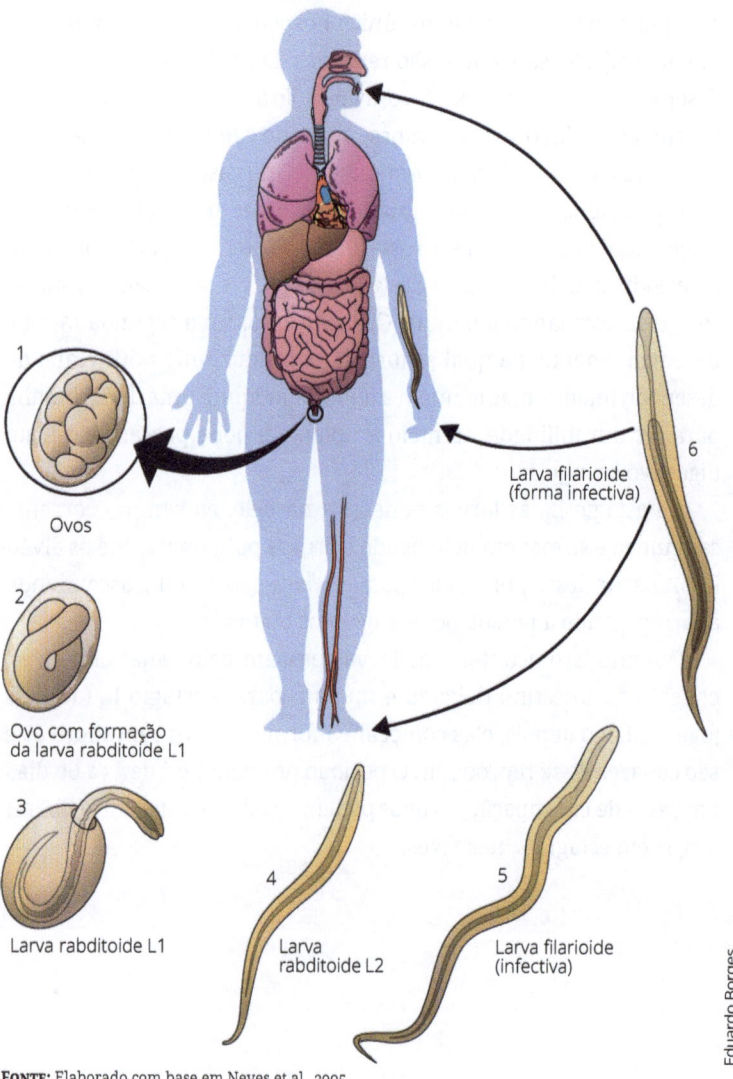

1. Ovos
2. Ovo com formação da larva rabditoide L1
3. Larva rabditoide L1
4. Larva rabditoide L2
5. Larva filarioide (infectiva)
6. Larva filarioide (forma infectiva)

Fonte: Elaborado com base em Neves et al., 2005.

PATOGENIA

Na ancilostomíase, a sensibilidade do hospedeiro e a intensidade dos danos podem variar. Na fase cutânea, a urticária ocorre graças à penetração das larvas na pele humana, o que leva o hospedeiro a sentir ardência e depois coceira, hiperemia e inchaço, o que pode durar alguns dias e depois desaparecer. Se uma pessoa coçar a ferida, pode causar uma infecção secundária por contaminação bacteriana.

Durante a fase pulmonar, o hospedeiro pode apresentar sintomas que duram vários dias, como dificuldade para respirar, febre baixa e tosse, à medida que as larvas passam pelos pulmões.

Já na fase intestinal, o hospedeiro pode apresentar dor epigástrica, mal-estar, cólicas abdominais, diminuição do apetite, dispepsia, diarreia sanguinolenta ou constipação, flatulência, náuseas, vômitos, deglutição e anemia.

Portanto, a fase aguda corresponde ao tempo de passagem das larvas pela pele e tecido pulmonar, e a fase crônica, o momento em que os vermes adultos se instalam no intestino delgado, podendo desencadear anemia (a depender da carga parasitária presente).

A anemia é causada pela hematofagia dos vermes adultos (através da cápsula oral, que causa úlceras na mucosa intestinal) e sangramento das lesões. Os machos acabam migrando de um lugar para outro em busca de fêmeas para acasalar, movimento que pode causar úlceras em diferentes partes da mucosa.

A quantidade de sangue perdida pelo hospedeiro está diretamente relacionada ao número de parasitas. Curiosamente, *A. duodenale* pode consumir de 0,05 a 0,3 ml sangue por dia e por verme e o *N. americanus* 0,01 a 0,04 ml por dia e por verme.

Considera-se até 50 ovos por grama de fezes carga parasitária baixa, e o hospedeiro costuma ser assintomático. Já de 51 a 100 ovos por grama de fezes é um número de parasitas considerado médio, com sintomas leves.

Com mais de 100 ovos por grama de fezes, a carga é considerada alta e pode causar anemia grave no hospedeiro. Parte do sangue perdido é reabsorvido na mucosa intestinal por sangramento da úlcera e por hematofagismo (é um hábito parasita que impõe perda de sangue ao hospedeiro).

Se a criança hospedeira for diagnosticada com algum grau de desnutrição antes da infestação, o desenvolvimento mental e físico pode ser prejudicado.

Diagnóstico

O diagnóstico é feito pelo exame parasitológico de fezes pelo método HPJ ou por sedimentação por gravidade, buscando-se ovos e/ou larvas pelo método de Baermann-Moraes (específico para larvas).

A microscopia comum não pode distinguir morfologicamente ovos e larvas, portanto, não é possível diferenciar gêneros. Assim, quando diagnosticados, são referidos como ovos e larvas de *Ancylostomatidae*, referindo-se à família.

Tratamento

Assim como ocorre com outros parasitas, os medicamentos albendazol, levamisol ou mebendazol podem ser usados para tratar infestações por ancilostomídeos. No caso de anemia, o tratamento deve ser acompanhado de dieta rica em ferro e, nas anemias mais graves, pode ser necessária a adição de sulfato ferroso.

Profilaxia

Além do uso de calçados fechados, as medidas preventivas baseiam-se na educação em saúde, limpeza adequada dos esgotos domésticos, lavagem adequada dos alimentos crus consumidos e medidas relacionadas ao tratamento de intoxicações medicamentosas.

Como os seres humanos são a única fonte de infecção, o tratamento em massa contribuiu significativamente para o sucesso da prevenção dessa doença.

3.3.5
Larva migrans

A larva migrans é uma síndrome causada pela migração de larvas de helmintos nematódeos (parasitas de animais) em humanos, que não são os hospedeiros normais desses parasitas. Esses parasitas podem causar as síndromes larva migrans cutânea (LMC), larva migrans visceral (LMV) e larva migrans ocular (LMO).

A distribuição geográfica desse parasito é cosmopolita, sendo mais comum em países tropicais e subtropicais.

Figura 3.22
Larva migrans

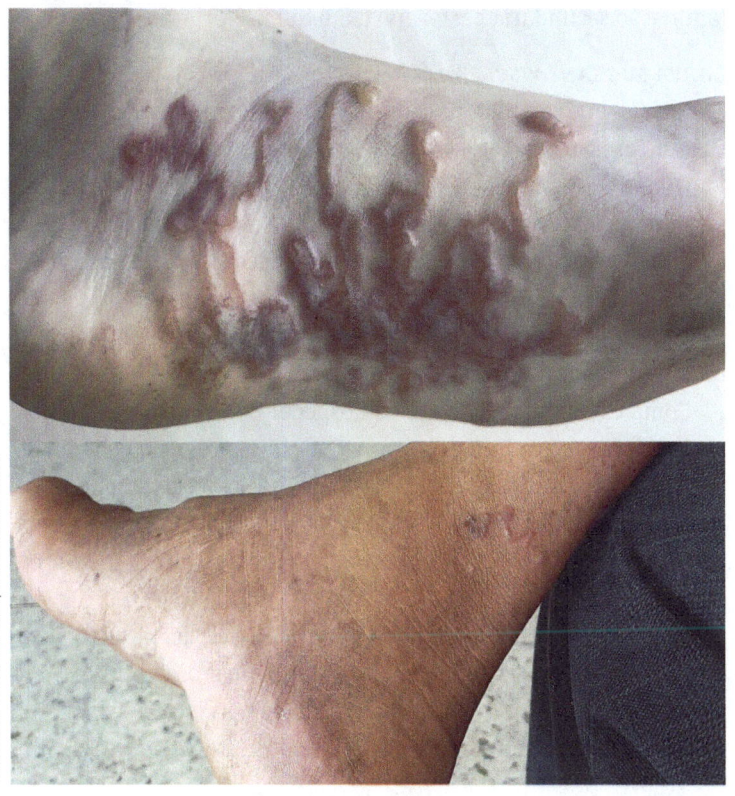

LARVA MIGRANS CUTÂNEA (LMC) OU DERMATITE SERPIGINOSA OU DERMATITE PRURIGINOSA

As espécies Ancylostoma caninum e Ancylostoma braziliense são parasitas que vivem no intestino de cães e gatos e são as causas mais comuns de LMC. No entanto, existem outros gêneros que são parasitas de roedores, gado e outros animais, mas são menos comuns.

Os ovos são excretados nas fezes e eclodem, liberando larvas na L_1. As larvas depois mudam para atingir a forma infecciosa L_3. Depois de invadir a pele humana, as larvas migram pelo tecido subcutâneo por várias semanas, eventualmente causando uma erupção na pele e exibindo uma forma tortuosa. Por essa razão, a síndrome é comumente conhecida como *bicho geográfico*.

Essa síndrome causa no hospedeiro coceira (podendo causar contaminação secundária bacterina) e um intenso prurido.

LARVA MIGRANS VISCERAL (LMV)

As espécies que comumente causam LMV são *Toxocara cati*, *Toxocara canis* e *Toxocara leonina*, sendo cães e gatos os hospedeiros comuns.

Quando os animais são infectados pela primeira vez com esses parasitas, as larvas migram pela traqueia e as larvas adultas se instalam na cavidade intestinal. Após a reinfecção, os cães desenvolvem resistência à presença de vermes adultos, e as larvas no estágio L_3 penetram nos tecidos, concentrando-se em fígado, rins, pulmões e músculos, realizando migração somática.

Como os humanos não são os hospedeiros habituais do *T. canis*, ao ingerirem os ovos infectantes encontrados em água ou alimentos contaminados, têm as larvas L_3 migrando para os tecidos, impedindo o ciclo natural do parasito, o que causa a síndrome LMV. Esta afeta principalmente crianças menores de 5 anos, mas também pode ocorrer em adultos.

As larvas invadem o fígado logo após a infecção, permanecem quiescentes e induzem a formação de granulomas eosinofílicas. A infecção dura de 6 a 18 meses e é autolimitada, as larvas invadem o globo ocular e causam a síndrome de *toxocaríase ocular* (LMO). Em humanos, raramente, elas podem migrar para o sistema nervoso central.

Larva migrans ocular (LMO)

A síndrome LMO ocorre em pessoas que ingerem quantidades relativamente pequenas de ovos de Toxocara, o que facilita a transmissão pelo globo ocular porque não há resposta imune. Se uma quantidade maior de ovos de Toxocara for consumida, as larvas escapam sob a influência dos anticorpos.

O granuloma do polo posterior, granuloma periférico do globo ocular e endoftalmia crônica são as principais alterações que acometem as pessoas com OML, podendo em casos mais graves levar à perda da visão.

Figura 3.23
Toxocaríase ocular

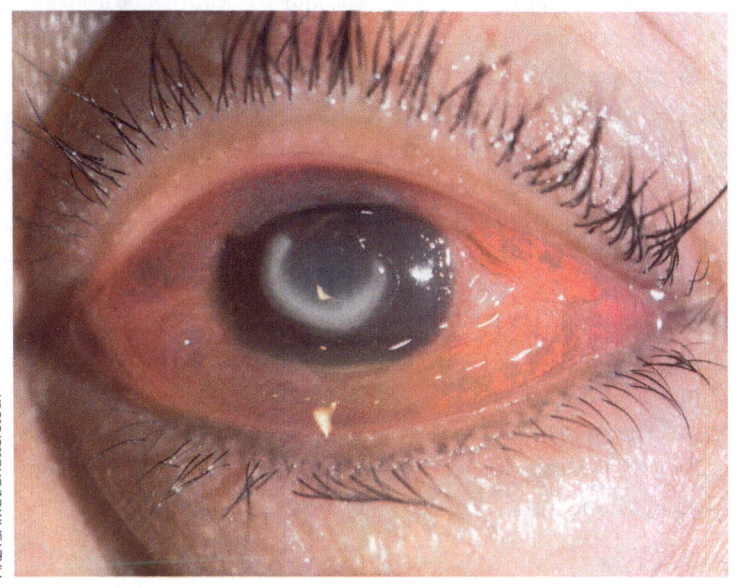

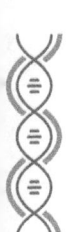

Diagnóstico

As síndromes de LMV e LMO são difíceis de diagnosticar porque as características clínicas não são específicas. Sendo assim, é necessário realizar uma anamnese do paciente para coletar todas as informações necessárias, por exemplo histórico de geofagia e contato com animais, principalmente cães e gatos.

É necessário um diagnóstico diferencial, já que outras doenças apresentam sintomas como reações alérgicas, asma, helmintoses e sobretudo hipereosinofilia. Algumas características específicas merecem menção, e uma delas é a eosinofilia no sangue periférico, que ocorre em pacientes com LMV, mas não em pacientes com LMO. Uma possível razão é o pequeno número de larvas, que não estimula uma reação adequada.

As larvas podem ser identificadas por biópsia com fragmentos de tecido removidos para análise e/ou por triagem de antígenos do parasita por elisa usando um anticorpo anti-Toxocara ligado à enzima.

Os exames de imagem, como ultrassonografia, são ferramentas úteis para localizar lesões granulomatosas e podem revelar alterações hepáticas no LMV. Já na LMO, pode ser realizado um exame oftalmológico para identificar as lesões características da síndrome.

Os anticorpos anti-toxocara podem ser detectados no fluído ocular, no líquido cefalorraquidiano e no soro usando um teste elisa.

Tratamento

O tratamento da LMV pode ser realizado utilizando-se os medicamentos levamisole, mebendazol e albendazol e, se necessário, é possível administrar corticoides para controlar os focos inflamatórios graças à morte de larvas e à liberação de antígenos parasitários. Na LMO, os anti-helmínticos são ineficazes e, portanto, os corticoides são usados quando o dano retiniano é detectado pela primeira vez.

Profilaxia

A prevenção da síndrome larva migrans baseia-se principalmente no tratamento regular de animais de estimação (cães e gatos) com anti-helmínticos. Também é necessário evitar o acesso de animais de estimação a creches, parques, praças públicas e caixas de areia de praia.

3.3.6 Estrongiloidíase

Essa é uma parasitose que vem ganhando importância com o passar dos anos por seu caráter oportunista. É mais comum em áreas rurais, mas tem sido relatado com mais frequência em áreas urbanas. É o único helminto que tem capacidade de se reproduzir no hospedeiro em razão da peculiaridade de seus mecanismos de transmissão.

A distribuição geográfica da estrongiloidíase é mundial, mas a incidência é menor que a dos ancilostomídeos. Isso ocorre porque as larvas infectantes têm vida mais curta e não contam com dupla bainha.

Aspectos biológicos

Agente etiológico

- Família: Strongyloididae
- Espécie: *Strongyloides stercoralis*

Morfologia

As fêmeas partenogenéticas são vermes adultos que parasitam humanos, medem 2 mm de comprimento e têm corpo delgado. Na natureza, as fêmeas têm 1,5 mm de comprimento e caudas afiladas. Os machos têm 0,7 mm de comprimento e cauda curvada ventralmente.

As larvas rabditoides têm cerca de 200 μm de tamanho e diferem das larvas de *Ancylostomatidae* por terem um primórdio genital bem definidos. No segundo estágio (L_2), as larvas rabditoides medem 350 μm. No terceiro estágio (L_3), quando as larvas são filarioides, medem cerca de 500 μm, que é a forma que infecta o homem e difere das larvas filamentosas de *Ancylostomatidae*.

Figura 3.24
Strongyloides stercoralis: (A) Fêmea adulta; (B) Larva rabditoide; (C) Larva filaroide

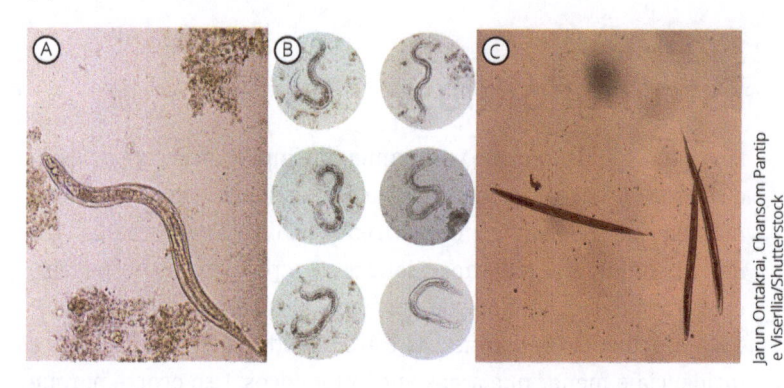

Habitat

As fêmeas de *S. stercoralis* vivem no intestino delgado, principalmente no duodeno e no jejuno, onde fixam sua cabeça à mucosa dessa região.

Transmissão

A estrongiloidíase é transmitida pela penetração de larvas de filária do solo na pele humana e por mecanismos de autoinfecção (internos e/ou externos).

Ciclo biológico

S. stercoralis tem dois tipos de ciclos, direto e indireto, e nenhum deles é monoxênico (envolve um hospedeiro, o ser humano).

Ciclo direto ou partenogenético

Em um ciclo direto, os rabditoides (L_1) retirados do solo, que devem ter condições climáticas e de solo adequadas e são triploides (3n), evoluem para rabditoides (L_2) e depois para filarioides (L_3), com capacidade de penetrar na pele humana.

CICLO INDIRETO OU DE VIDA LIVRE OU SEXUADO

Sob condições adequadas de solo e clima, quando haploides (n) ou diploides (2n), as larvas L_1 se desprendem no solo, onde se desenvolvem em machos e fêmeas de vida livre. Após o acasalamento, os ovos da fêmea desenvolvem-se em larvas rabditoides triploides e, posteriormente, em filarioides infectivas (L_3). Essas larvas penetram na pele humana, entram na corrente sanguínea e chegam aos pulmões, onde entram precisamente nos alvéolos e se desenvolvem em L_4, passando pela árvore brônquica até a faringe, na qual são deglutidas ou tossidas.

Quando ingeridas, as larvas L_4 passam pelo trato gastrointestinal até atingir o intestino delgado e sofrem uma nova muda, transformando-se em fêmeas partenogenéticas e começam a excretar ovos larvais dentro de 17 a 25 dias após a infecção.

As larvas rabditoides são excretadas nas fezes quando eclodem no intestino delgado. Em casos de constipação intestinal, pode ocorrer autoinfecção interna, quando as larvas se transformam no intestino em filarioides infectantes.

Outro mecanismo de transmissão é a autoinfecção externa. Esse mecanismo é comum em crianças ou idosos que usam fraldas com resíduos fecais por muito tempo por falta de higiene, o que faz as larvas rabditoides da área evoluírem para filarioides infectantes.

Figura 3.25
Ciclo de vida do *Strongyloides stercoralis*

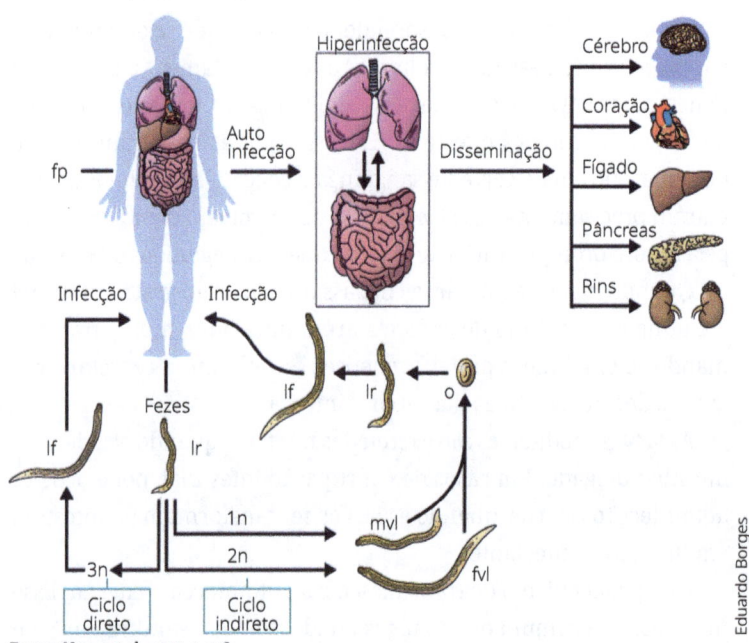

FONTE: Neves et al., 2005, p. 278.

PATOGENIA

A patogênese associada à estrongiloidíase está relacionada ao estado nutricional, resposta imune aos parasitas, mas principalmente relacionada à carga parasitária.

As manifestações clínicas mais comuns dessa doença parasitária ocorrem nos pulmões, na pele e no intestino, mas, se a carga parasitária for baixa, um indivíduo infectado com parasitas pode não apresentar manifestações clínicas.

Na fase cutânea, os sintomas podem passar despercebidos, contudo, em alguns casos, pode ocorrer dermatite. Na fase pulmonar, pode-se detectar pneumonia, acompanhada de febre, tosse e falta de ar. Na fase intestinal, pode ocorrer lesão da mucosa intestinal, levando a sangramento, ulceração e infiltrados mononucleares em razão das larvas fêmeas partenogenéticas e larvas eliminadas.

Casos de hiperinfecção também podem ocorrer. Ou seja, a reinfecção das larvas persiste no tecido conjuntivo, onde a resposta imune é estimulada e ocorre edema e fibrose, causando rigidez da mucosa e alterações no peristaltismo.

Diagnóstico

A estrongiloidíase é diagnosticada pelo exame parasitológico de fezes, principalmente pelo método de Baermann-Moraes, em busca de larvas associadas a esse parasito.

Tratamento

O medicamento específico para estrongiloidíase é o albendazol (que atua em larvas e fêmeas reprodutivas) combinado com uma dieta rica em ferro.

Profilaxia

Além do uso de calçados fechados, as medidas preventivas estão relacionadas à educação em saúde, manutenção e higienização adequada de esgotos domésticos, pois o homem é a única fonte de infecção desse parasito.

Em pacientes imunossuprimidos ou em imunossupressão (transplante de órgãos), o diagnóstico e o tratamento precoces são necessários para prevenir a estrongiloidíase disseminada, que pode ser fatal nesses pacientes.

3.4
Platelmintos parasitos do homem

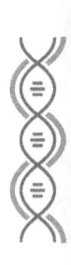

Esses animais apresentam formas corporais variadas, mas sempre com formato achatado dorsoventralmente, daí o nome do grupo. São acelomados com parênquima denso entre o intestino e a parede corporal. A maioria das espécies é parasita, mas algumas são organismos terrestres e comensais. Eles têm protonefrídios para excreção e regulação osmótica e intestino incompleto. Apresentam-se com um sistema reprodutivo complexo, sistema circulatório e as trocas gasosas ocorrem através da superfície do corpo.

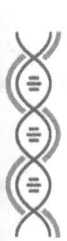

3.4.1 Platelmintos da classe trematoda

A classe Trematodes inclui vermes com ciclos de vida complexos que passam por diferentes hospedeiros durante o desenvolvimento. A identificação correta desses parasitas é importante, pois alguns deles podem ter impactos na saúde humana e animal, na economia e na ecologia.

3.4.1.1 Esquitossomose mansônica (barriga-d'água)

A esquistossomose é uma doença parasitária grave, que afeta aproximadamente 4 milhões de pessoas no Brasil e cerca de 200 milhões de pessoas no mundo todo. A esquistossomose mansônica mata cerca de 200 mil pessoas a cada ano, segundo a Organização Mundial da Saúde (OMS) (Souza et al., 2022).

As doenças parasitárias foram trazidas da África e se espalharam na época graças ao desenvolvimento da navegação, que trouxe portadores de parasitas para outros continentes. Nas Américas, o parasita encontrou nas lesmas seu hospedeiro ideal.

Essa doença parasitária está diretamente relacionada à pobreza em razão de saneamento e condições sanitárias precárias.

Aspectos biológicos

Agente etiológico

- Família: Schistosomatidae
- Espécie: *Schistosoma mansoni*

Morfologia

Os vermes adultos da esquistossomose apresentam anormalidades sexuais. A fêmea tem corpo cilíndrico, com 1,5 cm de comprimento; já o macho tem um corpo em formato de folha com lados curvos, uma fenda longitudinal e um canal ginecóforo que abriga a fêmea. Ambos têm duas ventosas para fixação ao hospedeiro, uma oral e outra ventral.

Os ovos são ovais, com agulhas transversais e miracídios, com cerca de 150 µm × 60 µm, e larvas ciliadas infectam o vetor.

A cercaria é uma larva de 500 µm de comprimento com duas ventosas e uma cauda bifurcada, a qual é infecciosa para humanos.

O caramujo do gênero Biomphalaria, pertencente à família Planorbidae, compreendido pelos moluscos de água doce, é o principal vetor da cercaria. No Brasil, as espécies hospedeira são a *B. straminea*, *B. glabrata* e a *B. tenagophila*.

Figura 3.26
(A) Casal de *Shistosoma mansoni*; (B) Ovo com miracídio; (C) Cercária; (D) *Biomphalaria*

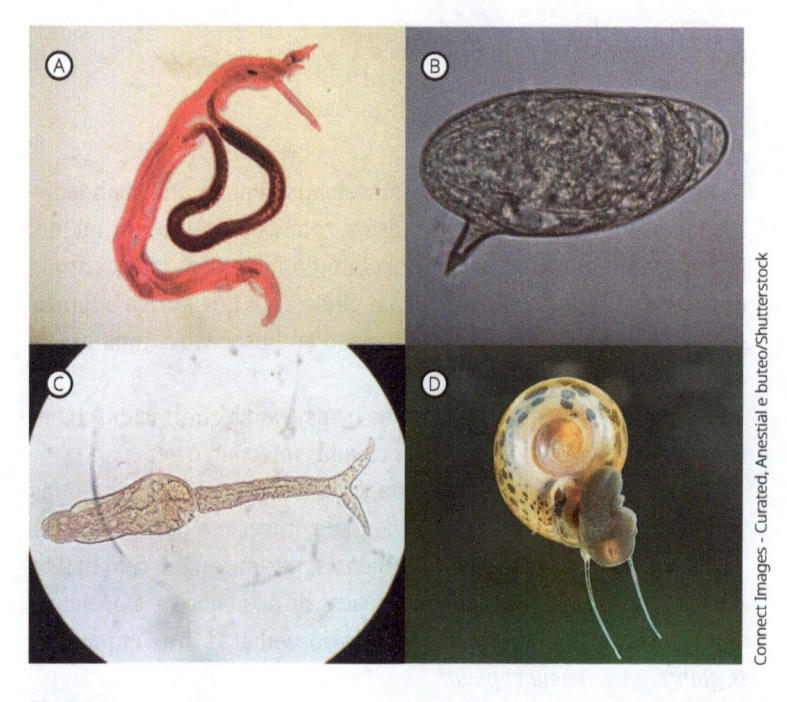

Connect Images - Curated, Anestial e buteo/Shutterstock

HABITAT

O *Schistosoma mansoni* adulto habita o sistema porta-hepático e vive aos pares.

TRANSMISSÃO

As cercárias espalham-se pela pele e membranas mucosas, onde penetram por pernas e pés, ou seja, as partes do corpo mais expostas à água contaminada.

Esse parasita é mais visível das 10h às 16h, quando o sol e o calor são mais intensos. Valas de irrigação, pequenos riachos e barragens são locais de dispersão típicos e mais frequentes.

Ciclo biológico

O ciclo do *S. mansoni* começa com a entrada das cercárias na pele humana, mas apenas com o corpo (porque perderam a cauda), passando a ser chamada de *esquistossômulo*, e o ciclo é descrito como heteroxênico.

O parasita então entra na corrente sanguínea e segue para o sistema hepático, onde se transforma em adulto. Machos e fêmeas acasalam na veia mesentérica, e os ovos são expelidos na camada submucosa do ramo terminal da veia mesentérica inferior.

Uma parte dos ovos passa pela parede intestinal e depois é excretada nas fezes. A outra parte permanece na parede intestinal ou circula na corrente sanguínea desde a veia porta até o fígado.

Ao entrar em contato com a água, os ovos eclodem e liberam os miracídios (estágio larval de vida livre dos vermes), produzindo aproximadamente 100 mil cercárias ao longo da poliembrionia que são infectantes aos moluscos.

Figura 3.27
Ciclo de vida do *Schistosoma mansoni*

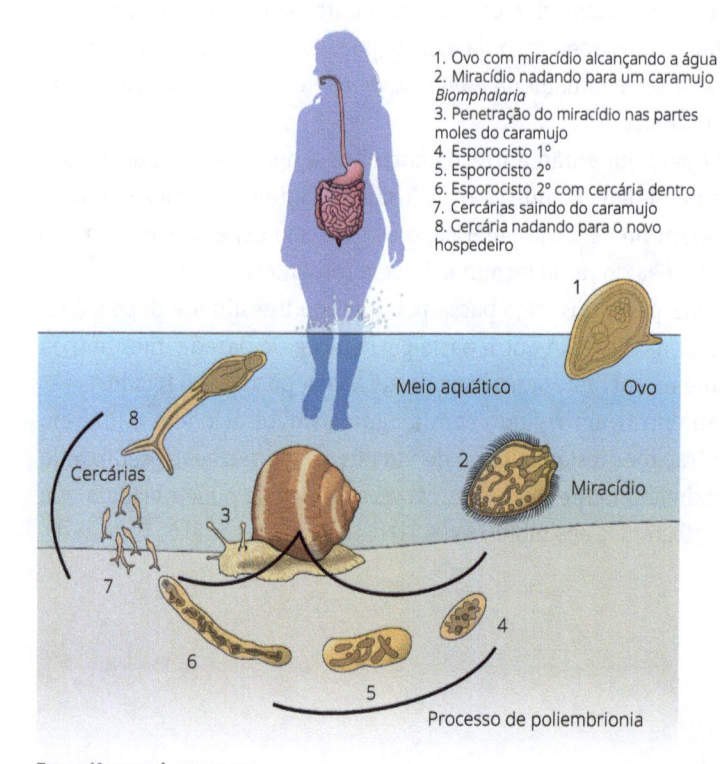

1. Ovo com miracídio alcançando a água
2. Miracídio nadando para um caramujo *Biomphalaria*
3. Penetração do miracídio nas partes moles do caramujo
4. Esporocisto 1º
5. Esporocisto 2º
6. Esporocisto 2º com cercária dentro
7. Cercárias saindo do caramujo
8. Cercária nadando para o novo hospedeiro

Meio aquático — Ovo
Cercárias — Miracídio
Processo de poliembrionia

Eduardo Borges

Fonte: Neves et al., 2005, p. 197.

Patogenia

A maioria das infecções causadas por *S. mansoni* é assintomática. Em humanos, a atividade do parasita é complexa e pode ou não causar doenças graves e morte (especialmente se o diagnóstico e o tratamento forem tardios).

O primeiro sintoma é coceira na pele em razão da erupção cervical. Outros sintomas incluem urticária, inchaço, vermelhidão, espinhas, dor e coceira.

À medida que os esquistossômulos penetram no parênquima hepático e nos pulmões, causam linfadenia generalizada, esplenomegalia, sintomas pulmonares e febre.

Diagnóstico

Como o diagnóstico clínico da esquistossomose pode ser facilmente confundido com outras doenças que causam hepatomegalia e esplenomegalia, é importante obter o histórico médico do paciente para garantir o tratamento adequado.

O exame parasitológico das fezes pela técnica de Hoffman, Pons e Janer ou a técnica de sedimentação por gravidade para procurar ovos de parasitas faz parte do diagnóstico definitivo de uma doença parasitária. Na esquistossomose, o método Kato-Katz também é utilizado tanto qualitativa quanto quantitativamente.

Dependendo do estágio da doença e do número de parasitas, o teste pode dar negativo. Outros estudos confirmaram os resultados, tanto negativos quanto positivos, utilizando métodos imunológicos (Elisa e), nos quais anticorpos anti-*S. mansoni* estavam presentes no soro do paciente.

Tratamento

Os medicamentos oxamniquina e praziquantel estão disponíveis comercialmente para o tratamento de doenças parasitárias. Os pacientes também são aconselhados a seguir uma dieta leve e rica em proteínas.

Profilaxia

A esquistossomose é de difícil prevenção por vários fatores relacionados ao molusco hospedeiro: são de difícil controle, têm ampla distribuição geográfica e ocorrem em regiões quentes.

Alguns métodos de controle da esquistossomose incluem canalização de córregos, construção de redes de esgoto, soterramento de áreas alagadas, controle do hospedeiro com inseticidas de moluscos e controle da eclosão de caracóis.

3.4.1.2
Fasciolose

A fasciolose é classificada como importante zoonose na pecuária, acometendo herbívoros que pastam próximos a pequenos cursos d'água e/ou em terrenos alagados. Seus principais hospedeiros são ovinos e bovinos, mas nos últimos anos foram registrados casos de infecção humana, tornando-o um hospedeiro acidental.

Aspectos biológicos

Agente etiológico

- Família: Fasciolidae
- Espécie: *Fasciola hepática*

Morfologia

Os ovos de *Fasciola hepática* medem aproximadamente 140 µm × 60 µm, são ovoides e apresentam opérculo (abertura por onde a larva ciliada de miracídio emerge após a formação).

Os adultos são hermafroditas e têm corpos espinhosos em forma de folha. O verme tem duas ventosas e mede 3,5 cm.

As cercárias são larvas de miracídios, com caudas bifurcadas, com cerca de 900 µm de comprimento.

O principal vetor é um caramujo do gênero Lymnaea, que pertence à família Lymnaeidae. Os caracóis têm conchas alongadas e cônicas, sendo a espécie de caracol mais comum no Brasil a *L. viatrix*. e *Lymnaea columela*. Eles são encontrados em córregos lentos, riachos, pântanos e lagos.

Figura 3.28
Verme adulto de *Fasciola hepática*

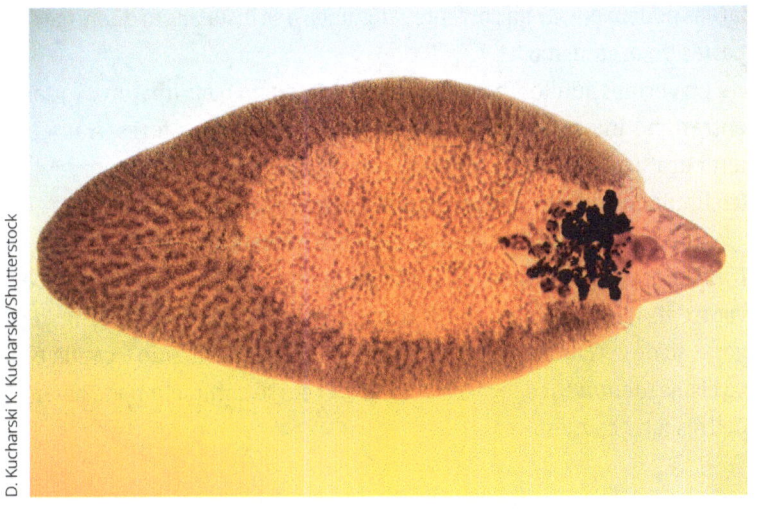

Habitat

A *Fasciola hepática* adulta é encontrada nos ductos biliares e na vesícula biliar de hospedeiros normais (caramujos). Em humanos, são encontrados em alvéolos pulmonares, ductos biliares e outros locais raros.

Transmissão

A *Fasciola hepática* é transmitida pela ingestão de água ou plantas aquáticas contaminadas com metacercárias (cercárias encistadas de moluscos vetores).

Ciclo biológico

O ciclo de *Fasciola hepática* é classificado como heteroxênico, incluindo um hospedeiro vertebrado específico e um hospedeiro intermediário, nesse caso o caramujo Lymnaea.

Esse ciclo começa com a ingestão de metacercárias por seres humanos. Estas desencistam no intestino delgado, perfurando a parede e caem na cavidade abdominal. Em seguida, perfuram a cápsula hepática, migram pelo parênquima até a vesícula biliar e ductos biliares, onde atingem a maturidade sexual dois meses depois. As larvas podem entrar na corrente sanguínea e se instalar em diferentes partes do organismo.

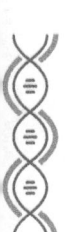

Os vermes adultos (hermafroditas) depositam ovos imaturos (que entram no intestino com a bile) e são excretados nas fezes. A uma temperatura adequada (15-25 °C) no solo, os miracídios emergem (estimulados pela luz solar e contato com a água).

A larva ciliada (miracídio) penetra a área tegumentar do molusco *Lymnaea* sp., produzindo um esporocisto e dando origem a várias larvas (rédias) em seu interior. Estas, por sua vez, dão origem à segunda geração de cercárias, que emergem do molusco, perdendo a cauda e os cistos (denominados *metacercárias*). O curso completo pode levar de três a cinco meses.

Figura 3.29
Ciclo de vida da *Fasciola hepática*

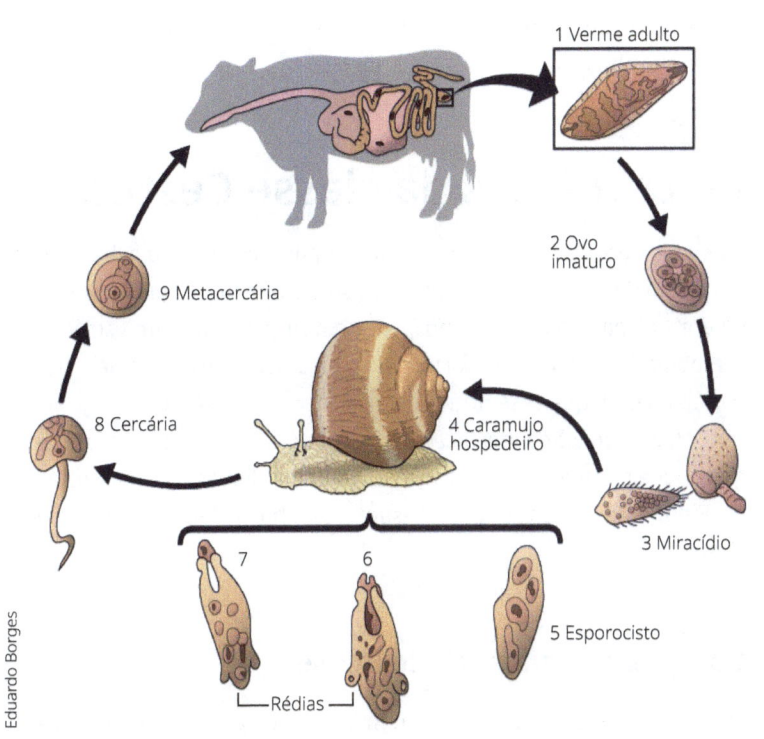

1. Verme adulto nos dutos biliares
2. Ovo eliminado junto com as fezes
3. Miracídio saindo do ovo
4. *Lymnea* sp. onde o miracídio penetrou, dando origem às formas seguintes (5 a 8)
5. Esporocisto
6. Rédias
7. Rédia contendo cercária
8. Cercária livre na água
9. Cercária (metacercária) sendo ingerida pelo carneiro

Fonte: Neves et. al., 2005, p. 224.

Diagnóstico

Para diagnosticar a fasciolose, utiliza-se o método de sedimentação por gravidade ou HPJ para localizar os ovos dos parasitas nas fezes.

Tratamento

A droga usada no tratamento é o triclabendazol, originalmente destinado a fins veterinários, mas que se mostrou eficaz em testes em humanos.

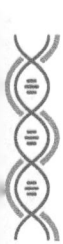

PROFILAXIA

A medida preventiva mais importante é evitar a transmissão da fasciolose ao hospedeiro humano, isolando as hortaliças das fazendas de animais hospedeiros.

3.4.2
Platelmintos da classe Cestoda

Da classe Cestoda fazem parte parasitas cujos corpos são achatados em forma de fita. Os vermes adultos apresentam um escólex (cabeça) e ventosas para fixação do hospedeiro, um pescoço e um estróbilo segmentado (corpo) que forma múltiplos proglotes (espécies multianéis), sendo que esse número varia entre as espécies.

Entre os machos, destacam-se os cestodas hermafroditas, nos quais cada proglote é encontrado nas genitálias feminina e masculina.

E por essas e outras características, têm hospedeiros intermediários e definitivos.

3.4.2.1
Complexo teníase-cisticercose

O complexo teníase-cisticercose tem o mesmo agente causador (Taenia solium), mas em fases diferentes de seu ciclo biológico.

A teníase é caracterizada pela presença de *Taenia solium* ou *Taenia Saginata* no intestino de um humano adulto. As formas larvais desses parasitas, localizadas nos tecidos de suínos e bovinos, são características da cirticercose.

O humano adquire a cisticercose quando é parasitado pela forma larvária da *T. solium*. Quando esse parasita se aloja no Sistema Nervoso Central (SNC), pode causar a neurocisticercose, doença grave que pode levar o paciente à morte.

TENÍASE OU SOLITÁRIA

A tênia, comumente conhecida como *solitária*, apresenta um único verme (daí o nome *T. solium*) encontrado no intestino do hospedeiro, mas há casos em que é encontrado mais de um parasita. Essa infecção parasitária está associada à pobreza, ao consumo de carnes sem inspeção sanitária e à criação de porcos expostos a dejetos humanos.

Aspectos biológicos

Agente etiológico

- Família: Taeniidae
- Espécies:
  - *Taenia solium*
  - *Taenia saginata*

Morfologia

Em geral, as bactérias adultas têm até 3 m de comprimento, mas em alguns casos podem ultrapassar essas dimensões, como *T. solium* (até quatro metros) e *T. saginata* (até oito metros).

O escólex tem quatro ventosas, sendo globuloso na *T. solium* (no ápice apresenta o rostro, armado com acúleos) e quadrangular em *T. saginata*. Essas ventosas e acúleos ajudam o parasita a aderir às paredes da mucosa intestinal. As proglotes surgem da divisão celular constante na região do colo.

No estróbilo estão proglotes jovens, proglotes maduras (onde eles têm órgãos reprodutivos femininos e masculinos na mesma proglote) e proglotes grávidos (onde o útero está cheio de ovos).

Figura 3.30
Verme adulto de *Taenia* sp.

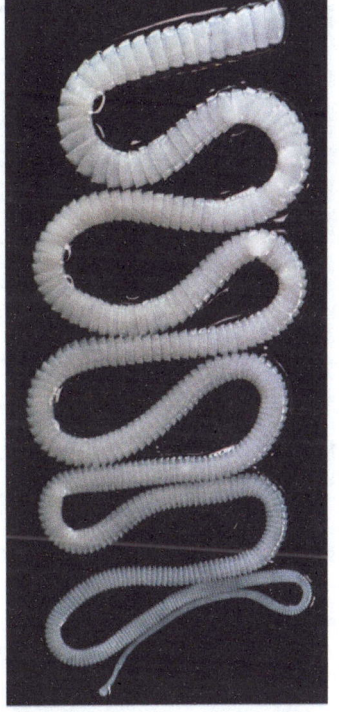

A *T. solium* tem uma morfologia de ramo uterino que é dendrítica (se assemelhando a galhos de árvores, porém não numerosas) e *T. saginata* é dicotômica (ramos paralelos, ramificação nas extremidades e mais numerosas).

O ovo do parasito é constituído por quitina e por uma casca grossa, com diâmetro aproximado de 30 μm. O ovo (onde se forma o embrião), também chamado de *oncosfera*, tem três pares de acúleos que se desenvolvem em um cisticerco nos tecidos de suínos e bovinos.

As larvas do cisticerco têm aproximadamente 1 cm de diâmetro e consistem em vesículas contendo escamas invaginadas e fluido de vesícula imunogênica.

Figura 3.31
(A) Verme adulto de *Taenia* sp. com divisões e (B) detalhes do escólex

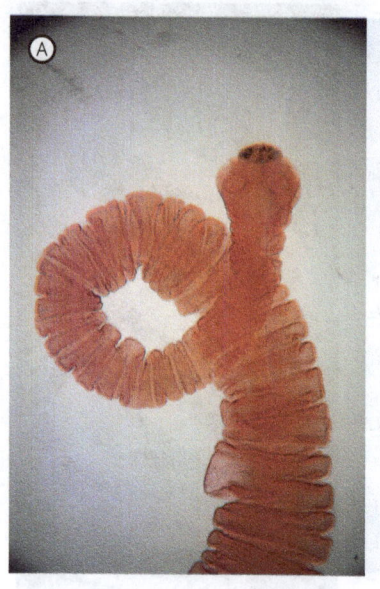

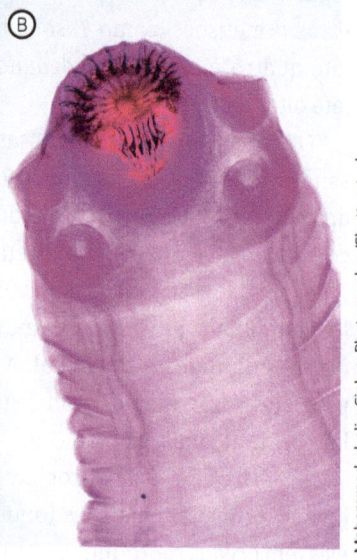

Habitat

Os vermes adultos *T. saginata* e *T. solium* vivem no intestino delgado de humanos.

Transmissão

Os seres humanos são infectados com o parasita ao comer carne bovina e suína crua ou malcozida contendo *T. saginata* e *T. solium*.

Ciclo biológico

O gênero *Taenia* spp. tem um ciclo heteroxênico, que inclui o hospedeiro definitivo – humano – e um hospedeiro intermediário – o porco ou a vaca – contendo as formas larvais *T. solium* e *T. saginata*.

Quando há a ingestão de carne crua ou malcozida contaminada com o cisticerco (mesmo bovina ou suína), o escólex se liga à mucosa intestinal com ventosas, após o processo de desenvaginação, estimulando o suco gástrico. Mais tarde, o crescimento se inicia com a formação de proglotes jovens, que amadurecem e ficam grávidas.

Uma vez cheios de ovos, os proglotes grávidos são eliminados durante a defecação. Os ovos de *T. saginata* são liberados espontaneamente, e nessa fase ficam visíveis na roupa íntima do paciente parasitado. Após a eliminação, os proglotes (que podem produzir cerca de 60 mil ovos) quebram e espalham seus ovos no pasto, chegando aos alimentos e à água que animais e humanos consomem.

Quando suínos e bovinos ingerem ovos de *T. solium* e *T. saginata*, desenvolvem cisticercose.

Os ovos passam pelo processo digestivo sob a influência da bile, rompem-se ao chegar ao intestino delgado, liberam o embrião do hexacanto e se depositam nos músculos, principalmente nos músculos da mastigação e sublinguais, pela corrente sanguínea. Por isso, ao comercializar esses animais, checa-se a língua deles para conferir se há larvas de *Taenia* spp.

Figura 3.32
Ciclo de vida da *Taenia* sp.

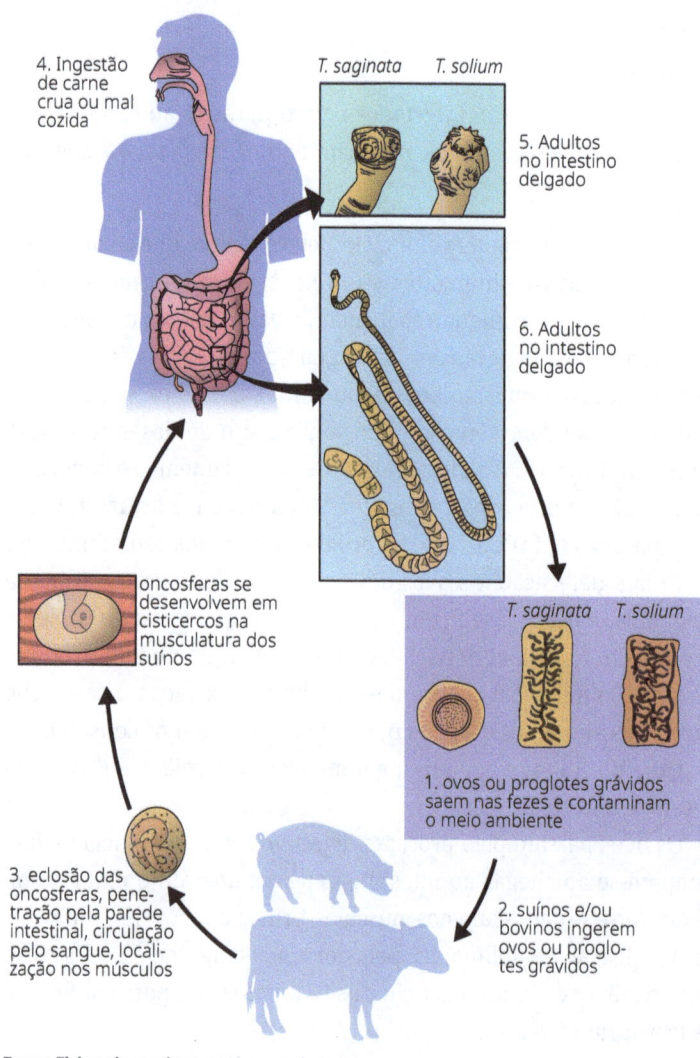

4. Ingestão de carne crua ou mal cozida

T. saginata *T. solium*

5. Adultos no intestino delgado

6. Adultos no intestino delgado

oncosferas se desenvolvem em cisticercos na musculatura dos suínos

T. saginata *T. solium*

1. ovos ou proglotes grávidos saem nas fezes e contaminam o meio ambiente

3. eclosão das oncosferas, penetração pela parede intestinal, circulação pelo sangue, localização nos músculos

2. suínos e/ou bovinos ingerem ovos ou proglotes grávidos

FONTE: Elaborado com base em Neves et al., 2005.

PATOGENIA

A patogênese associada à teníase pode ser completamente assintomática em muitos casos. Quando sintomático, os sinais típicos observados são: náuseas, vômitos, desnutrição, desconforto estomacal e desnutrição, pois o parasita consome grandes quantidades de nutrientes do hospedeiro via microtríquias (microvilosidades especializadas que aumentam a superfície de contato).

DIAGNÓSTICO

O diagnóstico é feito por exames parasitológicos, seja para pesquisa de ovos de tênia, seja para proglotes. Os métodos de HPJ ou sedimentação por gravidade são responsáveis pela detecção de ovos do parasita, mas, se os proglótides não se desprenderem nas fezes, o teste é negativo, sendo assim, o diagnóstico de teníase é recomendado por um método da tamização.

Morfologicamente, os ovos de *T. solium* e *T. saginata* são idênticos. Para identificar a espécie, são necessárias outras técnicas, como a PCR, que permite identificar o DNA do parasita. Mas essa técnica é cara e requer equipamentos específicos.

CISTICERCOSE

A transmissão da cisticercose humana ocorre de forma fecal-oral, e ocorre com maior frequência em países pobres e sem saneamento básico.

Aspectos biológicos

Agente etiológico

- Família: Taeniidae
- Espécies: *Taenia solium*

Transmissão

A cisticercose é contraída pelo consumo de ovos de *T. solium*, encontrados em vegetais mal lavados e crus. Outra forma de transmissão pode ser a autoinfecção, ou seja, um hospedeiro com teníase causada por *T. solium* funde-se com os componentes ácidos do trato gastrointestinal e libera múltiplos ovos das proglotes grávidas graças ao retro peristaltismo induzido por vômito.

A autoinfecção externa também pode resultar de uma pessoa infectada com *T. solium* ingerindo ovos eliminados do próprio corpo por apresentar maus hábitos de higiene.

Habitat

Os cisticercos se alojam em vários tecidos do corpo do hospedeiro, principalmente músculos, tecido subcutâneo, nervoso e também nos olhos.

Ciclo biológico

O ciclo de vida ocorre após os ovos de *T. solium* serem ingeridos e os embriões liberados no intestino delgado, onde atravessam a parede e são transportados para os tecidos do corpo pela corrente sanguínea.

Figura 3.33
Ingestão de ovos de *Taenia solium* pelo homem

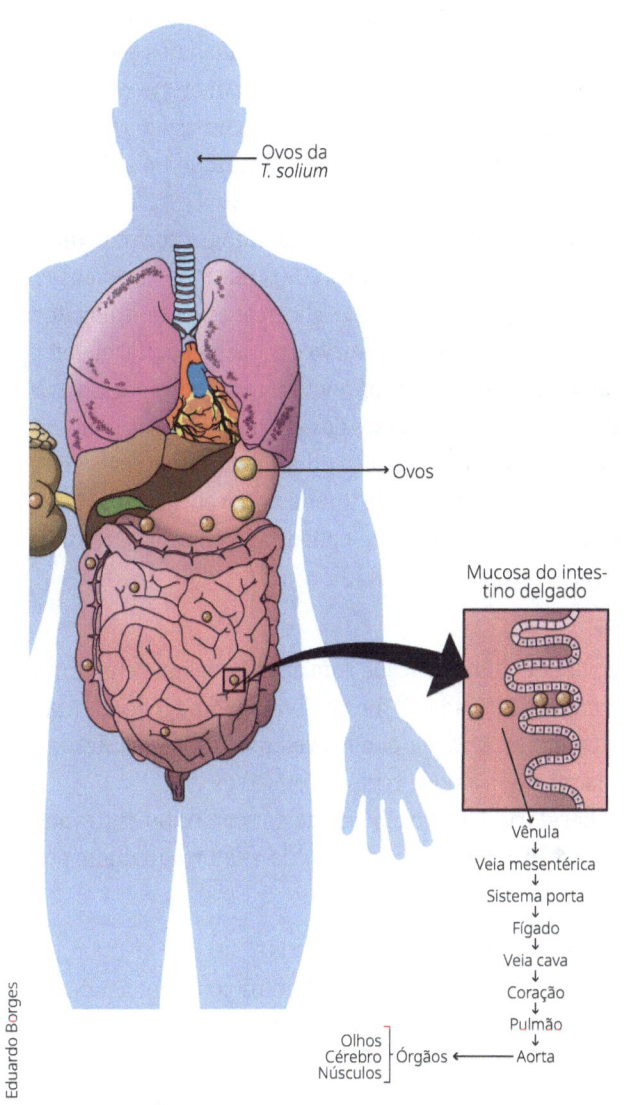

Ovos da *T. solium*

Ovos

Mucosa do intestino delgado

Vênula
↓
Veia mesentérica
↓
Sistema porta
↓
Fígado
↓
Veia cava
↓
Coração
↓
Pulmão
↓
Olhos ⎤
Cérebro ⎬ Órgãos ← Aorta
Músculos ⎦

Eduardo Borges

Fonte: Neves et al., 2005, p. 233

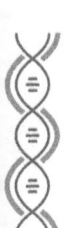

Patogenia

Os pacientes com o parasita não apresentam sintomas, principalmente porque o número de cisticercos é baixo, ou seja, a quantidade baixa de cisticercos em muitos casos não causa sintomas nos pacientes. Os cisticercos formam nódulos visíveis quando penetram no tecido subcutâneo. Eles também podem ser encontrados no sistema nervoso central (SNC) e causar neurocisticercose (doença que pode levar à morte o parasitado).

Os cisticercos localizados nos ventrículos acabam por impedir a circulação do líquido cefalorraquidiano (LCR), causando hipertensão intracraniana e óbito do paciente. Se os cisticercos estiverem alojados no globo ocular, podem causar visão turva e cegueira parcial ou total.

As larvas do cisticerco podem sobreviver nos tecidos por quatro meses e permanecer assintomáticas. Após esse período, elas morrem e sofrem por um processo de destruição e degeneração dos cisticercos. Esse processo estimula uma resposta imune no corpo do hospedeiro, às vezes causando dores de cabeça, epilepsia, convulsões, coma e morte.

Diagnóstico

A cisticercose pode ser diagnosticada com exames de imagem, como tomografia computadorizada (TC) e ressonância magnética (RM). A tomografia computadorizada pode revelar cistos já calcificados, e a ressonância magnética pode revelar cisticercos vivos.

Os testes laboratoriais, como a busca de anticorpos ou antígenos de parasitas, são realizados no soro ou líquido cefalorraquidiano por elisa e Immunoblot.

Tratamento da teníase e da cisticercose

Essas doenças são tratadas com medicamentos como mebendazol (não atuante contra a cisticercose), praziquantel e niclosamida. Corticosteroides e drogas antiepilépticas são usados na neurocisticercose.

Profilaxia

No Brasil, as medidas profiláticas são direcionadas aos humanos por serem os únicos hospedeiros das tênias. A contaminação ambiental é evitada quando existe o tratamento de pacientes parasitários.

Outras medidas preventivas baseiam-se na ingestão de carne suína e bovina bem cozidas, na inspeção mais eficaz dos matadouros para retirar a carne contaminada e em inspeções regulares das áreas de criação desses animais.

No caso da cisticercose, a prevenção é realizada lavando-se (com água tratada, filtrada ou fervida) vegetais e frutas cruas e conservando-as adequadamente.

Por estarem em interdependência, medidas preventivas contra parasitas e cisticercose devem ser adotadas em conjunto para haver sucesso, além de educação em saúde adequada e medidas básicas de higiene.

3.4.2.2
Hidatidose

No Brasil, os hospedeiros da hidatidose são os animais domésticos, principalmente os ovinos. Em razão da proximidade de cães pastores, a hidatidose é mais comum em áreas rurais, principalmente no sul do Brasil.

Aspectos biológicos

Agente etiológico

- Família: Taeniidae
- Espécie: *Echinococcus granulosus*

Morfologia

O ovo da hidatidose é semelhante a *Taenia* spp., e dentro dele há um embrião hexacanto com aproximadamente 30 μm de diâmetro. Já os adultos apresentam rostro com acúleos e escólex globoso com quatro ventosas de cerca de cinco milímetros. O corpo consiste em três segmentos, sendo de um a dois jovens, um maduro e outro grávido.

A forma larval do parasita pode formar um cisto hidático, que cresce lentamente nos tecidos intermediários do hospedeiro intermediário e atingir o tamanho do cérebro humano. Na figura a seguir vemos um exemplo de verme adulto.

Figura 3.34
Verme adulto de *Echinococcus*

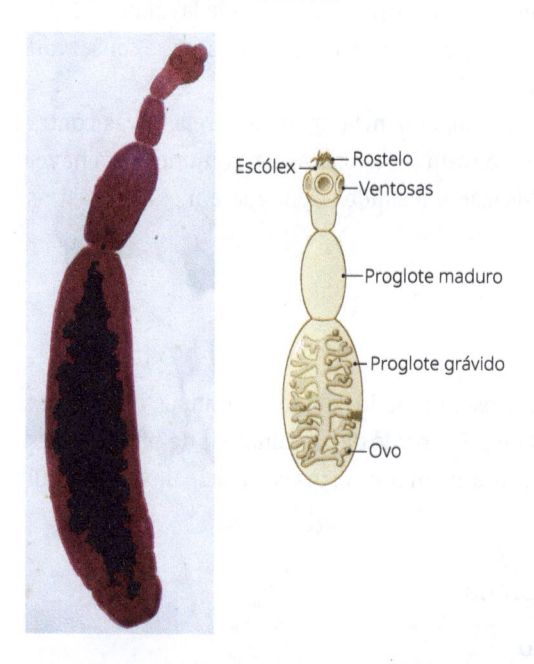

Habitat

Os vermes hidáticos adultos são encontrados no intestino delgado de cães, que são os hospedeiros definitivos. Já os cistos desses vermes vivem em vários órgãos (hospedeiros intermediários) de ovinos, principalmente pulmões e fígado, mas também podem ser encontrados no cérebro. Um cisto hidático também pode se instalar em homens, transmitindo a hidatidose.

Transmisão

A infecção ocorre quando os cães ingerem vísceras cruas de ovelhas que contenham cistos hidáticos. Ovinos e humanos contraem a doença quando ingerem ovos do parasita em água e/ou alimentos contaminados ou entram em contato com cães infectados que eliminam os ovos em suas fezes.

Ciclo biológico

O *Echinococcus granulosus* apresenta um ciclo heteroxênico, que envolve o hospedeiro final, o cão, e o intermediário, a ovelha. Os adultos do parasita vivem em cães e as larvas em ovinos.

Ovos e proglotes são eliminados nas fezes dos cães, as quais, por sua vez, contaminam as pastagens. As ovelhas então ingerem o pasto com os ovos do parasita e sofrem os efeitos do suco gástrico no estômago, liberando os embriões assim que chegam ao intestino.

Eles passam pela parede intestinal com a ajuda de acúleos, entram na corrente sanguínea e se instalam no fígado e nos pulmões. Nesses órgãos, os ovos se desenvolvem em um cisto hidático.

A doença hidática humana ocorre de modo semelhante em ovinos, mas não há continuidade no ciclo biológico do parasita. Assim, um ser humano é considerado um hospedeiro acidental.

Figura 3.35
Ciclo de vida do *Echinococcus ganulosus*

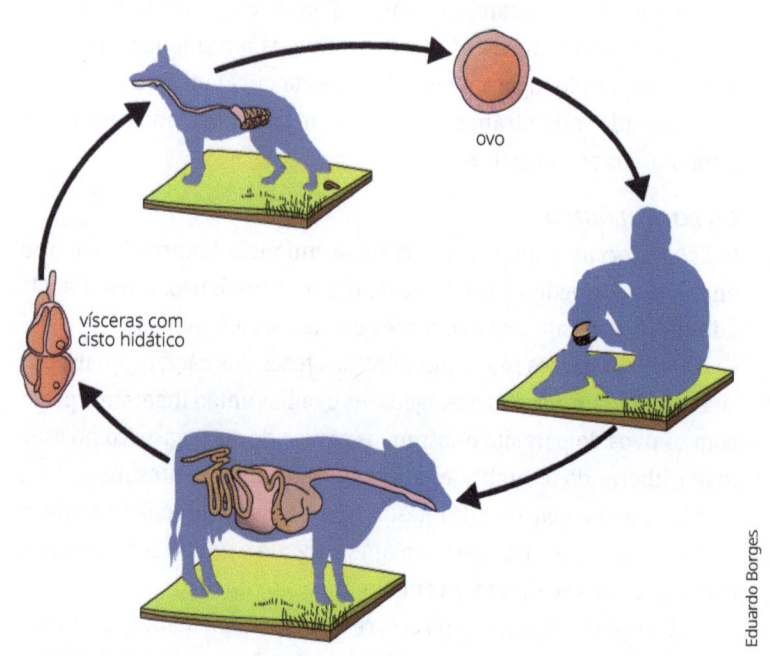

ovo

vísceras com cisto hidático

PATOGENIA

Ocorrendo em hospedeiros humanos, a patogenia é na maioria das vezes assintomática, mas varia de acordo com o tamanho, a localização e o número de cistos.

Um cisto causa compressão e disfunção do órgão afetado e é a primeira suspeita de haver um tumor. A localização no fígado leva à congestão e à formação de ascite. Já nos pulmões, os cistos podem se romper, causando a eliminação de escóleces (formando-se novos cistos no tecido próximo), dificultando a respiração.

A ruptura dos cistos causa uma reação alérgica com altos níveis de IgE, resultando em choque anafilático, que pode ser fatal.

DIAGNÓSTICO

O diagnóstico clínico da hidatidose é considerado difícil porque os sintomas não são específicos. Exames de imagem (radiografia e tomografia computadorizada) são usados para localizar o cisto, mas são inconclusivos.

São realizados testes de anticorpos no soro, como imunodifusão dupla e elisa. A análise do escarro também é feita, para buscar componentes císticos durante a ruptura.

Tratamento

O tratamento pode ser feito com a administração de medicamentos como mebendazol ou albendazol, mas não apresentam resultados efetivos. Cães recebem praziquantel.

O tratamento mais eficaz para hidatidose em humanos é a cirurgia, mas isso traz riscos, como o aparecimento de novos cistos, que pode levar ao choque anafilático.

Profilaxia

A hidatidose apresenta medidas profiláticas relacionadas à criação dos ovinos, além do tratamento adequado dos cães parasitados. É importante ressaltar que, mesmo sendo uma parasitose com maior acometimento nos animais, a educação sanitária e campanhas educativas auxiliam na disseminação de informações importantes para a população.

Síntese

Neste capítulo, conhecemos os diversos organismos parasitas que podem impactar a saúde humana. Foram explorados métodos diagnósticos, enfatizando técnicas laboratoriais específicas na identificação precisa de parasitas. Ainda, abordaram-se as características epidemiológicas, clínicas e patológicas dos principais agentes parasitários, como helmintos e protozoários, proporcionando uma compreensão abrangente das infecções parasitárias. Buscou-se, aqui, integrar conhecimentos microbiológicos e clínicos, de modo a oferecer uma visão holística da parasitologia clínica, essencial para profissionais de saúde e estudantes na compreensão e manejo dessas infecções.

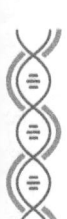

Questões para revisão

1] (UFSCar – 2017)

Em termos populacionais, as doenças causadas por agentes patogênicos podem existir no estado endêmico ou epidêmico. Uma das doenças endêmicas do Brasil é a esquistossomose, popularmente conhecida como barriga d'água, e que afeta mais de 10 milhões de brasileiros. É causada pelo Schistosoma mansoni, um endoparasita platelminto da classe dos trematódeos, que utiliza o homem (hospedeiro definitivo) e um caramujo planorbídeo (hospedeiro intermediário) para completar seu ciclo de vida.

a] O que define um hospedeiro como definitivo ou como intermediário?
b] O que caracteriza uma doença como endêmica ou epidêmica?

2] (UFRJ – 2005)

O diagrama a seguir representa o ciclo do plasmódio causador da malária, uma doença que mata milhões de pessoas anualmente na África e no Brasil e para a qual não existem vacinas. O diagrama mostra os estágios do parasita: esporozoítos, merozoítos, trofozoítos, esquizonte e gametócitos. Muitos cientistas tentam, no momento, produzir vacinas concentrando suas estratégias nos estágios de esporozoítos e merozoítos.

Explique por que os cientistas selecionam os estágios esporozoítos e merozoítos como fontes de antígenos.

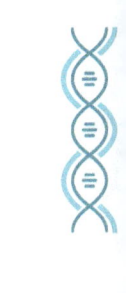

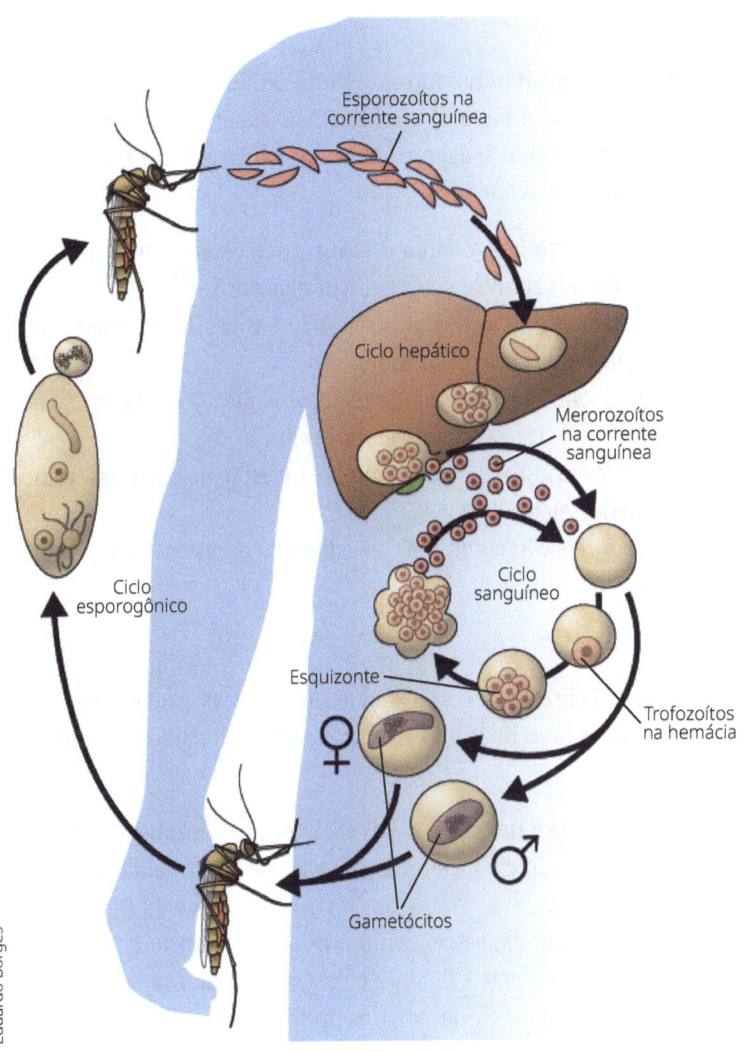

- Esporozoítos na corrente sanguínea
- Ciclo hepático
- Merorozoítos na corrente sanguínea
- Ciclo esporogônico
- Ciclo sanguíneo
- Esquizonte
- Trofozoítos na hemácia
- Gametócitos
- ♀
- ♂

Eduardo Borges

3] (UFC)

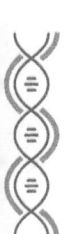

Recentemente, tem havido no estado do Ceará inúmeros casos de leishmaniose visceral ou calazar. Assinale a alternativa que cita, corretamente, o agente causador, a forma de transmissão e a profilaxia dessa doença.

- **c]** protozoário Leishmania donovani – picada do mosquito do gênero Lutzomyia – combate ao mosquito.
- **d]** protozoário Entamoeba histolytica – ingestão de cistos – eliminação de cães contaminados.
- **e]** protozoário Leishmania brasiliensis – picada do mosquito do gênero Aedes – combate ao mosquito.
- **f]** protozoário Toxoplasma gondii – ingestão de oocistos – remoção de dejetos de gatos.
- **g]** protozoário Balantidium coli – ingestão de cistos – saneamento básico.

4] (Mackenzie)

Malária, Febre Amarela e Dengue são doenças que ocorrem em algumas regiões do Brasil. A respeito delas, considere as afirmações abaixo.

I. O combate à Dengue é mais difícil do que o combate às outras duas porque ela é causada por vírus e contra ela não existe vacinação.

II. Febre Amarela, assim como a Dengue, é causada por vírus, mas seu combate é facilitado graças à vacinação.

III. A Malária é causada por um protozoário, o plasmódio, que pode ser eliminado do sangue por meio de medicamentos.

IV. Febre Amarela e Dengue têm o mesmo transmissor, o mosquito *Aedes aegypti*.

Estão corretas:

a) apenas I, II e III.
b) apenas II, III e IV.
c) apenas I, III e IV.
d) apenas I, II e IV.
e) I, II, III e IV.

5) (USP – 2008 – Fuvest)

Indique a alternativa que lista somente doenças que têm artrópodes como transmissores ou hospedeiros intermediários do agente causador:

a) amarelão, doença de Chagas, esquistossomose e teníase.
b) dengue, esquistossomose, febre amarela e malária.
c) amarelão, doença de Chagas, filariose e malária.
d) dengue, febre amarela, filariose e malária.
e) dengue, febre amarela, filariose e teníase.

QUESTÕES PARA REFLEXÃO

1) Como você percebe a abordagem das doenças parasitárias, como tripanossomíase e leishmaniose, pela mídia e pela sociedade em geral? Você acha que essas doenças recebem a atenção adequada? Por quê?

2) Você já teve alguma experiência pessoal ou conhece alguém que tenha sido afetado por doenças como tricomoníase, giardíase ou amebíase? Como foi lidar com essa situação? Quais foram os desafios enfrentados?

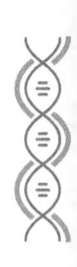

Capítulo 4

Veridiana Ester Dias de Barros Luiz

Virologia geral

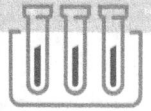

Conteúdos do capítulo

- Propriedades gerais dos vírus.
- Mecanismo de patogênese viral.
- Respostas imunes dos hospedeiros às infecções virais.
- Viroses e doenças humanas.
- Vacinas e drogas antivirais.

Após o estudo deste capítulo, você será capaz de:

1. discorrer sobre a interação dos vírus com outros seres vivos;
2. reconhecer as principais doenças causadas pelos vírus;
3. descrever os mecanismos de funcionamentos dos vírus;
4. compreender a importância das vacinas.

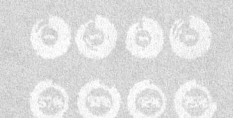

4.1 Descoberta dos vírus

Vírus são agentes patogênicos ultramicroscópicos, cujo nome tem origem no termo em latim *venenum*, que significa "líquido viscoso". No ar, na água e em todos os seres vivos, encontram-se os menores dos assassinos. Não podemos vê-los, cheirá-los, mas eles estão ao nosso redor, e essa menor forma de vida simples tem a capacidade de invadir nosso organismo como um reservatório viral, atacando as células e enganando nosso sistema imunológico, tendo como único propósito a replicação de seu material genético e progênie. Para alcançar seu objetivo, eles necessitam das células para crescer e se propagar e, como são agentes intracelulares obrigatórios, não têm nenhum metabolismo vivo fora do hospedeiro.

De acordo com Harrison (2013, p. 52-86, tradução nossa),

> Basicamente, uma partícula viral completa ou vírion, é constituída por um ácido nucleico (DNA ou RNA) envolto por uma capa de proteína, podendo ser composta por açúcares e lipídios. A função básica do vírion é introduzir o genoma viral para dentro da célula hospedeira, com a finalidade de replicação. Esse fato requer uma estrutura que contenha o ácido nucleico e o mantenha protegido, juntamente com alguma proteína necessária para sua replicação, e ligantes na superfície viral, que possibilitem sua entrada na célula hospedeira. Assim, é possível definir vírus como um arranjo molecular, constituído por proteínas e ácido nucleico, eventualmente com um envelope lipídico; a função deste aparato é levar a informação genética a salvo para dentro da próxima célula a ser infectada.

Em 1840, o médico alemão Jacob Henle (1809-1885) sugeriu a hipótese da existência de agentes infecciosos capazes de causar doenças, mas muito pequenos para serem observados ao microscópio óptico. Na ausência de evidências diretas desses agentes, suas ideias não foram aceitas.

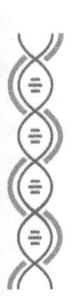

Já em 1886, o químico alemão Adolf Mayer (1843-1942), ao estudar a doença do tabaco, observou que, se moesse as folhas infectadas com água e inoculasse essa solução em plantas saudáveis, poderia transmitir a doença.

O microbiologista Charles Chamberland (1851-1908), em 1884, criou o filtro que levava seu nome e tinha poros menores do que uma bactéria. A solução que continha bactérias quando passava por esse filtro eram retidas e a solução filtrada obtida tornava-se, então, estéril.

Em 1892, o cientista russo Dmitri Ivanovsky (1864-1920) observou um agente patogênico menor do que uma bactéria, ao fazer uso de um filtro *Chamberland*, e concluiu que as folhas de tabaco infectadas e trituradas continuavam infectadas mesmo após a filtragem. Ele identificou que o agente causador da doença do mosaico do tabaco não era retido por filtros usados na época para remover bactérias de extratos e meios de cultura. Esse cientista concluiu que a infecção poderia ser causada por uma toxina produzida pelas bactérias, mas acabou atribuindo o fato a alguma falha de sua metodologia (Enquist; Racaniello, 2013).

Então, em 1898, Martinus Beijerinck (1851-1931), um microbiologista holandês, introduziu o termo *vírus* para indicar que o agente causal da doença do mosaico e do tabaco não tinha natureza bacteriana, e sua descoberta foi considerada o marco inicial da virologia (Van Kammen, 1999).

No século XIX, Louis Pasteur (1822-1895) sugeriu a teoria microbiana das doenças, que propunha que todas as doenças eram causadas e disseminadas por algum tipo de vida diminuta que se propagava no organismo de pessoas doentes que ao transmitir para outras pessoas contaminava também. Ao pesquisar sobre a raiva, constatou que o microrganismo não podia ser observado, o que o levou a concluir que o agente infeccioso estava presente, mas era muito pequeno para ser observado pelo microscópio (Enquist; Racaniello, 2013).

No ano de 1898, na Holanda, Martinus Beijerinck repetiu a experiência independentemente, acreditando que a solução filtrada continha um novo agente infeccioso, o *Contagium vivum fluidum* (fluido vivo contagioso). Ele também observou que esse agente apenas se multiplicava em células que se dividiam, mas não conseguiu determinar se seria constituído de partículas e assumiu que os vírus estariam presentes no estado líquido, como mostra a Figura 4.1 (Van Kammen, 1999).

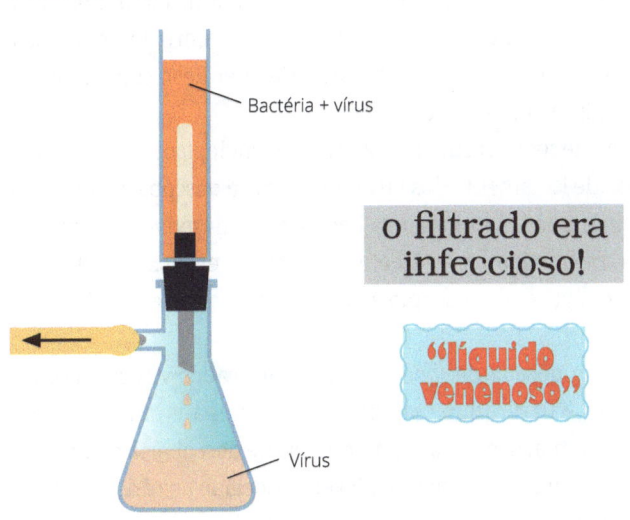

Figura 4.1
Descoberta do vírus

o filtrado era infeccioso!

"líquido venenoso"

Nesse mesmo ano, os cientistas alemães Friedrich Loeffler (1852-1915) e Paul Frosch (1860-1928), ex-alunos e assistentes de Robert Koch, observaram que o agente causador da febre aftosa (Aphtovirus) também era filtrável. Não apenas os patógenos do mosaico do tabaco e da febre aftosa eram muito menores do que qualquer microrganismo previamente reconhecido, mas também se replicavam apenas nos organismos de seus hospedeiros. Por exemplo, extratos de uma planta do tabaco infectada e diluídos em solução estéril não produziram novos agentes infecciosos até serem introduzidos nas folhas de plantas saudáveis, as quais, posteriormente, desenvolveram a doença. Com a transmissão da infecção por extratos diluídos, estabeleceu-se que essas doenças não eram causadas por uma toxina bacteriana presente nas preparações originais derivadas de plantas de tabaco ou gado infectado (Enquist; Racaniello, 2013).

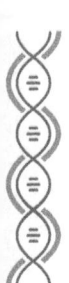

Em 1901, o médico militar estadunidense Walter Reed (1851-1902) observou o primeiro patógeno humano, o vírus da febre amarela (Flavivírus). Esse vírus era transmitido por mosquitos, contudo, a transmissão da doença por artrópodes já tinha sido identificada em 1881, pelo médico cubano Carlos Juan Finlay de Barres (1833-1915). Em 1882, esse mesmo pesquisador já havia identificado o mosquito do gênero Aedes como o agente transmissor da febre amarela, mas somente 20 anos mais tarde os estudos de Walter Reed confirmaram essa teoria (Enquist; Racaniello, 2013).

Já no ano de 1921, foram feitos avanços tecnológicos relacionados ao processo de isolamento dos vírus, tais como a descoberta do bacteriófago (vírus que infecta apenas bactérias), o desenvolvimento de aparelhos que auxiliaram a área da virologia – em 1926, a ultracentrífuga, e em 1931, o microscópio eletrônico, que obteve as primeiras imagens de vírus.

No final da década de 1930, foram identificados vírus tumorais, bacteriófagos, vírus influenza, vírus da caxumba e muitos outros transmitidos por artrópodes. Esse processo de descoberta continuou com o poliomavírus de células de Merkel associado ao câncer de pele, novos arenavírus do Velho Mundo causando doenças fatais, coronavírus respiratório relacionado a morcegos e reovírus e novos vírus influenza de origem suína e aviária (Epperson et al., 2012.; Gao et al., 2013; Feng et al., 2008; Palacios et al., 2008; Briese et al., 2009; Zaki et al., 2012; Chua et al., 2008).

Em 1935, o bioquímico e virologista Wendell Meredith Stanley (1904-1971) examinou o vírus do mosaico do tabaco e constatou que este era constituído principalmente de proteínas. Posteriormente, Frederick Bawden (1908-1972) e Norman Pirie (1907-1997) separaram esse vírus em porções proteicas e de RNA, assim, foi o primeiro a ser cristalizado. As primeiras imagens de raios-X de difração do vírus cristalizado foram obtidas por Bernal e Fankuchen, em 1941.

Na década de 1950, com o auxílio de novas tecnologias, foi possível constatar a divisão entre vírus e bactéria, bem como entre os vírus humanos e animais (Van Helvoort, 1996). Pouco depois, Heinz Fraenkel-Conrat e Robley Williams demonstraram que o RNA do vírus do mosaico do tabaco e seu revestimento de proteína purificada (capsídeo) conseguiam se unir para formar vírus funcionais, sugerindo que esse mecanismo simples foi, provavelmente, o meio pelo qual o vírus foi replicado dentro de células hospedeiras. As diferenças entre os vírus puderam ser realçadas, bem como sua estrutura.

4.1.1
Taxonomia e classificação internacional dos vírus

Essa área de estudos identifica, nomeia e classifica os organismos de acordo com suas propriedades compartilhadas. Os vírus ocupam uma posição única na biologia, pois as várias linhagens desse organismo aparentemente têm origens evolutivas independentes, portanto, não há filogenia predominante para eles.

A classificação internacional dos vírus é baseada em duas categorizações: (1) a taxonomia formal abrangente desenvolvida nos últimos 40 anos sob a égide do Comitê Internacional para Taxonomia de Vírus (ICTV), e (2) o esquema desenvolvido por David Baltimore (o sistema de Baltimore), no qual os vírus são agrupados com base em seu tipo de genoma para a produção de mRNA traduzível.

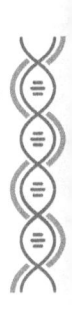

Os vírus de DNA fita dupla (DNAfd) são agrupados na classe I. No núcleo o DNA genômico, é inserido e rapidamente transcrito em RNAm por enzimas celulares. Após essa fase, são traduzidas primeiramente proteínas regulatórias de toda a síntese de proteínas e do genoma do vírus, assim como proteínas que conferem vantagens para a produção de RNAm viral. Em uma fase mais tardia da biossíntese são sintetizadas proteínas estruturais para iniciar a montagem da partícula viral. Contudo, os vírus de DNA de fita simples (DNAfs) são agrupados na classe II. Esses vírus produzem uma fita complementar ao DNA genômico antes de iniciar a replicação, uma vez que a DNA polimerase apenas reconhece DNAfd. A maioria dos vírus DNA replica-se no núcleo da célula, com exceção dos poxvírus, que são constituídos de DNAfd, o qual permanece no citoplasma durante toda a síntese de proteínas e de ácido nucleico. Os poxvírus são praticamente autônomos quando relacionados a fatores de transcrição; já os parvovírus contendo DNAfs replicam-se no citoplasma celular e utilizam-se de polimerases celulares.

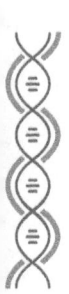

Os vírus de RNA de fita dupla (RNAfd) são agrupados na classe III. Para iniciar a replicação, é necessário a síntese de RNAm. Esses vírus trazem a enzima RNA polimerase-RNA dependente como parte do vírion (Baltimore, 1971).

Os vírus de RNA de fita simples e polaridade positiva (RNAfs+), por sua vez, servem como RNAm e são agrupados na classe IV, que é o modo mais simples de replicação. Quando esses vírus são liberados no citoplasma da célula-alvo, são reconhecidos pela maquinaria de tradução da célula, ocorrendo tradução de proteínas, que serão processadas posteriormente. Esse vírus necessita da enzima de RNA polimerase-RNA dependente para a replicação do seu genoma, que é codificada pelo genoma viral. O RNA genômico serve de molde para uma fita negativa complementar, a qual será transcrita novamente em RNA genômico por meio da polimerase viral. Durante o processo, muitas fitas genômicas são sintetizadas, além de proteínas que serão utilizadas para a montagem da partícula viral.

Na classe V estão os vírus de RNA de fita simples com polaridade negativa (RNAfs–) e não podem ser traduzidos diretamente *in vivo* ou *in vitro*. O seu genoma sozinho não é considerado infeccioso. No caso dos vírus de RNA de fita dupla, é necessário que o genoma esteja associado a uma transcriptase viral (RNA polimerase-RNA dependente), que vai primeiramente sintetizar uma fita complementar positiva (RNAm) para somente então ser traduzido. A partir daí, maior quantidade de proteínas virais e genoma será sintetizada para a montagem dos vírus.

A classe VI é constituída de retrovírus, contém um genoma diploide e, durante o ciclo de replicação, sintetiza um DNA intermediário (transcrição reversa). Tal transcrição é feita pela enzima transcriptase reversa, que tem atividade de DNA polimerase-RNA dependente, a qual vai transcrever o RNA viral em DNA para ser integrado no genoma da célula. Uma vez inserido no genoma celular, o genoma viral recebe o nome de *provírus*, e a transcrição dos RNAm virais é feita por enzima RNA polimerase-DNA dependente celular. A maioria dos vírus de RNA faz sua replicação no citoplasma da célula, com exceção dos ortomixovírus, que utilizam enzimas nucleares para a síntese do ácido nucleico.

Na classe VII estão os vírus com genoma de DNAfd, com o envolvimento de um intermediário RNA no ciclo replicativo. Esses vírus apresentam também uma transcriptase reversa codificada em seu genoma, mas a sua produção de RNAm é bastante similar à dos vírus DNAfd da Classe I (Baltimore,1971).

A classificação de Baltimore categoriza todos os vírus em sete classes com base em seu tipo de genoma e polaridade e consequente via para a produção de RNAm que pode ser traduzida por ribossomos celulares, a qual é necessária para a tradução de proteínas virais. Veja como é feita essa classificação a seguir.

Figura 4.2
Classificação de Baltimore

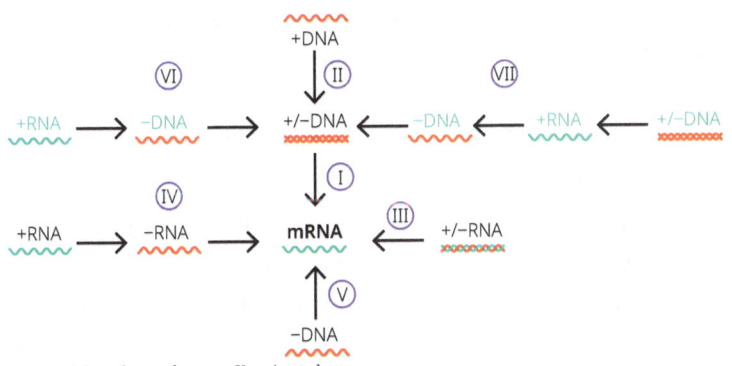

Fonte: Elaborado com base em Koonin et al., 2021.

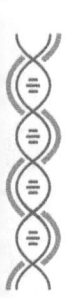

Já no sistema ICTV (King et al., 2011), as duas principais divisões taxonômicas são os vírus com genoma de RNA e os com genoma de DNA. Os níveis taxonômicos subsequentes são baseados no tamanho e na estrutura do capsídeo (icosaédrico, helicoidal ou complexo), se o capsídeo é envelopado e, em seguida, na natureza do genoma (fita simples ou fita dupla, linear ou circular, segmentada ou não segmentada). Essa informação é suficiente para definir os principais grupos de vírus geneticamente distintos em famílias, sendo algumas agrupadas em ordens. As famílias são subdivididas em gêneros, que são coleções de espécies de vírus relacionadas, mas distintas. Algumas famílias grandes são divididas em subfamílias, as quais são então divididas em gêneros. Subfamílias, gêneros e espécies são definidos por propriedades como organização gênica, mecanismo de replicação, suscetibilidade a estresses físicos e agentes químicos, tropismo celular e propriedades imunológicas e patogênicas.

Segundo Van-Regenmortel et al. (1990, 1991), uma espécie de vírus é uma classe politética que constitui uma linhagem de replicação e ocupa um nicho ecológico particular, sendo uma espécie uma classe taxonômica. As características epidemiológicas ou biológicas distintas dos membros de uma espécie de vírus definem seu nicho ecológico particular, ou seja, qualquer grupo de vírus é descrito por meio de uma coleção de propriedades individuais.

No sistema de nomenclatura do ICTV, as ordens recebem o sufixo "-virales", as famílias usam "-viridae", as subfamílias usam "-virinae" e os gêneros usam "-id". Os nomes das espécies de vírus são grafados em itálico. Em alguns casos, nomes comuns amplamente utilizados diferem de sua designação formal, por exemplo, poliovírus são formalmente atribuídos à espécie *Enterovirus humano C*.

Na sequência, vemos dois exemplos:

1. Família Orthomyxoviridae, gênero *Influenzavirus A*, espécie *Influenza A* (nome comum, vírus influenza A).
2. Ordem Herpesvirales, família Herpesviridae, subfamília Alphaherpesvirinae, gênero *Simplexvirus* espécie *Human herpesvirus*

1 (nome comum, herpes simplex virus 1 (HSV-1) (Pellett et al., 2014).

4.1.2
Infecções virais

Depois da revolução agrícola, perceberam-se as primeiras evidências históricas das infecções virais. Alguns aspectos da interação com as doenças infecciosas podem ser percebidos até hoje, como costumes arraigados nas culturas de sociedades de coletores caçadores na África expostas a agentes infecciosos como os filovírus (ex.: ebola), que colocam sinais em trilhas chegando em seus assentamentos quando há um surto epidêmico ou mesmo no isolamento restrito de doentes. Os antigos persas, em 1000 a.C., tinham leis descrevendo as responsabilidades de proprietários de cães rábidos, e Homero, na *Ilíada*, descreve Heitor como "rábido" (Levine; Enquist, 2007).

Os primeiros sinais aparentes de poliomielite paralítica foram encontrados em um sacerdote denominado Ruma, em Memphis, capital do antigo Egito, em aproximadamente 3700 a.C. (Levine; Enquist, 2007).

O faraó Sipta morreu com mais ou menos 20 anos, e seu corpo mumificado foi encontrado apenas em 1905. Na Figura 4.3, a seguir, podemos ver a perna esquerda atrofiada e o pé no formato de "pata de cavalo", uma sequela clássica da poliomielite paralítica.

Figura 4.3
"Pata de cavalo", sequela clássica de poliomielite paralítica

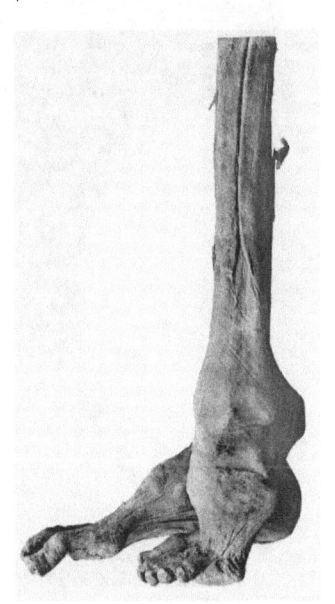

Fonte: Smith, 1912.

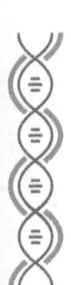

Um caso supostamente de varíola foi notificado no faraó Ramsés V, quarto da XX dinastia egípcia, filho da rainha Duatentopet e do faraó Ramsés IV, de quem herdou o trono governou o Egito de 1146 a.C. até morrer em 1152 a.C. Observe as marcas no maxilar com as pústulas em pacientes recentes (Figura 4.4) (Levine; Enquist, 2007).

Figura 4.4
Maxilar com as pústulas em paciente

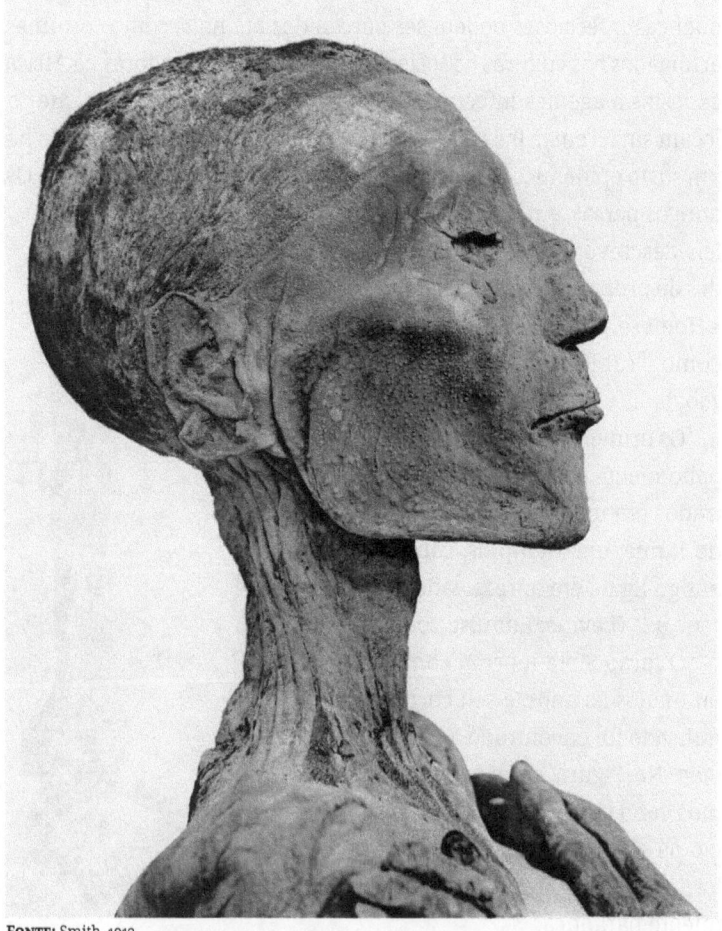

Fonte: Smith, 1912.

4.1.3
Estratégias de replicação viral

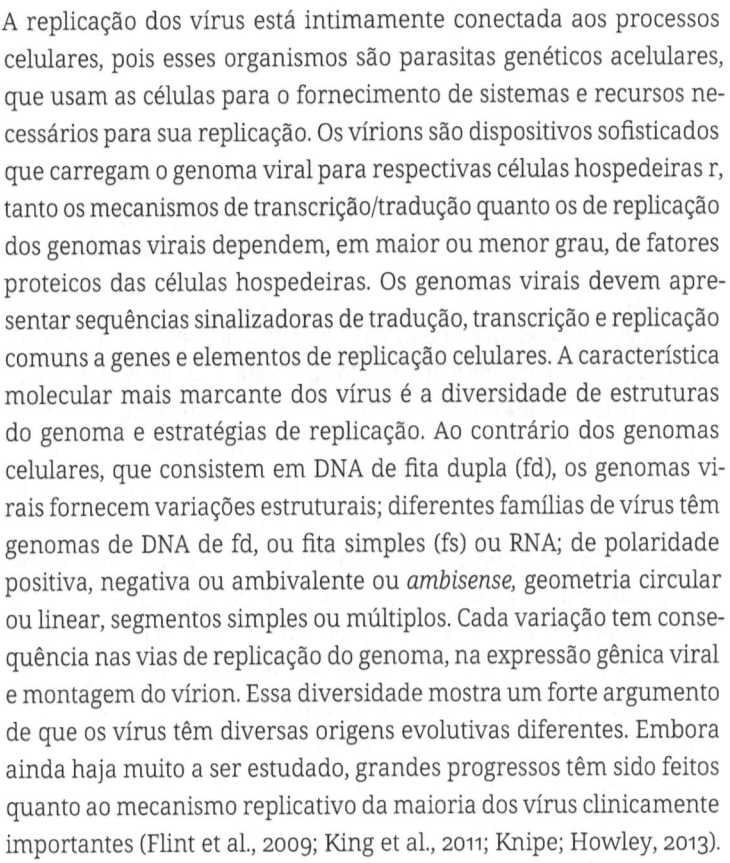

A replicação dos vírus está intimamente conectada aos processos celulares, pois esses organismos são parasitas genéticos acelulares, que usam as células para o fornecimento de sistemas e recursos necessários para sua replicação. Os vírions são dispositivos sofisticados que carregam o genoma viral para respectivas células hospedeiras r, tanto os mecanismos de transcrição/tradução quanto os de replicação dos genomas virais dependem, em maior ou menor grau, de fatores proteicos das células hospedeiras. Os genomas virais devem apresentar sequências sinalizadoras de tradução, transcrição e replicação comuns a genes e elementos de replicação celulares. A característica molecular mais marcante dos vírus é a diversidade de estruturas do genoma e estratégias de replicação. Ao contrário dos genomas celulares, que consistem em DNA de fita dupla (fd), os genomas virais fornecem variações estruturais; diferentes famílias de vírus têm genomas de DNA de fd, ou fita simples (fs) ou RNA; de polaridade positiva, negativa ou ambivalente ou *ambisense*, geometria circular ou linear, segmentos simples ou múltiplos. Cada variação tem consequência nas vias de replicação do genoma, na expressão gênica viral e montagem do vírion. Essa diversidade mostra um forte argumento de que os vírus têm diversas origens evolutivas diferentes. Embora ainda haja muito a ser estudado, grandes progressos têm sido feitos quanto ao mecanismo replicativo da maioria dos vírus clinicamente importantes (Flint et al., 2009; King et al., 2011; Knipe; Howley, 2013).

Com a coevolução do vírus, diversas estratégias replicativas foram selecionadas juntamente de suas susceptíveis células hospedeiras. Essas estratégias refletem os diferentes genes codificados pela informação genética viral, sua organização genômica e as interações estabelecidas entre os ácidos nucleicos e proteínas virais com as proteínas celulares. De acordo com Whelan (2013, p. 105-126),

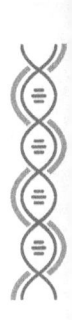

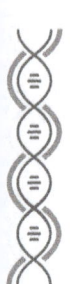

> Os vírus são os principais exemplos de como a replicação e a propagação da informação genética podem ser realizadas com o máximo de economia e simplicidade. Na natureza há diversos vírus com diferentes estratégias de replicação e uma das características fundamentais encontra-se no tamanho tão reduzidos de informação genética (variam de 1800 bases nucleotídicas para os menores genomas, até 2,5 milhões de bases nos pandoravírus, que é o maior genoma viral já caracterizado levam à expressão de um número significativo de genes que são suficientes para desorganizar a maquinaria de síntese celular para a execução de seus programas genéticos.

Quase todos os vírus codificam e expressam proteínas únicas, incluindo enzimas, sendo que muitos utilizam vias de transferência de informação ainda desconhecidas. Essa particularidade é evidente entre os vírus de RNA, os únicos organismos conhecidos por armazenar sua informação genética na forma de RNA. Esses vírus utilizam esse mecanismo pela replicação de seu genoma por meio de uma das duas vias bioquímicas, seja pela síntese de RNA dependente de RNA (replicação do RNA), seja entre os retrovírus, por síntese de DNA dependente de RNA (transcrição reversa) seguida pela replicação e transcrição do DNA. Ambas as vias requerem atividades enzimáticas que geralmente não são encontradas nas células hospedeiras não infectadas e, portanto, devem ser codificadas pelo genoma viral e expressas durante a infecção. Além disso, em algumas famílias de vírus contendo RNA no qual os únicos processos de síntese são necessários logo no início do ciclo de infecção. Isso necessita de um coempacotamento da polimerase correspondente e outras enzimas associadas ao genoma viral durante a montagem da partícula viral para preparação para a próxima infecção.

Independentemente da estrutura e da estratégia de replicação dos genomas virais, todos os vírus devem expressar seus genes como RNAs mensageiros funcionais (RNAm) logo no início da infecção para direcionar a maquinaria translacional celular e produzir proteínas virais. As diversas estratégias empregadas pelos vírus podem, portanto, ser organizadas ao redor de uma estrutura conceitual simples centrada nos vírus de RNAm. De acordo com as normas empregadas o RNAm é polaridade positiva e seu complemento de polaridade negativa. As vias que levam do genoma à mensagem variam amplamente entre as diferentes famílias de vírus e forma a base da taxonomia viral (Whelan, 2013).

Figura 4.5
Replicação viral

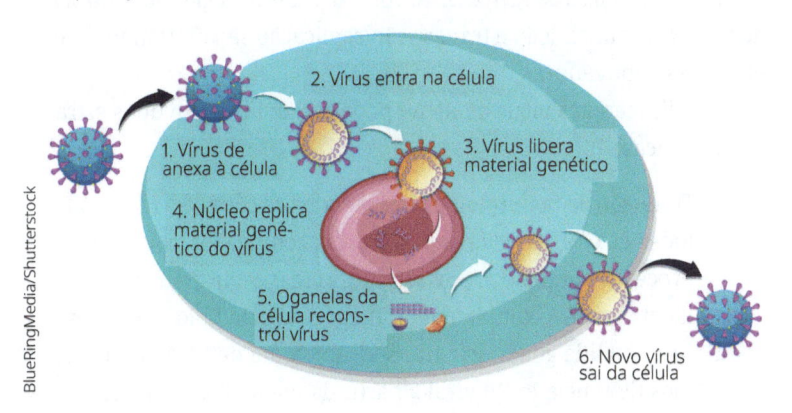

1. Vírus de anexa à célula
2. Vírus entra na célula
3. Vírus libera material genético
4. Núcleo replica material genético do vírus
5. Oganelas da célula reconstrói vírus
6. Novo vírus sai da célula

BlueRingMedia/Shutterstock

4.1.4
As estratégias de replicação dos vírus dependente de RNA

Os vírus de RNA evidenciam o sucesso evolutivo e a versatilidade do RNA como material genético para genomas menores, previamente, as altas taxas de erro de replicação se restringem ao tamanho do genoma de RNA (30 kb ou menos), enquanto, *proofreading* e o reparo de erro garantem a replicação precisa dos vírus contendo genomas de DNA tão grande como os megavírus de 1200 kb (Arslan et al., 2011). Além disso, o fato de a molécula de DNA ser mais estável quimicamente do que a molécula de RNA comumente explica por que todos os vírus conhecidos como *hospedeiros termofílicos* ou *termófilos* têm genomas de DNA de fita dupla (King et al., 2011).

Os vírus com genoma constituído por RNA são únicos em suas estratégias de replicação, uma vez que suas replicases são as únicas na natureza que sintetizam moléculas de RNA a partir de moldes de RNA. A RNA polimerase II de células eucarióticas pode apresentar atividade de síntese de RNA a partir de moldes de RNA (RNA polimerase-RNA dependente, RpRd). Os vírus de RNA com polaridade positiva (RNA+) apresentam mecanismos de replicação menos complexos entre todos os vírus de RNA e DNA. Contudo, as estratégias de controle de tradução/transcrição e transcrição/replicação são extremamente eficientes e inovadoras.

A replicação dos vírus de RNA+ pode ser dividida em duas estratégias básicas:

1. Tradução da poliproteína viral precursora completa (contendo todas as ORF – *open reading frame* – codificadas pelos vírus); processamento do precursor por proteases virais; transcrição da fita de RNA complementar (negativa) pela RpRd viral a partir do molde genômico; transcrição da fita de RNA genômico (positiva) pela RpRd viral a partir da fita de RNA negativo.
2. Tradução da poliproteína viral precursora contendo somente as proteínas não estruturais; processamento do precursor não estrutural pela protease viral; transcrição da fita de RNA complementar (negativa) pela RpRd viral a partir do molde genômico; transcrição pela RpRd viral, a partir da fita de RNA negativo, de RNAm subgenômicos que serão moldes para a tradução das proteínas estruturais; e transcrição da fita de RNA genômico completa pela RpRd viral a partir da fita de RNA negativo (Santos et al., 2015).

Nos vírus de RNA, há três estratégias distintas para replicação e que estão relacionadas com a polaridade do RNA genômico e com a presença, na partícula viral, de uma replicase com atividade de DNA polimerase a partir de moldes de RNA. Os vírus de RNA de polaridade positiva, cujo genoma é a própria molécula de RNAm (com exceção dos retrovírus), não empacotam a replicase viral ao ficar disponível no citoplasma das células hospedeiras, o genoma leva à síntese imediata das proteínas virais. Contudo, vírus com genoma de RNA de polaridade negativa necessitam empacotar sua própria polimerase nas novas partículas virais, uma vez que o RNA genômico será inicialmente transcrito dentro das células, produzindo, então, espécies de RNAm que serão moldes para a síntese das proteínas virais. Como existe uma diferença básica entre as estratégias replicativas dos vírus de RNA de polaridade positiva e negativa, um fator comum a ambos os grupos é comumente identificado nas células infectadas: a replicação dos vírus de RNA acontece em associação íntima a membranas celulares, exceção são vírus que têm replicação nuclear (ortomixovírus, bornavírus e retrovírus). Os retrovírus, apesar de apresentarem genoma de RNA de polaridade positiva, empacotam a própria polimerase (transcriptase reversa), que, uma vez no citoplasma da célula infectada, vai sintetizar o genoma viral sob a forma de uma fita dupla de DNA. Após a integração do DNA viral ao material genético da célula hospedeira, poderá haver transcrição do RNAm viral e síntese proteica (Santos et al., 2015).

4.1.5 As estratégias de replicação dos vírus dependentes de DNA

A replicação de todo o DNA, desde o genoma do vírus mais simples até o da célula de vertebrado mais complexa, segue um conjunto de regras: (i) o DNA é sempre sintetizado pela incorporação gradual e direcionado por moldes de monofosfatos de desoxinucleosideos (dNMPs) a partir de substratos trifosfato (dNTP) na extremidade 3'OH fim da cadeia crescente de DNA; (ii) cada fita parental de um modelo de DNA duplex é copiada pelo pareamento de bases para produzir duas moléculas filhas idênticas uma a outra e a seus pais (replicação semi-conservativa); (iii) a replicação do DNA começa e termina em sítios específicos no molde, denominados *origens* e *terminais*, respectivamente; e (iv) a síntese de DNA é catalisada por DNA polimerases dependentes de DNA, mas muitas proteínas acessórias são necessárias para iniciação ou elongação ou alongamento. Em contraste, com todas as polimerases de RNA dependentes de DNA e muitas dependentes de RNA, nenhuma DNA polimerase pode iniciar a síntese de novo de DNA dirigida por molde. Todas requerem um *primer* com uma extremidade 3'OH livre à qual são adicionados (dNMPs) complementares aos da fita molde (Kornberg; Baker, 1992).

4.1.6 Organização dos genomas virais

A composição e a organização dos genomas virais são as mais variáveis na natureza em comparação a genomas de bactérias, fungos, plantas ou animais. Diferentemente de genomas celulares, que são constituídos normalmente por fitas duplas de DNA, os genomas virais existem em todas as variações estruturais possíveis. As moléculas de DNA e de RNA que compõem os diferentes genomas virais podem apresentar ainda modificações terminais, que servirão como importantes sinais regulatórios para a expressão gênica e a replicação viral. Os vírus de RNA de polaridade positiva, nos quais o genoma já é o próprio RNA mensageiro (RNAm), podem apresentar diferenças nas modificações presentes nas extremidades das moléculas de RNA. O agente infeccioso essencial de todos os vírus é um componente de ácido nucleico de alto peso molecular – ácido desoxirribonucleico (DNA) ou ácido ribonucleico (RNA). A molécula de ácido nucleico está contida em uma embalagem protetora que serve para transmitir esse agente infeccioso em um estado funcionalmente intacto através do espaço e do tempo para um hospedeiro susceptível (Caspar; Klug, 1962).

4.1.7
Arquitetura viral

Podemos definir a arquitetura viral ou sua simetria pela forma e pela composição das subunidades proteicas que compõem o capsídeo, bem como as interações dessas proteínas com o ácido nucleico do vírus. Muitas partículas aparecem como helicoidais ou esféricas. A microscopia eletrônica possibilitou as descrições morfológicas das partículas virais e a abertura para a primeira classificação dos vírus.

4.1.8
Capsídeo viral

O capsídeo é composto por pequenas subunidades proteicas com a finalidade de economizar energia em razão do tamanho do genoma. De acordo com Caspar e Klug (1962): "para que o capsídeo seja feito de muitas cópias da mesma proteína ou mesmo de poucas proteínas diferentes, existem formas geométricas que são mais favoráveis para que isso aconteça".

Essa estrutura pode ser classificada em helicoidal, icosaédrica ou complexa (pseudossimetria), em outras palavras, a ocorrência de subunidades proteicas similares obriga a um arranjo simétrico entre elas, que são unidas por meio de ligações não covalentes. Tais ligações têm a função de facilitar a liberação do ácido nucleico dentro da célula, mas mantêm as proteínas unidas para a manutenção da rigidez e estabilidade do vírus fora da célula (Caspar; Klug, 1962).

4.1.9
Simetria icosaédrica

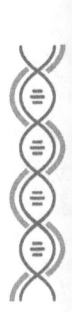

As características da simetria icosaédrica estão relacionadas a um sólido geométrico formado de 20 triângulos equiláteros (faces) e 12 vértices denominado *icoságono*. Cada um dos 12 vértices ou ângulos do icoságono é a interseção das cinco faces triangulares (Caspar; Klug, 1962).

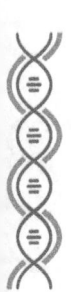

4.1.10 Simetria helicoidal

A simetria helicoidal aparece em micrografia eletrônicas como um cilindro ou um tubo. As unidades proteicas são arranjadas de tal modo que as proteínas interajam de maneira equivalente umas com as outras e com a molécula de ácido nucleico. Nos vírus de plantas o nucleocapsídeo helicoidal pode ser rígido ou longo e flexível como nos vírus de animais (Caspar; Klug, 1962).

4.1.11 Simetria complexa

Na simetria complexa, pode ser representado pelo bacteriófago λ, que apresenta um nucleocapsídeo tanto com simetria do tipo icosaédrico quanto helicoidal, e pelo bacteriófago T4, que, além desse tipo de simetria, apresenta variedade de espículas e fibras na porção helicoidal. Outro exemplo de simetria complexa é aquela apresentada pelos poxvírus, com uma estrutura membranosa lipoproteica (envelope) envolvendo um capsídeo em formato de haltere (Caspar; Klug, 1962).

4.1.12 Envelope viral

Quando os vírus contêm um envelope, o primeiro reconhecimento é realizado pelas espículas glicoproteicas contidas nesse revestimento. Para os vírions envelopados, a aquisição do envelope ocorre por meio de um processo denominado *brotamento* e requer, primeiramente, o direcionamento de proteínas virais (espículas) para uma membrana celular (local de brotamento) e, posteriormente, ocorre a interação entre proteínas virais intracitoplasmáticas com essas proteínas virais inseridas na membrana celular. Os vírions não envelopados são geralmente liberados durante a lise de células infectadas (Santos et al., 2015).

4.2 Mecanismo de patogênese viral

A palavra *patogênese* é formada pelo prefixo "pato", que tem origem no grego, *páthos* e significa *sofrimento* ou *doença*. Já o termo *patógeno* se refere a agentes infecciosos capazes de provocar doença; e *patologia* é o estudo da natureza e das modificações estruturais e/ou funcionais produzidas por doença no organismo. A palavra *patogenicidade* trata da capacidade de o agente infectar o hospedeiro e provocar doença e, por fim, *patogênese* ou *patogenia*, termos sinônimos, definem etapas ou mecanismos envolvidos no desenvolvimento de uma doença (Santos et al., 2015).

Na patogênese viral, diversas etapas devem ocorrer para que o vírus possa infectar e causar doenças no hospedeiro: entrada do vírus no hospedeiro, replicação primária do vírus, disseminação do vírus dentro do hospedeiro, infecção de células com afinidades especiais pelo vírus (tropismo celular), injúria celular, resposta imune, *clearence* e persistência viral e transmissão viral (Pellett; Mitra; Holland, 2014).

4.2.1 Transmissão dos vírus na natureza

Os vírus precisam ser capazes de se disseminar de um hospedeiro a outro para sobreviver. De acordo com Korsman et al. (2014),

> As principais vias de transmissão incluem a transmissão direta entre seres humanos, por exemplo, pelas gotículas de saliva

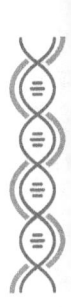

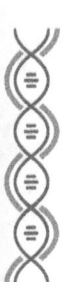

durante a tosse e o espirro; da mãe para o filho (transmissão vertical) e transmissão pelo sangue, que são casos especiais de transmissão entre seres humanos; animal-ser humano: contato direto, por exemplo, mordida de cachorro; ser humano-meio ambiente-ser humano, por exemplo, transmissão fecal-oral; ou animal-ser humano por meio de um vetor-ser humano.

4.2.2 Estabelecimento da infecção

A entrada do vírus ocorre via mucosa do trato respiratório, trato gastrointestinal, ou trato urogenital, pela inoculação transcutânea na corrente sanguínea, por meio da transfusão de sangue ou de picada de mosquitos e por transmissão materno-fetal pela placenta. A replicação dos vírus geralmente ocorre na porta de entrada e pode causar doenças, por exemplo: vírus da influenza, doenças respiratórias, rotavírus e doenças gastrointestinais.

4.2.3 Tropismo

Alguns vírus produzem doenças em locais distantes de seu portal de entrada. Os mecanismos de propagação variam, e os vírus podem alcançar suas células-alvo através dos nervos ou através da corrente sanguínea, ou linfáticos. Os vírus também têm afinidade por certos tipos de órgãos e células. Como tropismo celular é geralmente mediado por receptores específicos na superfície de células hospedeiras no qual o envelope do vírus ou capsídeo pode interagir para iniciar a infecção.

4.2.4 Mecanismo de disseminação dos vírus pelos organismos

Os vírus estão ao nosso redor, em uma enorme proporção em nosso ambiente. Todos os seres vivos encontram bilhões de partículas virais todos os dias, por exemplo, os vírus entram em nossos pulmões nos 6 litros de ar que cada um de nós inala a cada minuto; entram em nosso sistema digestório pelos alimentos que nós comemos; e são transferidos para nossos olhos, boca e outros pontos de entrada das superfícies que tocamos e das pessoas com quem nós interagimos; nossos corpos são reservatórios de vírus que residem em nossos tratos respiratórios, gastrointestinal e trato urogenital (Luria, 1953).

Todos os genomas virais são empacotados dentro de partículas que medeiam sua transmissão de hospedeiro para hospedeiro. O genoma viral contém informações que iniciam e completam um ciclo infeccioso dentro de uma célula susceptível e permissiva. Um ciclo infeccioso inclui ligação, entrada e decodificação da informação do genoma, replicação do genoma, bem como montagem e liberação de partículas contendo o genoma.

Todos os vírus bem-sucedidos são capazes de se estabelecer em uma população hospedeira para que a propagação do vírus seja assegurada (Baltimore, 1971).

4.2.5 Danos teciduais induzidos pelos vírus

Os vírus produzem injúria celular por destruição direta das células infectadas ou por alteração na fisiologia celular. A inativação da síntese proteica celular do hospedeiro é uma característica importante de muitas infecções virais. Danos celulares podem resultar em doença clínica, embora isso dependa de vários fatores, incluindo a resposta imune do hospedeiro (Knipe; Howley, 2013).

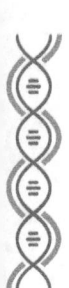

4.2.6 Determinantes genéticos de virulência viral

A replicação dos vírus está intimamente ligada aos processos celulares. Os vírus são parasitas genéticos acelulares, que utilizam as células para fornecer os sistemas e recursos necessários para sua replicação. Eles têm dispositivos sofisticados para entrega do genoma viral para células hospedeiras adequadas, e a ampla diversidade de tipos de genomas de vírus e estrutura do víron leva para uma grande diversidade de esquema de replicação viral. Embora ainda haja muito para ser aprendido, grandes progressos têm sido feitos no entendimento do mecanismo replicativo da maioria dos vírus clinicamente importantes (Flint et al., 2009; King et al., 2011; Knipe; Howley, 2013).

4.2.7 Evasão das defesas do hospedeiro

A evasão das defesas do hospedeiro está relacionada a um corpo humano saudável. As adaptações protetoras do corpo humano fazem parte de um sistema complexo de manutenção da saúde. A primeira linha de defesa inclui fatores não específicos, tais como: as secreções gordurosas na nossa pele e substâncias nas lágrimas e saliva com propriedades anti-infecciosas; o muco, nas nossas superfícies mucosas, retém vírus e microrganismos, enquanto os cílios os exportam para a garganta e para o nariz, de onde são expulsos pela tosse, e o ácido estomacal destrói diversos vírus e bactérias para proteger o trato gastrintestinal.

Para escapar ou sobreviver na presença de um sistema imune ativo, os vírus desenvolveram algumas estratégias como as mutações de alguns vírus que acontecem rapidamente, alterando suas proteínas de superfície para escapar da pressão dos anticorpos. Outros vírus se escondem do sistema imunológico se tornando latentes ou infectando locais imunologicamente privilegiados, como o cérebro. Vários vírus codificam proteínas que interferem nas respostas imunes natural e adquirida. Os bebês, ao nascerem, têm uma grande quantidade de IgG materna, que foi transferida pela placenta durante a gestação. Anticorpos IgA também são transferidos pelo aleitamento materno. Preparações de anticorpos podem ser aplicadas por meio de injeções para prevenir ou tratar determinadas infecções. Quando esses anticorpos não foram produzidos pela resposta imunológica do indivíduo, é chamada de *imunidade passiva*. A imunidade ativa é a resposta imune após uma infecção natural ou vacinação (veja a seção sobre vacinas). A replicação rápida possibilita que os vírus completem vários ciclos de produção de partículas antes que a resposta adaptativa seja formada e quantidades suficientes de citocinas sejam produzidas para levar a célula a esse estado antiviral (Korsman et al., 2014).

4.2.8 Padrões de infecção

O estudo da biologia das células infectadas é o passo mais adequado para o entendimento da patologia do vírus e dos efeitos que terá em um hospedeiro. Algumas infecções virais matam as células rapidamente (efeito citopático), produzindo uma "explosão" de novas partículas, enquanto outros vírus são liberados sem causar morte das células hospedeiras (efeito não citopáticos). Alternativamente, algumas infecções não matam as células nem produzem progênies, mas permanecem latentes ou abortivas, incapazes de completar o ciclo reprodutivo. Infecções nos organismos do hospedeiro podem ser também categorizadas de acordo com sua duração: rápida e autolimitada (infecções agudas) ou longo prazo (infecções persistentes).

Variações e combinações desses dois modos são mais comuns. Entretanto, pode ser questionável que todas as infecções virais de hospedeiros susceptíveis se iniciem com uma infecção aguda e que diferenças dessas infecções nos hospedeiros diversifiquem o resultado. Como exemplo, a maioria das infecções latentes, em que nenhuma partícula infecciosa é produzida, começa com uma infecção aguda, como as causadas pelos vírus HSV-1 e HSV-2 (Katze et al., 2016).

4.2.9 Período de infecção

As barreiras anatômicas e químicas podem ser rompidas diante de uma infeção, e se esta se estabelecer, ocorre uma cascata de reações defensivas no hospedeiro. Sintomas e patologias podem ou não ser evidentes, dependendo do vírus, do tecido infectado e do hospedeiro e da resposta imune antiviral. O período após a infecção, mas antes que apareçam os sinais da doença, é chamado de *período de incubação*. Durante esse intervalo, o genoma viral está sendo replicado e a resposta imune inata é induzida localmente, tipificada pela síntese de citocinas como interferon (IFN). Sintomas clássicos de infecção viral (febre, mal-estar, dores, náuseas) são consequências da produção de citocinas incluindo IFNs tipo I (IFN-1) e interleucina-1 (IL-1).

O período de incubação varia muito entre os diversos patógenos humanos, pois a resposta intrínseca e inata limita e controla a maioria das infecções agudas. Quando essas defesas estão ausentes ou comprometidas, infecções agudas podem se tornar desastrosas principalmente porque a infecção pode tornar-se sistêmica, quando múltiplos órgãos podem ser afetados (desde que células receptoras positivas e permissivas estejam presentes em outros tecidos do hospedeiro). Se a infecção se espalhar rapidamente para órgãos distais, a resposta adaptativa do hospedeiro pode não ser capaz de conter a infecção (Flint et al., 2020).

4.2.10 Excreção dos vírus pelo organismo

A patogênese em seu último estágio inclui a excreção do vírus infeccioso, processo necessário para a manutenção da infecção na população. A excreção, normalmente, ocorre por uma das superfícies do corpo envolvidas na entrada do vírus. No caso das infecções localizadas, a mesma superfície está envolvida na entrada e na saída do vírus. Contudo, em infecções generalizadas, uma variedade de tipos de excreção está frequentemente envolvida. Os vírus que causam infecções localizadas no sistema respiratório, por exemplo, vírus da influenza e vírus respiratório sincicial, são liberados no muco e na saliva e excretados do organismo por meio da tosse, do espirro e da fala (Santos et al., 2015).

Já os vírus que infectam o trato gastrointestinal são excretados nas fezes e podem poluir o ambiente, provocando epidemias pela contaminação da água e dos alimentos. São exemplos de vírus excretados pelas fezes os vírus das hepatites A (HAV) e E (HEV) e os rotavírus (Santos et al., 2015).

Muitos vírus são replicados na pele, e as lesões induzidas por estes contêm partículas infecciosas que podem ser transmitidas a outro hospedeiro. Em geral, a transmissão da infecção ocorre por contato direto. Vírus transmitidos por essa rota incluem os poxvírus, HSV (herpes simplex virus), vírus da varicela-zoster e os papilomavírus (HPV) (Santos et al., 2015).

O sistema genitourinário é uma importante via de excreção para vírus como HIV, HSV, HPV e vírus da hepatite B (HBV). Alguns vírus são excretados na urina (virúria) (Santos et al., 2015).

Vários tipos de vírus são excretados no leite, o que pode servir como rota de transmissão como, por exemplo, citomegalovírus humano (HCMV), HBV, HIV e vírus linfotrópico T humano (HTLV) (Santos et al., 2015).

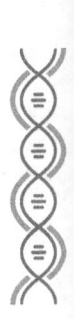

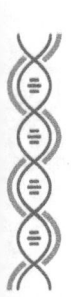

Por fim, o sangue é uma fonte importante para a veiculação de vírus pelos artrópodes e também serve como rota de transferência de vírus para o embrião ou o feto, transmissão de vírus por transfusão sanguínea ou por agulhas e seringas contaminadas (Santos et al., 2015).

4.2.11
Defesa do hospedeiro

A defesa do hospedeiro pode ser demonstrada na introdução viral que interfere com a síntese e as funções normais de proteínas celulares, levando à lesão da célula infectada e finalmente à sua morte. Depois de entrar nas células, os vírus podem causar lesão tecidual e doenças por vários mecanismos. Há dois mecanismos principais da imunidade natural contra vírus: (i) A infecção viral estimula diretamente a produção de interferon tipo 1 (IFN-1) pelas células infectadas. Os IFNs tipo 1 funcionam inibindo a replicação viral. (ii) As células matadoras naturais (NK) lisam uma ampla variedade de células infectadas por vírus podendo apresentar um dos principais mecanismos de imunidade contra vírus no início da infecção, antes de serem desenvolvidas respostas imunes específicas. O IFN tipo I pode aumentar a capacidade das células NK de lisar células-alvo infectadas. Além disso, a ativação do sistema complemento e a fagocitose servem para eliminar vírus de locais extracelulares da circulação (Abbas et al., 2000).

4.3
Respostas imunes dos hospedeiros as infecções virais

Existem diversos mecanismos de respostas inespecíficas, tais como barreiras anatômicas e secreções de superfície, que agem no desenvolvimento de uma resposta imunológica antiviral específica, logo na porta de entrada, e os vírus precisam atravessar barreiras físicas e químicas inespecíficas. Propriedades físico-químicas e estruturais de um tecido influenciam a estabilidade do vírus em determinado ambiente. A camada de células epiteliais, o muco, o pH, a temperatura e a presença de proteases e de peptídeos antimicrobianos podem ter influência direta ou indireta (pela modulação de mecanismos da imunidade inata) na eficiência da replicação viral em determinado sítio. As barreiras envolvidas no sistema respiratório incluem: a camada de muco, o epitélio ciliado e a própria temperatura; já o trato gastrointestinal é outro ambiente adverso à replicação de diversos vírus, pois esses tecidos apresentam propriedades como o pH ácido, as proteases secretadas, sais de bile e muco, que são barreiras importantes. O envelope viral, por exemplo, é sensível à ação dos sais de bile, de modo que a maioria das infecções desse tecido é causada por vírus não envelopados, como os rotavírus.

No sistema genital, existe uma série de propriedades fisiológicas que induz à proteção contra a infecção por diferentes vírus, as quais incluem o pH ácido, a presença de bactérias produtoras de peróxido de hidrogênio, o muco e as camadas da barreira epitelial.

As infecções virais podem ser desenvolvidas por outro fator: a idade. Recém-nascidos ainda não apresentam o sistema imunológico completamente maduro; assim, muitas vezes, há deficiência na resposta, ocasionando maior suscetibilidade a determinadas infecções e/ou maior gravidade dos sintomas. Células de neonato infectadas por HRSV, por exemplo, têm menor eficiência de produção de determinadas citocinas importantes para o controle da infecção, o que pode estar associado a maior gravidade da doença causada por esse vírus nos primeiros meses de vida (Santos et al., 2015).

4.3.1
Papel da imunidade inata no controle de infecções virais

De acordo com (Abbas et al., 2000; Santos N. et al., 2015),

Os indivíduos saudáveis protegem-se contra micróbios por meio de muitos mecanismos diferentes. Estes incluem barreiras físicas, células fagocitárias e eosinófilos (circulantes e teciduais), uma classe de linfócitos chamados as células naturais killer (NK) e várias moléculas originadas pelo sangue. Todos esses componentes têm sua participação defendendo os indivíduos de ambiente hostil, e estão presentes antes da exposição a micróbios infecciosos ou outras moléculas estranhas. Não são potencializados por tais exposições e não discriminam entre a maioria das substâncias estranhas. São estes componentes da imunidade inata ou natural. Embora sejam de origem linfocitária, as células naturais killer (NK) são consideradas componentes efetores da imunidade inata, uma vez que seu padrão de reconhecimento da célula-alvo é distinto de linfócitos T e B (não apresentam receptores clonais como TCR receptores de células T ou BCR receptores de células B) e sua ativação não está relacionada com o desenvolvimento de memória imunológica. Essas células apresentam atividade citotóxica e, quando ativadas, liberam grânulos citolíticos, contendo enzimas como granzimas e perforinas, que induzem a apoptose da célula-alvo. O reconhecimento da célula-alvo pelas células NK pode ocorrer por dois mecanismos; o primeiro está relacionado com a expressão de FcR e com o reconhecimento e a indução de apoptose das células infectadas recobertas por anticorpos. Tal processo é chamado de citotoxicidade mediada por anticorpos (ADCC).

4.3.2 Papel da resposta imunológica humoral em infecções virais

Os anticorpos, que são os componentes da resposta imunológica humoral e peptídeos do sistema complemento, são essenciais para neutralizar e eliminar partículas virais circulantes, impedindo sua entrada em células hospedeiras e inibindo sua disseminação pelo organismo, além de ter um papel importante na prevenção de reinfecções. Um dos mecanismos fundamentais no controle de uma infecção viral é a neutralização, a qual ocorre quando há o bloqueio da interação do vírus com a célula hospedeira. As células B, que não se dividem em circulação, expressam receptores de células B (BCR) em sua superfície. Esses receptores são específicos do epítopo, e cada célula B contém somente um tipo de receptor com especificidade para apenas um epítopo. Os BCR podem ser específicos para quase todos os tipos de moléculas, incluindo: peptídeos, ácidos nucleicos, lipídios, carboidratos e produtos químicos ambientais e sintéticos. Os BCR são, portanto, capazes, em princípio, de reagir com algum tipo de molécula estranha que o organismo possa encontrar. Entretanto, durante infecções virais, é mais provável que sejam peptídeos. Quando o BCR na superfície de uma célula B reconhece e se liga ao seu epítopo, o linfócito B migra para o linfonodo mais próximo, onde sofre expansão e diferenciação clonal. Esses processos são promovidos pela ação de citocinas secretadas pelas células Th2 (T-helper cells), as células Th são identificadas pela presença de uma proteína celular chamada $CD4^+$ presente na membrana plasmática. Subsequentemente e em especial após a interação das células B com linfócitos T $CD4^+$ também específicos para o antígeno, essas células são capazes de fazer mudança de classe de imunoglobulinas (Ig), secretando IgG, IgA e IgE. A IgG é o principal isótipo presente na circulação sanguínea e em fluidos extracelulares, funcionando como eficiente opsonina para reconhecimento por fagócitos e ativação do sistema complemento.

A IgA é o principal isótipo presente em secreções, especialmente na mucosa do trato intestinal e do sistema respiratório, tendo, assim, grande importância no controle das infecções desses tecidos. A IgE está presente em níveis mais baixos na circulação e, aparentemente, suas funções não estão associadas a mecanismos de neutralização ou opsonização viral. Os mecanismos de resposta imunológica humoral têm um papel-chave nesse processo, particularmente pela ativação de linfócitos B específicos e produção de anticorpos. A importância dos anticorpos na proteção contra infecções virais é claramente evidenciada em infecções agudas que induzem imunidade protetora e duradoura. (Santos et al., 2015; Burton et al. 2000).

4.3.3 Papel da resposta imunológica celular em infecções virais

Para a eliminação das células infectadas, a resposta essencial é a imunológica celular. Nesse sentido, os linfócitos TCD8+, com atividade citotóxica, surgem ao lado das células natural killer (NK) como as principais células efetoras. Além desses, as células T CD4 + também têm papel importante de regulação da resposta imunológica como um todo. Essas células produzem diferentes citocinas envolvidas na regulação da ativação de componentes da imunidade inata, de células T CD8 + e de linfócitos B, além de serem importantes para o desenvolvimento de memória imunológica (Santos et al., 2015).

De acordo com Flint et al. (2020),

> Na imunidade mediada por células (CMI) têm um grande número de células T diferentes no qual pode ser amplamente separada em dois tipos: células T-helper (Th) e as células T citotóxicas (TC, também chamadas de linfócitos T citotóxicos, CTL). As células TH são identificadas pela presença de uma proteína chamada CD4 presente na membrana plasmática e são chamadas de células Th CD4+. As células TC são identificadas pela presença de uma proteína

chamada de CD8 na superfície das células e são chamadas de células Th CD8+. As células Th CD4+ podem ser divididas em diferentes tipos que são definidas de acordo com sua localização no corpo (circulante ou residente). A resposta mediada por células Th CD4+ é essencial também para a modulação da produção de anticorpos A resposta mediada por células facilita a recuperação de uma infecção viral, principalmente porque elimina células infectadas por vírus sem danificar as células não infectadas. Os linfócitos T para realizar sua função efetora apresenta um padrão clonal de reconhecimento e ativação prévia fazendo parte da chamada imunidade adaptativa. O reconhecimento do patógeno é feito por meio de seus receptores específicos de antígenos (TCR, T cell receptor), os quais reconhecem pequenos peptídeos associados a moléculas de MHC expressas na superfície de células apresentadoras de antígenos. O TCR age em conjunto com duas moléculas assessórias, CD4 e CD8, as quais são mutuamente exclusivas e determinam com qual tipo de MHC os linfócitos T irão interagir. Células TCD8+ reconhecem antígenos via MHC I, enquanto as TCD4+ têm seu reconhecimento antigênico restrito à apresentação via MHC II. Todas as células nucleadas expressam MHC I, enquanto a expressão de MHC II está restrita às células apresentadoras de antígenos (APC), que são as células dendríticas, os macrófagos e os linfócitos B.

Enquanto a resposta de anticorpos promovidos por células Th-2 (Th2 produzem IL-4, IL-5 e IL-13 e, classicamente, são associadas à modulação da produção de determinados isotipos de imunoglobulina), é importante para algumas infecções no qual partículas virais se espalham pelo sangue, o anticorpo sozinho é frequentemente incapaz de conter ou eliminar uma infecção. De fato, anticorpos tem pouco ou nenhum efeito em uma infecção natural que se espalham por contanto célula a célula, incluindo aqueles causados por muitos vírus neurotrópicos que se espalham transsinapticamente, ou pelos vírus que estabelecem infecções de longo prazo ou não citolítica, como vírus da hepatite. Estas infecções somente podem ser interrompidas por citocinas antivirais produzidas por linfócitos T citotóxicos e morte direta de células infectadas.

4.3.4 Mecanismo de escape do sistema imune

De acordo com Santos et al. (2015),

> A persistência intracelular dos vírus é o mecanismo mais óbvio pelo qual eles podem ser protegidos das células e moléculas efetoras do sistema imune.
>
> Alguns vírus induzem uma infecção aguda e são transmitidos de maneira eficiente para outro hospedeiro; outros persistem no hospedeiro em equilíbrio com o sistema imunológico. Para isso, os diversos agentes virais apresentam diferentes mecanismos de escape contra a resposta imunológica: Modulação das vias de sinalização intracelular induzidas por IFN e receptores da imunidade inata; A inibição da produção de IFN ou da sinalização induzida pelo mesmo parece ser um efeito comum a vários agentes virais;
>
> Sequestro de antígenos: O sequestro de antígenos ocorre, por exemplo, quando os vírus infectam células não permissivas ou semipermissivas e se mantêm em estado de latência. Em geral, a latência está associada a uma baixa taxa de transcrição e, consequentemente, de síntese e expressão de proteínas virais.
>
> Mutações de epítopos: A mutação de epítopos T e B tem sido associada à resistência ou à cronicidade de diferentes infecções virais. Esse dado está de acordo com relatos de que a amplitude/diversidade da resposta celular pode indicar melhor prognóstico da infecção.

Inibição de apoptose: a indução de apoptose é uma das estratégias disparadas por linfócitos TCD8+ citotóxicos e células NK para a eliminação de células infectadas por vírus.

Infecção e modulação da ativação de células do sistema imunológico (SI): Alguns vírus apresentam tropismo por células do próprio SI, o que, por si só, já representa um mecanismo de escape do hospedeiro. Além disso, muitas vezes, esses vírus utilizam fatores de transcrição envolvidos com a ativação dessas células para sua própria replicação; podem, ainda, produzir proteínas que são análogas a proteínas celulares envolvidas na ativação celular, mimetizando sua função efetora e modulando a ativação das células infectadas.

Produção de imunomoduladores virais: Os próprios vírus são capazes de produzir e induzir a secreção de proteínas que funcionam como imunomoduladores e incluem inibidores do sistema complemento, reguladores de cascata de coagulação, moléculas de adesão e homólogos de citocinas e de seus respectivos receptores.

Modulação no processamento e na apresentação de antígenos: Um dos mecanismos mais bem conhecidos de evasão da resposta imunológica é a inibição do processamento e/ou da apresentação de antígenos aos linfócitos T. Essa modulação pode ocorrer em todas as etapas do processamento, é mediada por diferentes proteínas virais e resulta na diminuição da expressão de complexo peptídeo viral-MHC na superfície da célula infectada.

Evasão da citotoxicidade mediada por células NK: a diminuição da expressão de moléculas de MHC I pelas células infectadas é um dos mecanismos de escape de células citotóxicas desenvolvido por vários vírus, inibindo seu reconhecimento por linfócitos TCD8+. Por outro lado, esse mecanismo torna essas células mais suscetíveis à ação de células NK.

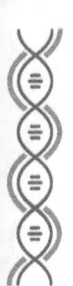

Evasão de anticorpos e complemento: Os vírus são capazes de subverter a atividade de anticorpos e complemento por mecanismos altamente diversos e complexos. Com relação ao escape do sistema complemento, sabe-se que essa cascata é finamente controlada por proteínas inibitórias do hospedeiro, e os vírus são capazes de sequestrar algumas dessas proteínas ou de codificar proteínas homólogas a esses inibidores.

Vacinas antivirais: Muitas vezes, a resposta imunológica do hospedeiro ao agente infeccioso não é bem-sucedida, sendo incapaz de eliminar a infecção.

4.4
Viroses e doenças humanas

Na sequência, vamos estudar em detalhes as doenças causadas por vírus em humanos.

4.4.1
Viroses entéricas

A gastroenterite é uma das principais causas de morbidade e mortalidade em humanos, e os vírus são importantes causas dessa doença. O rotavírus continua sendo o mais importante causador de diarreia grave em crianças em todo o mundo e, embora muitos vírus sejam associados a essa condição, sabemos mais sobre o rotavírus porque os métodos utilizados para detectá-lo são bem desenvolvidos. A aplicação de vacinas eficazes resultou na redução substancial de doenças causadas por esse vírus. Os vírus da gastroenterite se dividem em dois grupos epidemiológicos diferentes: aqueles que causam diarreia infantil comum no início da vida, como rotavírus, adenovírus, caliciviroses (norovírus e sapovírus) e astrovírus. E aqueles responsáveis por doenças epidêmicas, tais como norovírus, astrovírus e também rotavírus do grupo B. Todos esses causam síndrome clínica de diarreia e vômito, que geralmente são as manifestações extraintestinais da doença. A diversidade nas estruturas genômicas virais entre esses agentes varia desde aqueles contendo RNA de fita simples (astrovírus, calicivírus) até aqueles com RNA de fita dupla (rotavírus) e aqueles com DNA de fita dupla (adenovírus). Apesar da diversidade desses agentes e de suas características epidemiológicas, as manifestações clínicas das doenças causadas por eles são indistinguíveis. Todos esses vírus podem ser detectados por meio de microscopia eletrônica, mas a quantidade de vírus eliminado em amostras fecais varia de 10^{12} partículas por grama (rotavírus) a níveis subdetectáveis ($<10^6$) em infecções por norovírus (Chhabra et al., 2013). Alguns grupos populacionais têm maior risco de contrair a doença em virtude da idade (jovens e idosos). A prevenção da principal doença infantil, a diarreia por rotavírus, é baseada em vacinas orais atenuadas amplamente utilizadas, e a prevenção de epidemias de gastroenterites virais dependerá da identificação do veículo de infecção, interrupção do modo de transmissão e do potencial desenvolvimento de vacinas O tratamento inicial é a reposição de eletrólitos e fluidos (Douglas D. et al., 2017).

Os agentes virais que provocam as gastroenterites se enquadram em quatro famílias diferentes: rotavírus (*Reoviridae*), calicivírus humanos (*Caliciviridae*), adenovírus entéricos (*Adenoviridae*) e astrovírus (*Astroviridae*).

4.4.2 Viroses dermatrópicas

As infecções virais causam diversas manifestações cutâneas e mucosas, que são resultado da replicação viral primária na epiderme ou um efeito secundário da replicação viral em outras partes do corpo. Três grupos de vírus representam a maioria das replicações virais epidérmicas primárias: papilomavírus humano (HPV), herpervírus e poxvírus. Múltiplas famílias de vírus, incluindo retrovírus, paramixovírus, togavírus, parvovírus e picornavírus, produzem lesões secundárias na pele. Outros vírus, como os ortomixovírus, e reovírus, raramente causam lesões na pele. É crucial o reconhecimento de manifestações mucocutâneas características de uma variedade de doenças virais, pois isso auxilia na identificação do agente etiológico ou na determinação dos testes de diagnótico clínico.

Os vírus infectam a pele por três vias diferentes: inoculação direta, disseminação a partir de um foco interno e infecção sistêmica. Os vírus que infectam a pele por inoculação direta incluem o herpesvírus simples (HSV), papilomavírus, e a maioria dos poxvírus (exceto da varíola). O vírus da varicela zóster (VZV) produz uma infecção sistêmica primária com viremia e disseminação para a pele e mucosas.

O efeito da replicação viral nas células infectadas pode produzir diretamente lesões na pele ou essas lesões podem resultar da resposta do hospedeiro ao vírus. Ainda, lesões podem resultar da interação entre a replicação viral e a resposta do hospedeiro. Em geral, os vírus que se replicam na epiderme produzem lesões cutâneas diretamente; por outro lado, os vírus que se replicam em outras partes do corpo normalmente produzem manifestações cutâneas por meio da resposta do hospedeiro à replicação viral, como a resposta imune mediada por células do hospedeiro aos vírus da rubéola e do sarampo seja pelo menos parcialmente responsável pelas manifestações cutâneas associadas a esses vírus, e o sarampo sem erupção pode se manifestar como pneumonite ou doença do sistema nervoso central (SNC) em pacientes altamente imunocomprometidos (Douglas et al., 2017).

4.4.3 Viroses respiratórias

As infecções respiratórias têm grande impacto na saúde. As doenças respiratórias agudas, em grande parte causadas por vírus, são as doenças mais comuns e atingem pessoas saudáveis entre adultos e crianças. A mortalidade por infecção respiratória viral aguda em indivíduos saudáveis em países economicamente desenvolvidos é rara, com exceção da gripe epidêmica por influenza e possivelmente por vírus sincicial respiratório. No entanto, a infecção respiratória aguda é uma das principais causas de mortalidade infantil em países de baixa e média renda, e estima-se que 4,5 milhões de crianças menores de 5 anos morrem anualmente de infecção respiratória aguda. Os vírus contribuem em 20% a 30% dessas mortes (Berman, 1991).

Muitos dos vírus associados à doença respiratória aguda apresentam uma variação sazonal significativa. Embora a chegada exata de cada vírus não possa ser prevista com precisão, certas generalizações são úteis no diagnóstico e no planejamento de estratégias de controle. Por exemplo, ambas as epidemias, de influenza e vírus sincial respiratório, ocorrem predominantemente nos meses de inverno, com pico de prevalência em janeiro a março no hemisfério norte. Embora os períodos de pico não coincidam, há frequentemente uma sobreposição entre as duas estações. As infecções do vírus parainfluenza do tipo 3 (PIV-3) mostram uma predominância na primavera, ao passo que os tipos 1 e 2 (PIV-1 e PIV-2) têm surtos no outono até o início do inverno. Os rinovírus podem ser isolados durante o ano, com aumento de frequência na primavera e outono. O pico de prevalência de isolamento dos enterovírus se dá no final do verão e no início do outono, e os adenovírus são isolados em taxas iguais no decorrer do ano. Já os herpesvírus não apresentam variação sazonal significativa em sua incidência, com exceção da varicela, que ocorre em todo o ano, porém, mais comumente no final do inverno e início da primavera.

Há um espectro de vírus associados à bronquiolite, por exemplo, o vírus sincicial respiratório (RSV) que, na maioria dos casos, causa bronquiolite (Wright et al., 1989), e o metapneumovírus humano é também uma causa significativa dessa doença (Van den Hoogen et al, 2001; Williams et al., 2004; Edwards et al., 2013). Outros vírus respiratórios que causam a bronquiolite incluem parainfluenza vírus, influenza vírus, rinovírus, vírus da caxumba, adenovírus tipos 3, 7 e 21 são causas relativamente incomum, mas podem estar associados com doenças mais severas, incluindo a bronquiolite obliterante (Becroft, 1971). Foi descrito sobre o parvovírus humano, o bocavírus humano, encontrado em até 12% dos casos de chiado agudo em crianças (Midulla et al., 2010).

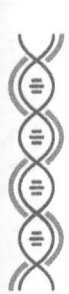

Os hantavírus estão associados à síndrome cardiopulmonar por hantavírus (HCPS), caracterizada por disfunção pulmonar grave após um pródromo de 2 a 3 dias de sintomas inespecíficos semelhantes a gripe, febre, mialgia, tosse, sintomas gastrointestinais e cefaleia (Duchin et al., 1994). A síndrome pulmonar e cardiovascular por hantavírus é uma doença emergente, e o mecanismo comum de infecção humana nas hantaviroses relaciona-se à inalação de aerossóis contendo excretas de roedores silvestres, ocorrendo principalmente em indivíduos que têm contato com o meio rural e com esses animais. Trata-se de doença grave, com letalidade acima de 50%, que leva à insuficiência respiratória e ao choque (Figueiredo, 2000).

Novo coronavírus humano NL-63 também tem sido associado a doenças do trato respiratório inferior em bebês (Esper et al., 2005). Os novos coronavírus humanos foram associados a doenças graves do trato respiratório inferior e síndrome do desconforto respiratório agudo (ARDS) durante surtos, incluindo o coronavírus da síndrome respiratória aguda graves (SARS) ou SARS CoV, que, em 2003, foi a primeira cepa distinta de coronavírus conhecida (Peiris et al., 2003), e o coronavírus da síndrome respiratória do Oriente Médio (MERS) ou MERSCoV (Zaki et al., 2012; Drosten et al., 2013; Assiri et al., 2013). As características clínicas dessas doenças são semelhantes às do desconforto respiratório progressivo e hipóxia (Assiri et al., 2013; Booth et al., 2003; Lee et al., 2003).

4.4.4 Coronavírus humano

O coronavírus pertence à subfamília *Orthocoronavirinae* e à família *Coronaviridae*. É um vírus envelopado que têm genoma de RNA de fita simples e apresenta simetria helicoidal. Curiosamente, o tamanho do genoma é de aproximadamente 24 a 34 quilobases, o maior para um vírus baseado em RNA. O nome *coronavírus* deriva do latim, *corona* significa "coroa" ou "halo", o que denota a aparência característica da forma infecciosa desse vírus (Figura 4.6). A doença causada pelos coronavírus foi inicialmente descrita em 1931 com isolamento do primeiro coronavírus (HcoV-229E) de humanos em 1965. Até a epidemia da síndrome respiratória aguda grave no final de 2002, apenas dois coronavírus humanos (HcoV) eram conhecidos – o HcoV-229E e o HcoV-OC43. Uma vez identificado o coronavírus causador da SARS (SARS-CoV), identificaram-se mais dois coronavírus humanos. Existem três grupos de coronavírus: grupo 1 (HcoV-229E e HcoV-NL63), grupo 2 (HCoVOC43 e HcoV-HKU1) e grupo 3 (ainda não existem coronavírus humanos). O SARS-CoV não pertence a nenhum dos grupos, apesar de algumas pessoas o colocarem no grupo 2 (Korsman et al., 2014).

Figura 4.6
Estrutura do coronavírus

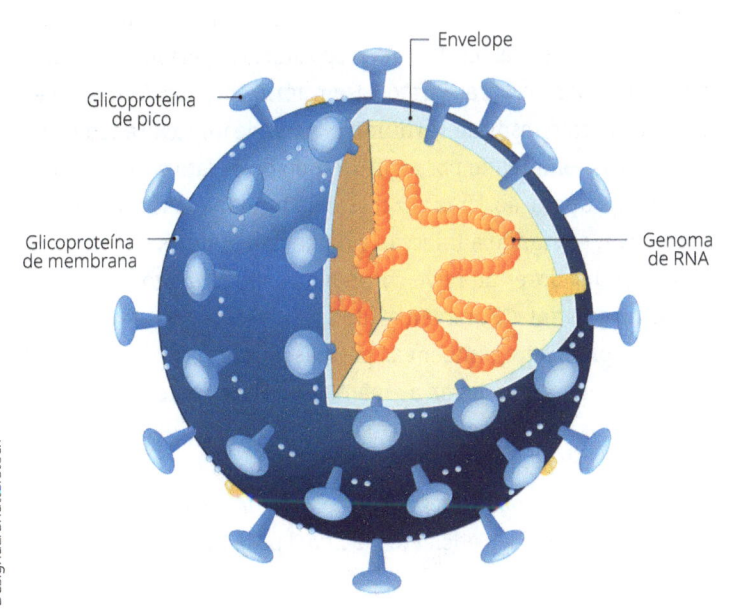

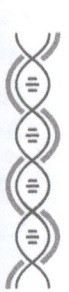

O surto de coronavírus na China teria ocorrido quando as pessoas visitaram o mercado local de frutos do mar e animais "molhados" em Wuhan, onde poucas medidas higiênicas são tomadas, e diferentes seres selvagens e de criação são mantidos juntos e abatidos em condições horríveis. Também os morcegos e, recentemente, os pangolins têm sido suspeitos de serem a fonte desse vírus, e, pelo que tudo indica, a sequência de transmissão é de animal para humano. A teoria é que o vírus sofreu mutação e se espalhou de um hospedeiro animal infectado (um morcego, gato, gado, camelo ou cobra) para humanos que estavam nas proximidades (Wick G., 2020). Quando pessoas não expostas ao mercado de animais começaram a adoecer, notou-se que o vírus espalha-se de humano para humano, semelhantemente ao resfriado comum, que se espalha através de partículas liberadas pelo ar, partículas de superfície e contato próximo com indivíduos infectados. Wuhan ficou em quarentena, mas, infelizmente, o coronavírus se espalhou para fora das fronteiras chinesas. A patogênese viral ocorre quando os vírus entram pelo trato respiratório, multiplicando-se nas células epiteliais do trato respiratório superior, em seguida, espalham-se para o para o trato respiratório inferior. O vírus é excretado pelo trato respiratório durante a fase de infecção aguda, mas continua a ser eliminado por algum tempo pelo trato gastrintestinal depois da recuperação. Uma vez na célula humana, o vírus começou a se replicar, causando a infecção e desencadeando os sintomas. Os sintomas indicadores do novo coronavírus são febre, tosse, falta de ar e dor de garganta (Korsman et al., 2014).

Para se proteger e também as pessoas ao seu redor, as boas práticas de higiene, como lavar as mãos frequentemente, minimizam as chances de espalhar as partículas virais. Evitar áreas lotadas ou contato com indivíduos doentes, ficar em casa quando apresentar algum sintoma garantirá a segurança. A melhor opção de tratamento e método de prevenção eficiente (vacinas) para nos manter seguros (Bradley, 2020).

4.4.5
Febres hemorrágicas virais

O termo *febre hemorrágica viral* (FHV) designa uma síndrome resultante da infecção com pelo menos 30 diferentes vírus de RNA de quatro famílias taxonômicas diferentes: *Arenaviridae, Bunyaviridae, Flaviviridae* e *Filoviridae*. Embora eles sejam diferentes em alguns apectos, todos os tipos de FHV causam febre, mal-estar, queda de pressão arterial que pode levar ao choque, podendo resultar em sangramento, e para muitos FHV, alta mortalidade. Com exceção do vírus da dengue, que é mantido entre as populações humanas pela transmissão do mosquito, todos os agentes da FHV persistem na natureza através de ciclos de infecção em animais.

A doença humana é um evento acidental resultante do contato com animais infectados, com suas excreções ou pela picada de um artrópode infectado. A transmissão subsequente de humano para humano através do contato com sangue ou secreções infecciosas ocorre com múltiplos vírus da febre hemorrágica (HF) e pode causar surtos nosocomiais devastadores.

Os vários tipos de FHV podem ter ocorrido por milênios, sempre que os humanos entravam em contato com animais como reservatórios ou eram picados por artrópodes infectados. O primeiro tipo de FHV a ser reconhecido pela comunidade médica europeia foi a febre amarela (FA), encontrada nos primeiros viajantes para a África Subsaariana, sendo transportada para outros países via tráfico de escravos. As consequências são fatais, por muito tempo atribuídas a danos hepáticos graves e à icterícia, que deu o nome à doença, porém, eventualmente, notaram-se hemorragias gastrointestinais, disfunção renal resultante de choque hipovolêmico levando à morte.

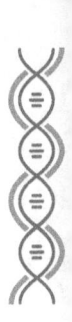

Outros tipos de FHV começaram a ser identificados no início dos anos 1900, quando a infecção grave por hantavírus, que agora é denominada *febre hemorrágica com síndrome renal* (FHSR), foi descrita na Sibéria (Carson; Bray; Roth, 2017). Ao longo de cinco décadas, vários "novos" tipos de FHV foram descritos, e seus agentes causadores, isolados. O vírus da febre de Lassa, um arenavírus do Velho Mundo, e o agente do vírus Machupo do Novo Mundo foram caracterizados durante as investigações dos surtos da doença na década de 1960. O vírus Marburg, um filovírus foi descoberto em 1967 através de uma importação de macacos infectados da Uganda para a Europa, ao passo que outro filovírus, o vírus Ebola, chamou a atenção quando suas espécies do antigo Zaire e do Sudão causaram grandes epidemias na África, em 1976. A febre do Vale do Rift (FVR), reconhecida pela primeira vez na década de 1930, causou um surto massivo de mosquitos no Egito em 1977. A lista de arenavírus que causam a síndrome de FHV continuou a crescer com o surgimento do vírus Whitewater Arroyo na Califórina, causando infecções fatais em humanos (CDC, 2000). Lujo, um "novo" arenavírus, surgiu em Zâmbia em 2008, e foi exportado para a África do Sul, onde causou um surto pequeno, mas mortal, com uma taxa de casos fatalidade de 80% (Briese et al., 2009).

Foi no ano de 2009 na República Democrata do Congo descobriu-se um novo rabdovírus que foi chamado de *vírus Bas-Congo*, que causou surto com manifestações hemorrágicas e fatais, e um flebovírus transmitidos por carrapatos causando febre grave com síndrome de trombocitopenia na Ásia, houve ainda casos de doenças semelhantes graças ao vírus Heartland nos Estados Unidos (Grard et al., 2012; Yu et al., 2011; Guo et al., 2016).

A família Bunyaviridae é a maior família de vírus e tem mais de 300 vírus divididos em cinco gêneros: Orthobunyavirus, Phlebovirus, Nairovirus, Hantavirus e Tospovirus (Calisher, 2001). As doenças clínicas que causam em humanos variam de doenças febris agudas, como a febre do mosquito-palha, síndromes clínicas como Encefalite da Califórnia, Febre do Vale Rift, febre hemorrágica da Crimeia-Congo, febre hemorrágica com síndrome renal, síndrome cardiopulmonar por hantavírus ou síndrome pulmonar por hantavírus. A febre do flebotomíneo, febre do Vale Rift e febre hemorrágica com síndrome renal são mais comuns. Contudo, algumas doenças estão associadas a uma alta taxa de mortalidade, como a febre hemorrágica da Crimeia-Congo e síndrome cardiopulmonar por hantavírus, e duas são endêmicas na América do Norte, como encefalite da Califórnia e síndrome cardiopulmonar por hantavírus (Gregory J. et al., 2017).

Todos os vírus causadores da febre hemorrágica viral têm espécies de roedores como reservatório natural. Os primatas do Velho e do Novo Mundo são reservatórios da febre amarela silvestre e uma variedade de espécies está envolvida na circulação de vírus da febre hemorrágica da Crimeia-Congo, o qual é transmitido pela picada de carrapato ou pelo contato direto com tecido de animais infectados durante o abate. O hospedeiro reservatório dos filovírus são várias espécies de morcegos, e outros animais podem estar infectados e agir como intermediários na transmissão ao homem. Os arenavírus e hantavírus fornecem exemplos de coevolução, em que cada agente tem uma única espécie de roedores como seu principal hospedeiro (Bowen MD et al., 1997).

Agentes transmitidos por mosquitos, como febre amarela e dengue, podem ser transmitidos de pessoa a pessoa pelo vetor ou, como no caso do vírus causador da febre do Vale Rift, de animal para pessoa e de pessoa para pessoa, produzindo epidemias explosivas.

A febre da dengue é uma exceção à regra de que o vírus da febre hemorrágica é zoonótico na natureza. A doença pode, ao mesmo tempo, estar confinada em uma pequena região tropicais e ser mantida por meio da infecção em primatas selvagens. No entanto, a adaptação bem-sucedida do vírus na transmissão de pessoa para pessoa pelo mosquito, combinada a um amplo aumento na população humana nas regiões tropicais e a falha nos esforços de controle do mosquito, tem permitido o agente dispersar amplamente e evoluir em quatro sorotipos (Gubler, 2006).

Apenas algumas vacinas estão em uso regular em humanos para a prevenção de vírus da febre hemorrágica. A vacina do vírus da febre amarela 17D vivo e atenuada foi introduzida pela primeira vez na década de 1930 e continua sendo uma das vacinas mais eficazes já desenvolvidas. Recentes estudos indicam que as vacinas contra o vírus da dengue e do ebola são eficazes e possíveis (Whitehead et al., 2007).

4.5 Vacinas e antivirais

As vacinas são predominantemente usadas para prevenção de doenças. Elas devem estabelecer proteção em pessoas ou animais quanto a uma possível infecção e uma subsequente doença ao entrarem em contato com os respectivos patógenos; esse processo denomina-se *imunização ativa*. Contudo, na imunidade passiva, é transferida da mãe para o filho pela placenta, fornecendo imunidade pelos primeiros meses de vida.

A palavra *vacina* vem da palavra latina para vaca, ou seja, *vacca*, do latim para varíola bovina, que Edward Jenner usou em 1796 para fazer sua vacina contra a varíola. Edward Jenner notou que a ordenhadora de leite infectada com a varíola bovina não contraía a doença. A varíola bovina causava uma infecção branda e, assim, descobriu-se a primeira vacina viva. Mais tarde, revelou-se que o vírus usado na vacinação contra a varíola era, de fato, a vaccínia (poxvírus), e não o da varíola bovina, apesar de ser um vírus relacionado. Historicamente, a variolação, a prática de infectar as pessoas com pequenas doses de varíola, é feita desde 1000 a.C. na Índia. Geralmente, ela induziria uma forma mais branda da doença, evitando que a pessoa fosse reinfectada (Korsman et al., 2014).

Existem tipos diferentes de vacinas: profiláticas, que são as que previnem doenças, e terapêuticas, que fortalecem o sistema imunológico para controlar melhor a doença. O desenvolvimento de vacinas requer muita pesquisa, especialmente contra a malária e o HIV, sendo necessárias vacinas seguras contra a tuberculose na era da infecção pelo HIV. Já as vacinas contra a influenza são diferentes a cada ano em virtude da mudança nas variantes circulantes, e novos antígenos da influenza precisam ser determinados para os hemisférios norte e sul.

A profilaxia pré-exposição são vacinas aplicadas antes da exposição, que podem prevenir a infecção ou a doença quando a pessoa é exposta ao vírus selvagem. A profilaxia pós-exposição é a vacinação após a exposição, como o nome já diz, a vacinação pode estimular

uma resposta mais rápida, fornecendo proteção. As vacinas virais terapêuticas ainda são experimentais, mas os cientistas estão interessados nos efeitos potenciais na progressão do HIV.
Vejamos os diversos tipos de vacinas a seguir.

- **Vacinas vivas atenuadas** – um vírus é passado várias vezes em linhagens celulares, resultando em sua atenuação. A maioria das vacinas vivas atenuadas apresenta risco muito pequeno de infecção grave, e a vacina da varíola é a exceção. As vacinas contra sarampo, varicela, pólio oral e febre amarela podem, raramente, causar complicações semelhantes às do vírus selvagem (Korsman et al., 2014).
- **Vacinas inativadas** – os vírus selvagens podem ser inativados, geralmente com formaldeído ou uma substância química semelhante, não causando mais doença, apesar de uma resposta imunológica protetora ainda ser formada contra o vírus.
- **Vacina fragmentada** – após sua inativação, os vírus mortos são rompidos por detergentes e usados para vacinação (Korsman et al., 2014).
- **Vacinas de subunidades** – após a inativação, os vírus mortos são quebrados em vários componentes. Determinados componentes são separados do resto e usados nas vacinas.
- **Vacinas recombinantes** – se for possível identificar um antígeno viral específico ou um conjunto de antígenos virais, os genes que os codificam poderão ser inseridos em outros organismos, por exemplo, a levedura de cerveja (*Sacchromyces cerevisiae*), no caso do antígeno de superfície da hepatite B. No caso das vacinas contra o papilomavírus humano, partículas semelhantes ao vírus (VLP – *virus-like particles*) são produzidas sem nenhum genoma presente, significando que eles não podem se replicar.
- **Vacinas de toxoide** – se um organismo produzir uma toxina, ela poderá ser inativada (transformando-se em um toxoide)

e ainda induzir imunidade que protege contra a toxina. Não existe nenhuma vacina de toxoide viral (Korsman et al., 2014).
- **Vacinas de DNA** – o DNA desnudo pode ser injetado, ou introduzido de outras maneiras, na pele ou em algum músculo. Esse DNA é capturado pelas células, e as proteínas que ele codifica podem ser produzidas. Dessa forma, pode-se induzir imunidade contra as proteínas virais. Atualmente, não existem vacinas de DNA disponíveis comercialmente (Korsman et al., 2014).
- **Vacinas de vetores** – são vírus (ou bactérias) vivos, mas inofensivos, que contêm genes de outros vírus, sendo capazes de produzir algumas das proteínas do vírus prejudicial sem o risco de infecção por esse agente. Os vetores vacinais podem ou não se multiplicar completamente no hospedeiro. A pesquisa sobres as vacinas contra o HIV têm utilizado vetores, como o MVA (vírus vacínia Ankara modificado) e o vírus da varíola dos canários (Korsman et al., 2014).
- **Adjuvantes** – são substâncias que aumentam uma resposta imune a uma proteína estranha. Sem um adjuvante, a resposta imune pode ser fraca ou temporária, mas a adição de um adjuvante pode reforçar a resposta ou permitir a formação de células de memória. Os exemplos incluem os compostos de alumínio, lipossomos ou, até mesmo, proteínas do capsídeo da *Neisseria meningitidis* (Korsman et al., 2014).

4.5.1 Diagnóstico laboratorial

Os diagnósticos das infecções virais têm sido expandidos por ensaios rápidos, muitas vezes quantitativos, que podem impactar o manejo terapêutico e a saúde pública. Esse desenvolvimento é o resultado de muitos avanços na virologia diagnóstica, incluindo melhoramento na cultura de células, disponibilidade de reagentes específicos, como anticorpos monoclonais e, mais importante, a introdução de técnicas moleculares principalmente baseados em reação em cadeia da polímera (PCR), que permite a detecção sensível e rápida de vírus. Esse procedimento é mostrado pela recente identificação de vários vírus respiratórios, incluindo o metapneumovírus humano (van den Hoogen et al., 2001), vários coronavírus, incluindo síndrome respiratória aguda grave (SARS) (Drosten et al.,2003) e síndrome respiratória do Oriente Médio (MERS) (Zaki et al., 2012), e bocavírus humano (Allander et al., 2005).

A classificação do diagnóstico direto ocorre via detecção do próprio vírus, a visualização de partículas virais: microscopia eletrônica, propagação *in vitro*, isolamento do vírus em cultura de células, ovos embrionados ou animais de laboratório, visualização dos efeitos da infecção viral no tecido ou cultura de células infectados, microscopia óptica, detecção de antígenos virais, revelação de células ou tecido infectado com técnicas imuno-histoquímicas, detecção de antígenos virais em fluidos ou excreções corporais, detecção do ácido nucleico viral (genoma viral). O diagnóstico indireto é classificado por meio da detecção da resposta imune do hospedeiro, que pode ser: imunidade humoral via anticorpos de diferentes classes (IgG, IgM, IgA) e subclasses com avidez diferente; e imunidade celular que ocorre com as células T citotóxicas (Korsman et al., 2014).

Síntese

Vírus são agentes patogênicos ultramicroscópicos, e seu nome tem origem no termo em latim *venenum*, que significa "líquido viscoso". Para alcançar seu objetivo, eles necessitam das células para crescer e se propagar, são agentes intracelulares obrigatórios. Basicamente, uma partícula viral completa, ou vírion, é constituída por um ácido nucleico (DNA ou RNA) envolto por uma capa de proteína, podendo ser composta por açúcares e lipídios. A função básica do vírion é introduzir o genoma viral para dentro da célula hospedeira, com a finalidade de replicação. Em 1921, foram feitos avanços tecnológicos relacionados ao processo de isolamento dos vírus, tais como descoberta do bacteriófago (vírus que infecta apenas bactérias), desenvolvimento de aparelhos que auxiliaram a área da virologia.

A classificação de Baltimore categoriza todos os vírus dentro de sete classes com base em seu tipo de genoma, polaridade e consequente via para a produção de RNAm, que pode ser traduzido por ribossomos celulares, que é necessário para a tradução de proteínas.

As principais vias de transmissão são diretas entre seres humanos, por exemplo, pelas gotículas de saliva durante a tosse e o espirro; da mãe para o filho (transmissão vertical) e transmissão pelo sangue; animal-ser humano, via contato direto, por exemplo, mordida de cachorro; ser humano-meio ambiente-ser humano, por exemplo, transmissão fecal-oral; ou animal-ser humano por meio de um vetor--ser humano. Os vírus produzem injúria celular por destruição direta das células infectadas ou por alteração na fisiologia celular e alguns produzem doenças em locais distantes de seu portal de entrada. Os mecanismos de propagação variam, e os vírus podem alcançar suas células-alvo pelos nervos ou via corrente sanguínea ou linfáticos.

A evasão das defesas do hospedeiro está relacionada a um corpo humano saudável ou a poder recuperar a saúde após uma infecção. Algumas infecções virais matam as células rapidamente (efeito citopático), produzindo uma "explosão" de novas partículas, enquanto outros vírus são liberados sem causar morte das células hospedeiras (efeito não citopáticos). A excreção, normalmente, ocorre por uma das superfícies do corpo envolvidas na entrada do vírus. A defesa do hospedeiro pode ser demonstrada na introdução viral que interfere com a síntese e funções normais de proteínas celulares, levando à lesão da célula infectada e, finalmente, à sua morte. Os indivíduos saudáveis protegem-se contra micróbios por meio de muitos mecanismos diferentes. Estes incluem barreiras físicas, células fagocitárias e eosinófilos (circulantes e teciduais), uma classe de linfócitos chamados *células naturais killer* (NK) e várias moléculas originadas pelo sangue, os anticorpos, que são os componentes da resposta imunológica humoral e peptídeos do sistema complemento, sendo essenciais para neutralizar e eliminar partículas virais circulantes, de modo a impedir sua entrada em células hospedeiras e inibir sua disseminação pelo organismo, além de ter um papel importante na prevenção de reinfecções. A persistência intracelular dos vírus é o mecanismo mais óbvio pelo qual eles podem ser protegidos das células e moléculas efetoras do sistema imune. Os vírus podem causar diferentes viroses e doenças humanas, como as viroses entéricas, viroses, dermatrópicas, febres hemorrágicas virais e viroses respiratórias, com destaque ao coronavírus humano. Para se proteger e também as pessoas ao seu redor, as boas práticas de higiene, como lavar as mãos frequentemente, minimizam as chances de espalhar as partículas virais. Evitar áreas lotadas ou contato com indivíduos doentes, ficar em casa quando apresentar algum sintoma garantirá a segurança. A melhor opção de tratamento e método de prevenção eficiente (vacinas) para nos manter protegidos e seguros.

Questões para revisão

1) Como o cientista russo Dimitri Ivanovsky observou um agente patogênico menor do que uma bactéria? E qual foi conclusão?

2) Por que os vírus são classificados como parasitas intracelulares obrigatórios?

3) Assinale a opção correta acerca da prática de higienização das mãos no controle de infecções:

   a) Os índices de adesão de profissionais de saúde às práticas de higienização das mãos são bastante satisfatórios em unidades de saúde.

   b) O uso de unhas artificiais não interfere na qualidade da higienização das mãos, desde que estejam limpas e curtas.

   c) Apesar de a prática de higienização das mãos ser um procedimento muito divulgado, não existem evidências robustas que corroborem essa ação.

a] O envolvimento de familiares e visitantes na adesão das práticas de higienização das mãos representa ação de grande importância no controle de infecções.

d] Agentes antissépticos utilizados para a higienização das mãos deverão promover a eliminação imediata de microrganismos, porém sem promover efeito residual ou persistente.

4] Com relação à febre hemorrágica da dengue, assinale a opção correta:

a] O tratamento deve ser realizado com antimicrobianos específicos.

b] A presença de choque se justifica pelo aumento de permeabilidade vascular, seguida de extravasamento plasmático e falência circulatória.

c] Observa-se elevação da incidência da doença em períodos de inverno, quando as temperaturas caem.

d] O agravamento do quadro clínico do paciente ocorre após a segunda semana de evolução.

e] A presença de dor abdominal não representa critério de gravidade da doença.

5] A síndrome cardiopulmonar por hantavírus (SCPH) recebeu essa denominação a partir dos primeiros casos detectados na América do Sul, onde se observou importante comprometimento cardíaco. Assinale a opção correta acerca de infecções por hantavírus:

a] O período de transmissibilidade da doença é bastante conhecido e pode chegar a até 30 dias após o início dos sintomas.

b] Em crianças, é importante a análise do hemograma, que geralmente encontra-se com hematócrito abaixo de 30%.

c] O diagnóstico laboratorial na fase aguda é muito difícil, pois apenas 5% dos pacientes com SCPH apresentam IgM detectável no sangue.

d) A contaminação do homem ocorre principalmente pela inalação de aerossóis.
e) O período de incubação da doença pode chegar a 180 dias.

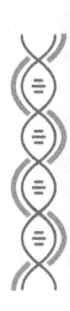

Capítulo 5

Líndice Mitie Nisimura

Imunologia clínica

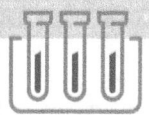

Conteúdos do capítulo

- Componentes do sistema imunológico.
- Mecanismos efetores da imunidade inata.
- Funções efetoras da imunidade adaptativa.
- Técnicas empregadas no laboratório de imunologia.
- Elementos fundamentais em exames na área de imunologia.

Após o estudo deste capítulo, você será capaz de:

1. definir o sistema imunológico;
2. caracterizar os componentes do sistema imune e suas funções;
3. diferenciar as características do sistema imune inato e do sistema imune adaptativo;
4. descrever técnicas laboratoriais empregadas na imunologia.

5.1
Introdução à imunologia

A imunologia é o estudo dos integrantes do sistema responsável por eliminar constituintes estranhos aos corpos dos seres vivos e, entre esses elementos estranhos, uma fração considerável são agentes infecciosos que podem desenvolver doenças.

Desse modo, os primórdios da imunologia, como área de conhecimento, coincidem com a evolução da microbiologia, com a origem da teoria germinal das doenças infecciosas e, sobretudo, com os trabalhos de Louis Pasteur e Robert Koch, que demonstraram que não há geração espontânea de organismos e que existe uma relação entre o microrganismo e uma doença específica, respectivamente. E se há microrganismos que podem nos atacar, devemos ter formas de nos defender, não é?

A especificidade entre microrganismo e doença também se conserva em relação à proteção. Diferentes agentes patogênicos estimulam componentes e mecanismos particulares, e uma comprovação dessa especificidade é a soroterapia, que ocorre pela ação dos anticorpos neutralizantes, descrita pelo ganhador do prêmio Nobel de medicina de 1901, Emil Adolf von Behring, que demonstrou a ação do antissoro na proteção contra a toxina diftérica.

Apesar de o nosso foco ser a biologia humana, devemos ter em mente que organismos diferentes do *Homo sapiens* também apresentam esse sistema de defesa. A fagocitose, um processo muito importante desempenhado pelo sistema imune inato, foi descrita pela primeira vez em estrelas do mar por Élie Metchnikoff, no ano de 1883.

A fim de facilitar a compreensão da imunologia, muitos aspectos são apresentados de modo, muitas vezes, dicotômicos: sistema imune inato × sistema imune adaptativo; imunidade celular × imunidade humoral; entretanto, nem todos os elementos são claramente caracterizados por uma ou outra definição, além disso, a inclusão de um componente em uma categoria não exclui a interação com componentes de outras categorias.

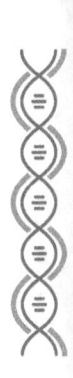

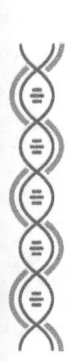

Os elementos interagem de modos muito complexos, sendo assim, para conseguirmos assimilar como um processo ocorre, temos que apresentar uma parte de cada vez, e isso não quer dizer que essas partes acontecem de modo totalmente independente. Não nos esqueçamos de juntar os elementos para podermos ver o cenário que se apresenta!

5.2 Componentes do sistema imune

Antes de discutirmos como o sistema imune nos protege, vamos conhecer os personagens que podem atuar na batalha contra os invasores do nosso organismo. As células que compõem o sistema imunológico se diferenciam a partir de uma célula tronco hematopoiética da medula óssea, como mostra a Figura 5.1. Essa célula tronco pode se diferenciar em progenitores mieloides ou linfoides. Neutrófilo, eosinófilo, mastócito, basófilo, monócito, macrófagos e células dendríticas são gerados a partir do progenitor mieloide, já os linfócitos T e B e as células assassinas naturais (NK, do inglês *natural killers*) são originados de um progenitor linfoide (Figura 5.1).

Os neutrófilos são fagócitos que apresentam o núcleo segmentado e grânulos citoplasmáticos, que não se coram fortemente com corantes ácidos ou básicos. Eles constituem o tipo leucocitário mais abundante no sangue e são os primeiros a serem observados no local de infecção.

Os monócitos são células sanguíneas circulantes que apresentam núcleo sem segmentação, têm capacidade fagocítica e podem diferenciar-se em macrófagos, quando migram da circulação para o tecido, induzido pela presença de infecção, por exemplo. Desse modo, os macrófagos são células teciduais com competência para realizar fagocitose, e alguns têm a função de estimular o reparo tecidual necessário no fim do processo inflamatório. Há, ainda, macrófagos residentes em diversos tecidos que podem iniciar suas funções efetoras rapidamente na presença de infecções ou estímulos específicos, e esses macrófagos residentes podem ter nomes distintos, como *micróglia*, no sistema nervoso, ou *célula de Kupffer*, no fígado.

As células dendríticas são células fagocíticas com diversas projeções de membrana semelhantes a dendritos, núcleo sem segmentação e, juntamente dos macrófagos e linfócitos B, constituem as células apresentadoras de antígenos profissionais (APCs, do inglês *antigen presenting cells*), essenciais na ativação de linfócitos T.

Os basófilos são células sanguíneas que apresentam grânulos que se coram fortemente com corantes básicos e têm semelhanças funcionais com os mastócitos. Estes também apresentam grânulos que se coram com corantes básicos, sendo células presentes nos tecidos.

Os eosinófilos estão presentes no sangue, têm grânulos com componentes que se ligam aos corantes ácidos e, assim como mastócitos e basófilos, participam da defesa contra as infecções parasitárias por helmintos e em reações alérgicas.

As células NK integram a imunidade inata e, diferentemente de outros componentes celulares do sistema imune inato, origina-se de um progenitor linfoide. As sinalizações de ativação da célula NK envolvem receptores de ativação e receptores de inibição e, quando ativada, a célula libera grânulos contendo perforina e granzima, os quais induzem morte celular por apoptose.

Já os linfócitos T e B são as células efetoras da imunidade adaptativa. Somente pela morfologia não é possível distinguir os constituintes da linhagem linfocítica, consequentemente, para avaliar os diferentes linfócitos é indispensável a identificação dessas subpopulações por meio de marcadores presentes em suas membranas. Esses marcadores foram agrupados em um sistema denominado grupamentos de diferenciação (CD, do inglês *cluster of differentiation*), por exemplo a célula T auxiliar tem CD3 e CD4 (CD3+ CD4+) e a célula NK não apresenta CD3 e possui CD56 (CD3- CD56+).

A identificação celular por marcadores específicos não se limita aos linfócitos, diversos tipos celulares já podem ser distinguidos por moléculas específicas que apresentam, e quanto maior é o número de marcadores utilizados, melhor é a distinção do tipo celular uma vez que alguns marcadores podem ser compartilhados entre células diferentes.

Figura 5.1
Células do sistema imunológico

CÉLULAS DO SISTEMA IMUNE

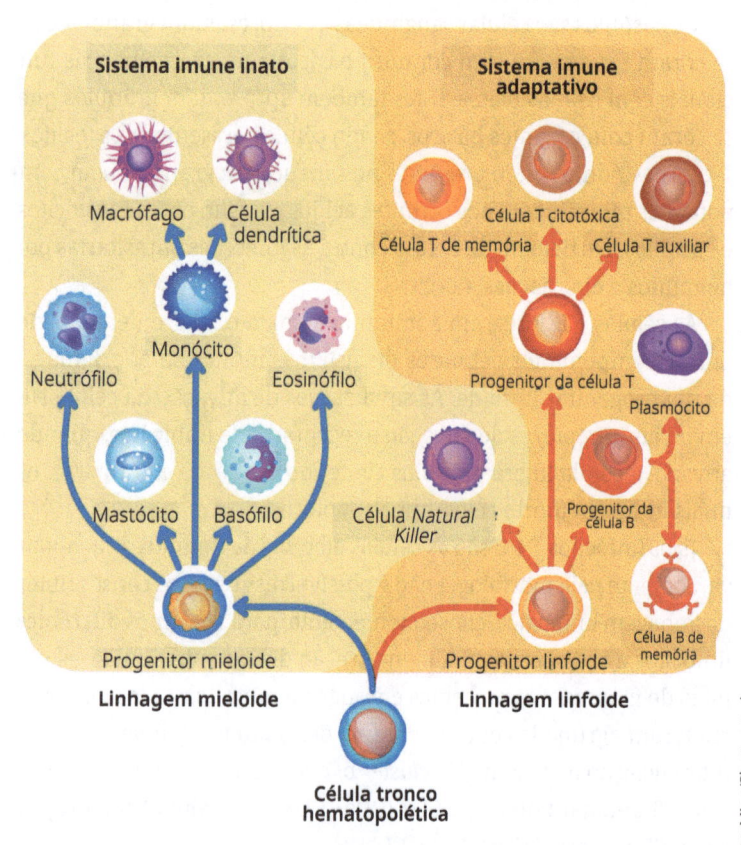

Sistema imune inato
- Macrófago
- Célula dendrítica
- Neutrófilo
- Monócito
- Eosinófilo
- Mastócito
- Basófilo
- Célula *Natural Killer*
- Progenitor mieloide

Linhagem mieloide

Sistema imune adaptativo
- Célula T citotóxica
- Célula T de memória
- Célula T auxiliar
- Progenitor da célula T
- Plasmócito
- Progenitor da célula B
- Célula B de memória
- Progenitor linfoide

Linhagem linfoide

Célula tronco hematopoiética

VectorMine/Shutterstock

A gênese dos linfócitos B ocorre na medula óssea, e a dos linfócitos T no timo, como vemos na Figura 5.2. Esses órgãos são chamados de *órgãos linfoides primários* ou *centrais*. Os órgãos nos quais ocorrem o início da ativação dos linfócitos são denominados *órgãos linfoides secundários* ou *periféricos* e incluem baço, linfonodos e tecidos linfoides presentes na pele e mucosa, como amígdalas, adenoides, placas de Peyer e apêndice, apresentados na Figura 5.2.

Cada linfócito tem um receptor distinto que reconhece especificamente um antígeno, assim, quando há uma infecção, é necessária a ativação do linfócito virgem ou naïve, multiplicação dessa célula que dispõe do receptor que reconhece especificamente um antígeno do patógeno (expansão clonal) e diferenciação em célula efetora e em célula de memória.

Esse processo de ativação do linfócito virgem depende da exposição ao antígeno e, em algumas situações, é necessário que outros tipos celulares processem e apresentem esse antígeno ao linfócito. Se todos os linfócitos e a célula apresentando o antígeno ficassem circulando aleatoriamente pelo nosso organismo, a probabilidade de o par perfeito (linfócito específico e APC com o antígeno) eventualmente se encontrar seria bem pequena. Nesse contexto, para facilitar a proximidade entre essas células, existem pontos de encontro que são os órgãos linfoides secundários.

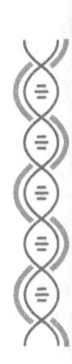

Figura 5.2
Órgãos do sistema imunológico

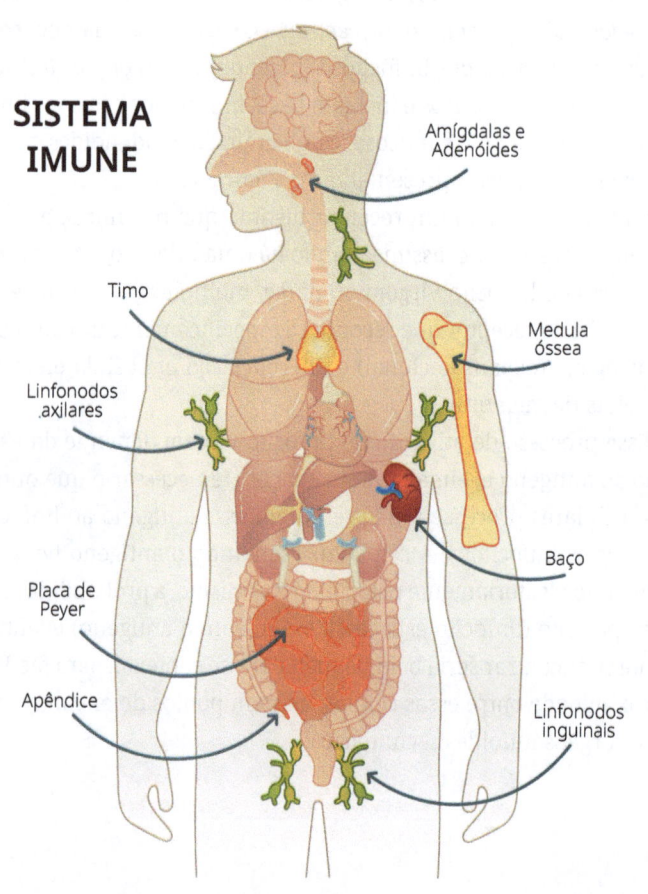

SISTEMA IMUNE

- Amígdalas e Adenóides
- Timo
- Medula óssea
- Linfonodos axilares
- Baço
- Placa de Peyer
- Apêndice
- Linfonodos inguinais

VectorMine/Shutterstock

As ações das células do sistema imunológico são produtos de sinalizações mediadas por citocinas, as quais são proteínas produzidas e liberadas por diversos tipos de células, que, ao se ligarem aos seus receptores, induzem a ações específicas. Essas citocinas podem ser classificadas como pró-inflamatórias, como a interleucina (IL)-1; IL-6 e o fator de necrose tumoral (TNF, do inglês *tumor necrosis factor*)-α que, entre outros efeitos, induzem à produção das proteínas de fase aguda,

IL-2, que estimula proliferação de linfócitos e interferon (IFN)-γ, que, por sua vez, estimula a função fagocítica ou consideradas citocinas anti-inflamatórias, como IL-10 e o fator de crescimento transformante (TGF-β, do inglês *transforming growth factor*), que inibem a proliferação e função de leucócitos.

Um grupo especial de citocinas são as quimiocinas, proteínas que sinalizam a quimiotaxia e direcionam a migração de leucócitos para os locais em que são necessários, tais como o local de infecção ou o ponto de encontro (o órgão linfoide secundário) mais próximo. Uma vez que as citocinas são importantes para o funcionamento do sistema imune, a modulação destas é uma estratégia terapêutica bastante estudada, e algumas já são aplicadas na clínica médica.

5.3 Imunidade inata

Já vimos os componentes celulares do sistema imune, agora vamos conhecer a atuação dessas células. Para que ocorram essas ações, são essenciais o reconhecimento e a sinalização; os receptores envolvidos nesse processo nas células da imunidade inata são denominados *receptores de reconhecimento de padrão* (PRRs, do inglês *pattern recognition receptors*), e os ligantes desses receptores são padrões moleculares associados a patógenos (PAMPs, do inglês *pathogen-associated molecular patterns*) ou padrões moleculares associados a danos (DAMPs, do inglês *damage-associated molecular patterns*).

Nesse contexto, em uma infecção, o PAMP presente no patógeno é reconhecido pelo PRR localizado na célula imune, e há uma sinalização intracelular que estimula a fagocitose por exemplo. A fagocitose é um processo muito importante na eliminação de microrganismos invasores, por meio do qual a célula fagocítica emite prolongamentos de membrana, envolve o patógeno e o internaliza. A esse vacúolo contendo o microrganismo fundem-se lisossomos, que liberam seus conteúdos ricos em enzimas proteolíticas e eliminam o patógeno.

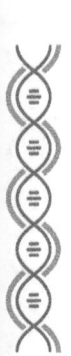

Os peptídeos, produtos dessas proteases podem ser apresentados na superfície celular ligados às moléculas do complexo principal de histocompatibilidade (MHC, do inglês *major histocompatibility complex*) do tipo II e ativar linfócitos T auxiliares virgens. Desse modo, se a imunidade inata não conseguir eliminar o invasor, a imunidade adaptativa é acionada.

A sinalização de PRR e PAMP também induz à síntese e à secreção de citocinas, e muitos aspectos observados na inflamação aguda, como febre e migração de leucócitos, são mediadas por citocinas pró-inflamatórias. Uma vez que essa sinalização não é espécie específica, as manifestações relacionadas a esse processo inflamatório inicial não são patognomônicas.

O sistema imune inato não é formado somente pelas células mencionadas, fatores solúveis também participam da defesa do organismo, tais como as proteínas de fase aguda e as proteínas do complemento.

5.3.1
Proteínas de fase aguda

Proteínas como a C reativa, amiloide sérica, lectina ligadora de manose, proteína surfactante A e proteína surfactante B podem atuar como opsoninas, isto é, facilitam a fagocitose ao se ligarem a carboidratos ou fosfolipídios presentes na membrana celular de microrganismos e serem reconhecidas por receptores presentes nos fagócitos. E, uma vez que têm estrutura semelhante à lectina ligadora de manose, podem ativar o sistema complemento por meio da via das lectinas.

Durante a inflamação aguda, essas proteínas produzidas pelo fígado, comumente, encontram-se em maiores níveis. A dosagem sérica, junto de outros testes laboratoriais e de sinais clínicos, orienta o diagnóstico de possíveis lesões e/ou infecções.

5.3.2
Sistema complemento

O sistema complemento é formado por diversas proteínas solúveis e pode ser ativado de três formas: pela via clássica, pela via alternativa ou pela via das lectinas, e, uma vez ativa, as funções proteolíticas ocorrem de modo sequencial após clivagens. A via clássica tem a participação de anticorpos que interagem com seus epítopos específicos; a via alternativa é iniciada por meio da ligação de C3b, que é formado espontaneamente, à membrana celular; e, na via das lectinas, a lectina ligadora de manose interage com esse carboidrato presente na superfície celular.

Todas as vias convergem para a formação do produto final, que é o complexo de ataque à membrana (MAC, do inglês *membrane attack complex*) que forma um poro na membrana celular, permite a entrada de água e induz à lise osmótica. Além disso, os fragmentos formados durante a ativação do sistema complemento atuam como opsoninas, participam do processo inflamatório, principalmente no recrutamento de leucócitos.

Dessa forma, é possível realizar a dosagem de proteínas do complemento, particularmente a proteína C3, que podem estar elevadas no início do processo inflamatório.

5.4
Imunidade adaptativa

Graças às características e à localização dos elementos da imunidade inata, estes são os primeiros a agir durante um processo infeccioso, e, se a imunidade inata não é suficientemente capaz em eliminar o agente patogênico, a imunidade adaptativa é ativada.

Sendo assim, alguns tipos celulares e mecanismos imunes serão mais eficazes em eliminar patógenos com características específicas.

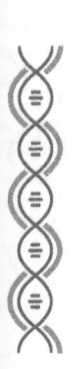

5.4.1
Imunidade celular

A população de linfócitos T inclui os linfócitos T CD4+ e T CD8+ e todas as suas subpopulações participam do chamado *sistema imune adaptativo celular*. A maioria dos linfócitos T apresenta seu receptor (TCR, do inglês *T cell receptor*) formado por uma cadeia α e uma cadeia β, CD3 e cadeia ξ associadas.

Apesar de ser mais complexa, comparativamente à análise da imunidade humoral, a avaliação da imunidade celular também é de grande importância, e essa investigação pode ser realizada com a utilização dos marcadores específicos para cada tipo celular, ou de modo inespecífico por meio de reações cutâneas, ou *in vitro* pela análise de proliferação celular.

5.4.2
Imunidade humoral

A imunidade humoral está relacionada aos mecanismos efetores das imunoglobulinas (Ig), também chamados de *anticorpos*, que são sintetizados e secretados por linfócitos B ativados e diferenciados em células denominadas *plasmócitos*.

Em razão das características dos anticorpos, como mostra a Figura 5.3, como alta especificidade, fácil obtenção da forma secretada, possibilidade de conjugação a moléculas como enzimas ou fluorocromos, essas proteínas são utilizadas também como componentes de diversas metodologias e, por esse motivo, é importante conhecer sua estrutura.

O anticorpo é formado por duas cadeias pesadas (ilustrado em azul e vermelho na Figura 5.3) idênticas e duas cadeias leves (ilustrado em verde e amarelo na Figura 5.3) idênticas, apresenta a região variável na qual se liga o epítopo específico, e a região constante da cadeia pesada é a mesma em todas as imunoglobulinas da mesma classe ou isotipo. São identificadas ainda duas regiões Fab que ligam ao antígeno e uma região Fc que se liga ao receptor na célula efetora (Figura 5.3).

Figura 5.3
Estrutura da imunoglobulina

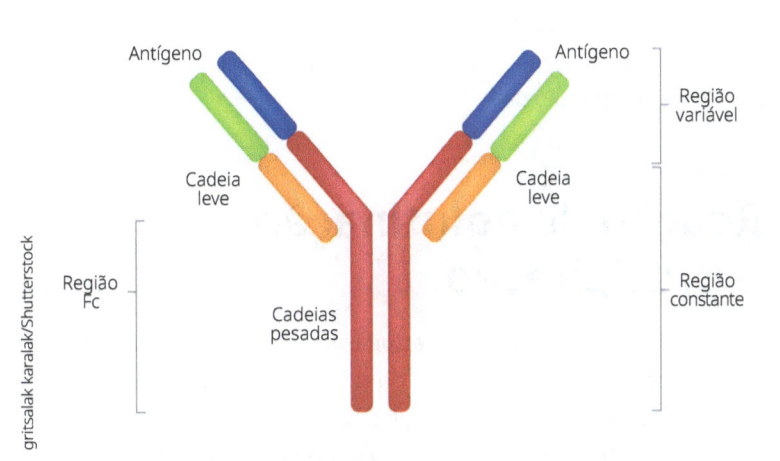

Há cinco classes ou isotipos de imunoglobulinas humanas: IgM, IgG, IgA, IgD e IgE e, uma vez que todas as imunoglobulinas de mesma classe apresentam a fração Fc idêntica que se liga ao seu respectivo receptor, as funções de cada isotipo são idênticas, apesar de as regiões Fab poderem ser distintas.

Antígeno é a molécula que se liga ao anticorpo e epítopo é a região do antígeno que interage com o paratopo (parte do Fab que liga ao antígeno) do anticorpo. Sendo assim, um anticorpo também pode ser um antígeno, uma vez que há anticorpos que reconhecem outros anticorpos. Como veremos a seguir, esses anticorpos que reconhecem outros são importantíssimos e muito utilizados em diversas metodologias.

Pode haver anticorpos distintos que se ligam a diferentes epítopos de um mesmo antígeno, e essa mistura de anticorpos com especificidade contra epítopos distintos de um mesmo antígeno são chamados de *anticorpos policlonais* (provêm de vários clones de células B).

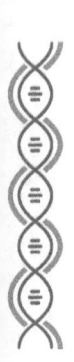

5.5
Laboratório de imunologia – técnicas

Diversas metodologias podem ser empregadas para analisar os componentes do sistema imunológico, como suas células ou os produtos dessas células. A seguir, há alguns exemplos de técnicas utilizadas nas áreas da imunologia.

5.5.1
Reação de aglutinação e precipitação

Em reações de aglutinação e precipitação, avalia-se a formação de ligações cruzadas entre antígenos e anticorpos, e uma condição para que as reações cruzadas ocorram é que o antígeno deve ser polivalente, isto é, tenha pelo menos dois epítopos idênticos, o que permite que uma fração Fab se ligue ao epítopo de um antígeno e que a outra fração Fab do mesmo anticorpo interaja com um epítopo de um antígeno distinto, como representado na Figura 5.4. Quando várias reações cruzadas são formadas, cria-se uma molécula grande que precipita em meio aquoso ou semissólido.

A diferença entre a reação de aglutinação e de precipitação é a localização do antígeno: se o antígeno está solúvel na amostra, tem-se a reação de precipitação; já se o antígeno está na superfície de uma célula ou partícula inerte, denomina-se *reação de aglutinação*, exemplificada na Figura 5.4.

Figura 5.4
Esquema das reações de aglutinação e precipitação

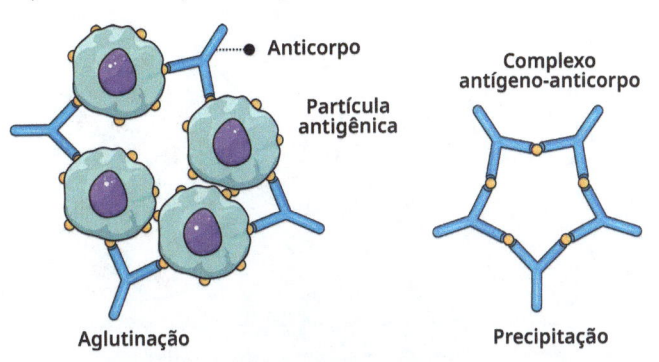

[Aglutinação: Anticorpo, Partícula antigênica]
[Precipitação: Complexo antígeno-anticorpo]

Interação antígeno-anticorpo

A formação de precipitados pode ser analisada também associada a técnicas de difusão ou eletroforese, como na imunodifusão e contraimunoeletroforese, respectivamente.

Essas metodologias são qualitativas, e indica-se a realização de diluições seriadas da amostra, pois a precipitação ou a aglutinação podem não ser observadas nas condições em que há excesso de antígeno ou excesso de anticorpos. Em uma concentração constante de anticorpos e crescente de antígenos, como representado no gráfico da Figura 5.5, no início (excesso de anticorpos ou pró-zona) e no fim (excesso de antígenos ou pós-zona) da curva, a precipitação é menor pois há menor formação de reações cruzadas. Em contrapartida, há uma região central em que a precipitação é máxima, chamada *zona de equivalência*, e é nessa situação em que as reações devem ser avaliadas para evitar resultados falso-negativos.

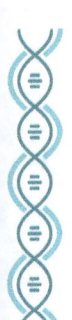

Figura 5.5
Curva de precipitação em concentração constante de anticorpos

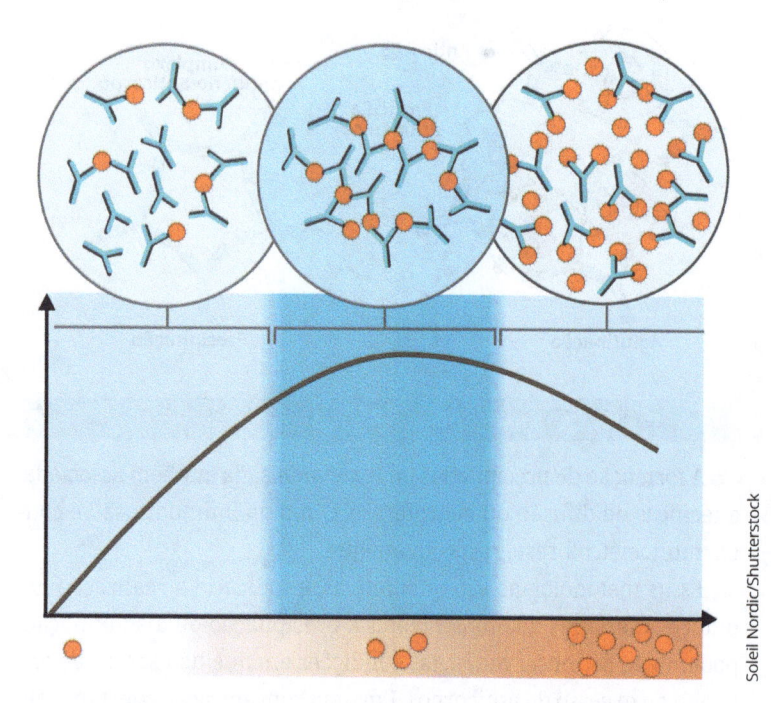

5.5.2
Eletroforese de proteínas

A eletroforese consiste na separação de componentes de uma amostra, de acordo com suas propriedades físico-químicas de tamanho e carga elétrica, por meio da aplicação de um campo elétrico formado entre os polos positivo e negativo. Nesse sistema, moléculas positivas migram para o polo negativo; as que têm carga negativa, para o polo positivo; e as com menor tamanho deslocam-se mais rapidamente comparativamente às moléculas maiores.

Após a corrida eletroforética que ocorre em, principalmente, gel de agarose ou poliacrilamida, o material é fixado e corado com corantes como azul de Coomassie, nitrato de prata, brometo de etídio ou laranja de acridina (depende da natureza da amostra), o que possibilita a visualização e a análise, como mostra a Figura 5.6.

A técnica pode ser aplicada na separação de amostras de diferentes naturezas como proteínas, DNA, RNA, entre outras. Na eletroforese de proteínas séricas, a separação dos constituintes do soro sanguíneo ocorre de acordo com sua carga líquida em um pH alcalino (pH=8,6) e distingue cinco frações principais: albumina, alfa-1 globulina, alfa-2 globulina, beta globulinas e gama globulinas.

A banda de albumina é a maior, note na Figura 5.6, o que revela maior abundância dessa proteína e se situa mais próxima ao polo positivo; a fração alfa-1 é constituída por proteínas como alfa-1 antitripsina, globulina ligadora de tiroxina e alfafetoproteína; na fração alfa-2 há alfa-2 macroglobulina, haptoglobulina e ceruplasmina; a banda beta é composta por transferrina, lipoproteína de baixa densidade e proteínas do complemento; e na gama encontram-se as imunoglobulinas.

Figura 5.6
Eletroforese de proteínas séricas

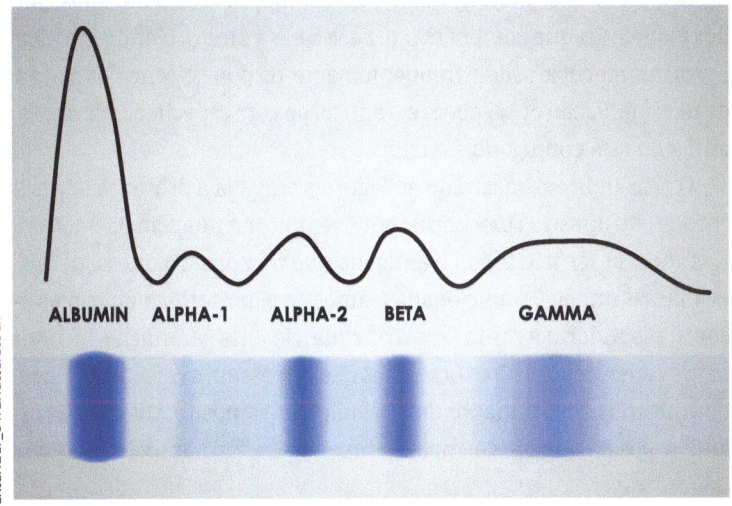

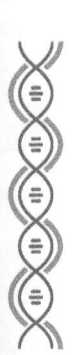

A eletroforese de proteínas séricas é uma análise semiquantitativa simples, que pode auxiliar o diagnóstico de alterações imunológicas, mas também em outros sistemas do organismo.

5.5.3 Ensaio de imunoabsorção enzimática (elisa)

O ensaio de imunoabsorção enzimática (elisa, do inglês *enzyme-linked immunosorbent assay*) avalia e quantifica a presença de antígenos ou anticorpos através da detecção do produto colorido formado pela enzima conjugada a um anticorpo específico. As enzimas mais utilizadas são a peroxidase de rábano e a fosfatase alcalina e frequentemente estão conjugadas a anticorpos que reconhecem a porção Fc de uma classe específica de anticorpos, de modo que, como são anticorpos que têm especificidade por outro anticorpo, são chamados de *anticorpos secundários*, como mostra a Figura 5.7.

Há variações do elisa, por exemplo direto, indireto, sanduíche ou competitivo e diferem quanto aos componentes e à disposição dos elementos que compõem o teste. No elisa direto, o antígeno está ligado à superfície sólida, frequentemente, de poliestireno das placas de microtitulação ou 96 poços e o anticorpo com especificidade a esse antígeno está conjugado à enzima.

O elisa indireto, mostrado na Figura 5.7, avalia a presença de anticorpos em amostras biológicas; por exemplo, na imagem há aderido no fundo superfície sólida o antígeno que o anticorpo que se deseja avaliar reconhece, é adicionada a amostra e, posteriormente, o anticorpo secundário é conjugado à enzima. No elisa sanduíche, há anticorpos aderidos na superfície sólida, sendo assim, avalia a presença de antígenos determinados. Após a adição da amostra, colocam-se os anticorpos conjugados à enzima e avalia-se a formação de produto.

Figura 5.7
Elisa indireto

Etapas do **ELISA**

Antígeno aderido

Anticorpo específico contra o antígeno

Anticorpo secundário conjugado à enzima

Anticorpo secundário conjugado à enzima

Anticorpo

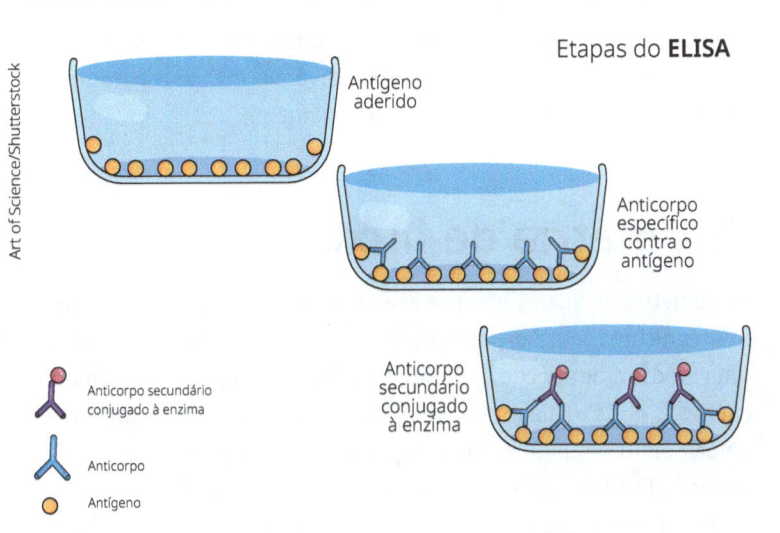

Antígeno

Em um exemplo de elisa competitivo, o antígeno está ligado à superfície sólida, o anticorpo conjugado à enzima é adicionado e, em um estágio posterior, adiciona-se a amostra. O anticorpo conjugado à enzima se liga ao antígeno via um epítopo, que interage mais fracamente em comparação ao anticorpo que se quer avaliar, o que permite que, quando o anticorpo estiver presente na amostra, remova-se o anticorpo conjugado à enzima que estava interagindo com o antígeno.

Assim, diferentemente dos outros tipos de elisa mencionados, em que há uma correlação positiva entre concentração de antígeno ou anticorpo na amostra e na formação de produto colorido, no elisa competitivo, há uma relação inversa entre a intensidade de cor e concentração do que se investiga, isto é, quanto mais anticorpo existe na amostra, menos anticorpo conjugado à enzima permaneceu ligado na placa e menos produto colorido é formado.

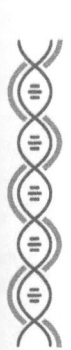

Em todos os tipos de elisa, após a etapa de adição do anticorpo conjugado à enzima, acrescenta-se o reagente da enzima e avalia-se a formação do produto colorido em espectrofotômetro. Além disso, entre todas as etapas mencionadas, há diversas lavagens para remover as moléculas que não se ligaram fortemente.

5.5.4
Citometria de fluxo

A citometria de fluxo permite a avaliação individualizada dos constituintes de uma solução, por exemplo: analisa cada uma das células de uma amostra de sangue isoladamente. O equipamento denominado *citômetro de fluxo*, ilustrado na Figura 5.8, apresenta detectores que determinam o tamanho (detector frontal), a complexidade interna ou granulosidade (detector lateral) e a fluorescência.

Essa fluorescência, em muitos casos, é provinda de fluorocromos conjugados a anticorpos que foram incubados com as amostras previamente à análise. Há uma variedade de fluorocromos comercialmente disponíveis, desse modo, é possível avaliar vários epítopos em uma mesma célula e a quantidade de parâmetros analisados é limitada pela disponibilidade de anticorpo que reconhece o epítopo de interesse e a capacidade de detecção de fluorescências do citômetro de fluxo.

Figura 5.8
Representação de um citômetro de fluxo

Citometria de fluxo

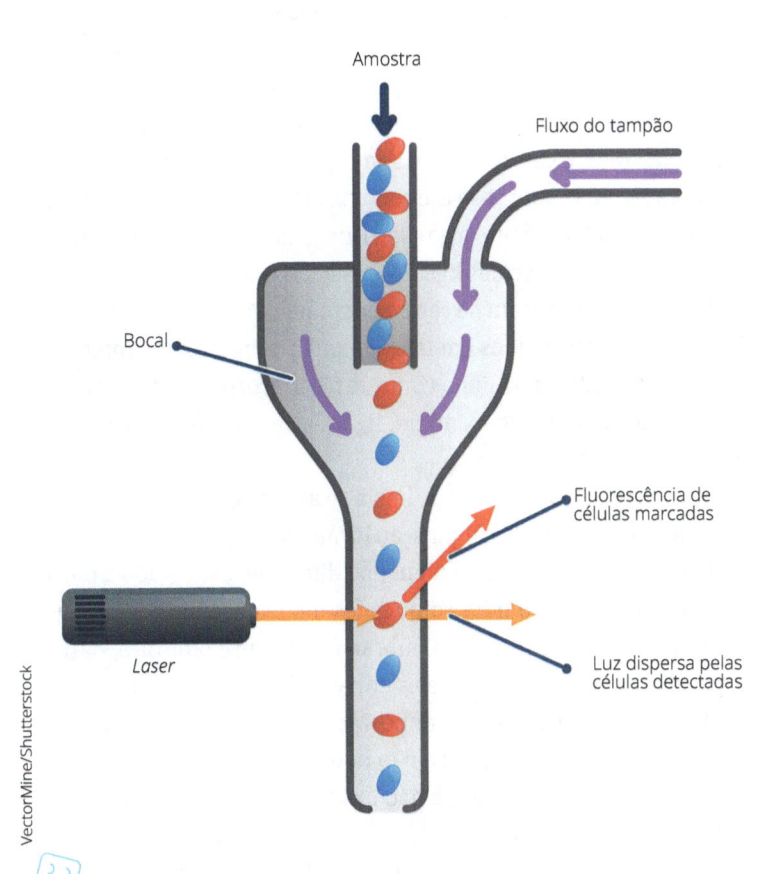

Amostra

Fluxo do tampão

Bocal

Fluorescência de células marcadas

Laser

Luz dispersa pelas células detectadas

VectorMine/Shutterstock

5.5.5
Ensaio imunocromatográfico

Os testes imunocromatográficos, também chamados de *testes rápidos* ou *imunoensaio de fluxo lateral*, são ensaios simples de serem realizados, utilizam pouca amostra biológica, são portáteis e apresentam relativamente baixo custo. Esses ensaios apresentam uma matriz inerte, muitas vezes de nitrocelulose, a fase móvel que contém a amostra biológica, e a reação se baseia na ligação entre antígeno e anticorpo.

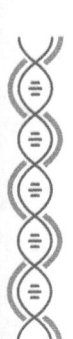

Os testes se apresentam em diferentes formatos, mas algumas características são frequentemente observadas: (1) há uma região de aplicação da amostra, (2) uma área de conjugação em que, entre outros componentes, há o antígeno, que é reconhecido pelos anticorpos presentes na linha controle, (3) a matriz na qual são imobilizados os anticorpos testes e controle e (4) uma região terminal de absorção.

Um exemplo encontra-se esquematizado na Figura 5.9, as interações entre antígeno e anticorpo são visualizadas (nas regiões esperadas) por meio de moléculas ligadas a metais como ouro ou corantes colidais que se encontram na região de conjugação. Na linha teste, há anticorpos (representados em laranja) que reconhecem o antígeno que se quer avaliar, e na linha controle há anticorpos (representado em amarelo) que, nesse exemplo, ligam-se aos anticorpos IgY de galinha conjugados a ouro.

Após a aplicação da amostra, inicia-se a migração pela matriz de nitrocelulose, na área de conjugação há anticorpos que reconhecem o antígeno investigado (em um epítopo diferente) conjugado a ouro e anticorpos IgY de galinha conjugados a ouro, e esses anticorpos migram com a amostra pela membrana. A mistura (amostra + anticorpos) alcança primeiramente as linhas teste, se houver antígenos na amostra, estes se ligarão aos anticorpos marcados e ficarão retidos nas linhas testes (Figura 5.9). Se não houver anticorpos na amostra, nada se ligará às linhas testes e não haverá visualização da linha.

A migração prossegue até a linha controle, na qual os anticorpos de galinha conjugados são reconhecidos pelos anticorpos específicos que estão imobilizados na matriz e são visualizados. A visualização da linha controle valida o ensaio, pois garante que a migração da amostra ocorreu por toda a matriz e que, se não for visualizada a linha teste, é graças à ausência de antígeno na amostra, e não por uma falha no movimento da amostra até as linhas teste e controle.

Figura 5.9
Esquema de teste imunocromatográfico

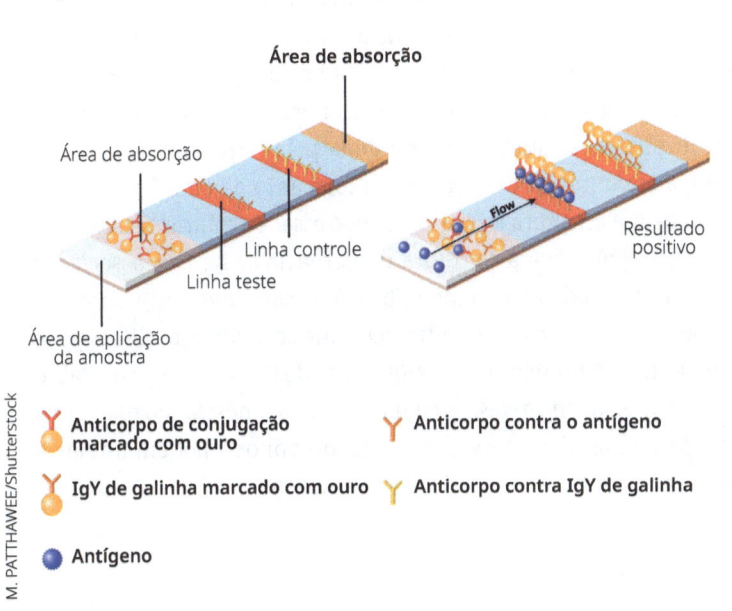

- Anticorpo de conjugação marcado com ouro
- IgY de galinha marcado com ouro
- Antígeno
- Anticorpo contra o antígeno
- Anticorpo contra IgY de galinha

5.6
Laboratório de imunologia – exames

Assim como todos os exames laboratoriais, a fase pré-analítica é tão importante quanto as etapas posteriores. Em uma parcela considerável dos exames da área da imunologia, utiliza-se sangue total, plasma ou soro como amostra biológica e, nesse contexto, a coleta correta da amostra, a identificação, o armazenamento e o transporte adequados são indispensáveis para uma análise confiável.

No laboratório de imunologia, o sangue total é utilizado para as quantificações dos leucócitos e de suas subpopulações, bem como nas investigações de antígenos de patógenos que infectem as células do sangue, por exemplo. A fração acelular de sangue – plasma e soro – é utilizada na avaliação de anticorpos específicos, de proteínas de fase aguda, de citocinas, entre outras análises.

Como vimos anteriormente, os anticorpos são utilizados em diversas metodologias, e os epítopos reconhecidos por esses anticorpos são conhecidos e descritos pelos fabricantes. As proteínas têm níveis estruturais: a estrutura primária dada pela sequência de aminoácidos, a estrutura secundária com a formação de alfas hélices e/ou folhas beta, a estrutura terciária, quando essas estruturas secundárias interagem entre si e a estrutura quaternária se houver associação com outra(s) cadeia(s) polipeptídica(s) – esses níveis são descritos na Figura 5.10. Pode haver anticorpos que se ligam especificamente a um antígeno proteico em qualquer um desses níveis estruturais e, entre outras justificativas, os cuidados com a amostra são essenciais, pois pequenas alterações estruturais do epítopo podem anular o reconhecimento por um anticorpo específico.

Figura 5.10
Níveis estruturais da proteína

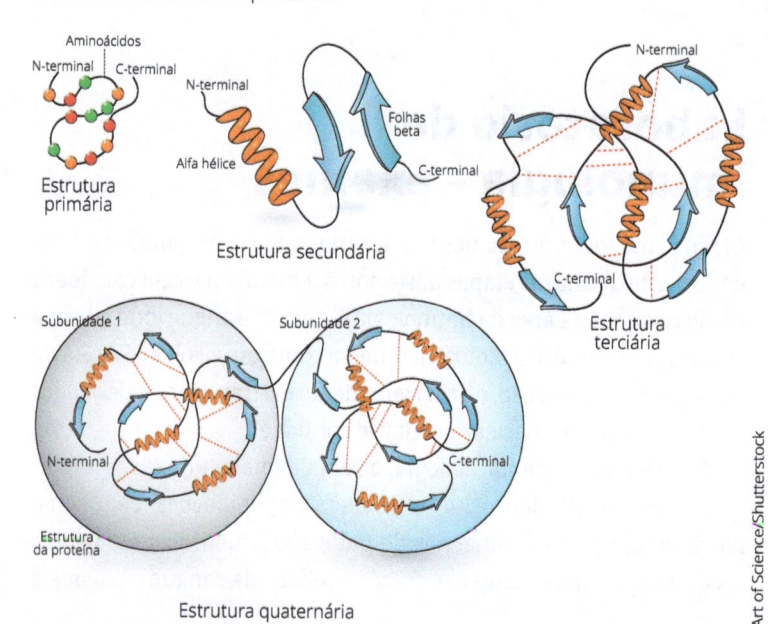

Isto é, se o anticorpo do teste reconhece a cadeia polipeptídica em sua estrutura primária, a amostra deve ser tratada a fim de romper as ligações que mantêm as estruturas terciárias e secundárias. Já se o anticorpo se liga à um epítopo que só existe na estrutura terciária, a manutenção das ligações que conservam essa forma deve ser considerada para evitar resultado falso-negativo.

Para saber mais

SADEGHALVAD, M.; MOHAMMADI-MOTLAGHD, H-R.; REZAEI, N. Structure and Function of the Immune System. **Encyclopedia of Infection and Immunity**, v. 1, p. 24-38, 2022.

MINEO, J. R. et al. **Manual ilustrado de práticas laboratoriais em imunologia**. Uberlândia: EDUFU, 2016.

Síntese

Neste capítulo, apresentamos aspectos gerais do sistema imunológico, tais como seus componentes, propriedades do sistema imune inato e do sistema imune adaptativo e as características dos anticorpos. Descrevemos as principais metodologias empregadas e aspectos essenciais relacionados aos exames e amostras utilizados no laboratório de imunologia.

Questões para revisão

1) Descreva os órgãos linfoides e suas principais funções.

2) Com relação à reação antígeno e anticorpo, considere as seguintes afirmativas:

   I. O sítio de ligação ao antígeno de um anticorpo é localizado na porção Fc da molécula, sendo constituído por porções variáveis de cadeias pesadas e leves.

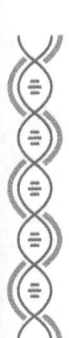

II. O epítopo é específico para cada tipo de anticorpo.

III. Uma ligação entre antígeno e anticorpo pode não ser observada pela alteração conformacional do epítopo mesmo que o antígeno esteja presente.

a) Somente as afirmativas I e II estão corretas.
b) Somente as afirmativas I e III estão corretas.
c) Somente as afirmativas II e III estão corretas.
d) Somente a afirmativa II está correta.
e) Todas as afirmativas estão corretas.

3) O sistema imunológico é divido didaticamente em sistema imune inato e sistema imune adaptativo. Assinale a alternativa que descreve corretamente como a especificidade do reconhecimento de células do sistema imune inato difere do reconhecimento das células do sistema imune adaptativo:

a) As células que compõem o sistema imune não reconhecem antígenos específicos ou padrões moleculares em microorganismos.
b) As principais células efetoras da imunidade inata são os linfócitos T e B, e da imunidade adaptativa são macrófagos, neutrófilos, células dendríticas e células Natural Killer (NK).
c) A imunidade adaptativa não utiliza um grupo extremamente diversificado de receptores de antígenos para reconhecer uma grande variedade de antígenos, o reconhecimento é direto.
d) Todas as células do sistema imune podem reconhecer qualquer patógenos ou padrões de dano sem especificidade relacionada a receptor e ligante.
e) A imunidade inata é direcionada contra padrões moleculares comuns compartilhados por diferentes microrganismos e produtos de células danificadas, sendo mediada pelos receptores presentes nas células.

4) Várias metodologias utilizam o princípio da precipitação. Um efeito que pode ser observado é o efeito pró-zona, em que há excesso de anticorpo e pode proporcionar erros na interpretação dos resultados. Sobre a reação de precipitação é correto afirmar:

   a) As análises devem ser realizadas em triplicata com concentrações de antígeno e anticorpos na região pró-zona.
   b) As análises devem ser realizadas com diluições seriadas da amostra para garantir que as com concentrações de antígeno e anticorpos sejam menores que as observadas na região de equivalência.
   c) As análises devem ser realizadas em triplicata com concentrações de antígeno e anticorpos na região de excesso de antígeno.
   d) As análises devem ser realizadas em triplicata com concentrações de antígeno e anticorpos maiores que as observadas na região de equivalência.
   e) As análises devem ser realizadas com diluições seriadas da amostra para assegurar que as concentrações de antígeno e anticorpos estejam na região de equivalência.

5) Os leucócitos compreendem um grupo heterogêneo de células com funções distintas, no entanto, o aspecto morfológico pode não refletir essas diferenças. Nesse contexto, como pode ser realizada essa diferenciação?

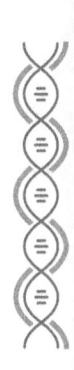

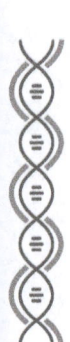

QUESTÕES PARA REFLEXÃO

1] A imagem a seguir revela a intensidade das bandas de uma corrida eletroforética de uma amostra de soro sanguíneo sem alterações patológicas:

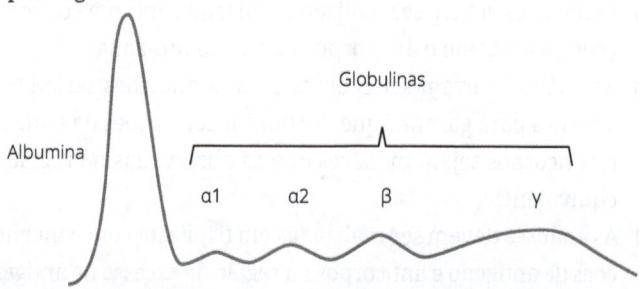

Compare as corridas eletroforéticas a seguir. Descreva as diferenças verificadas e indique a doença que pode ser associada a esse perfil eletroforético de proteínas séricas.

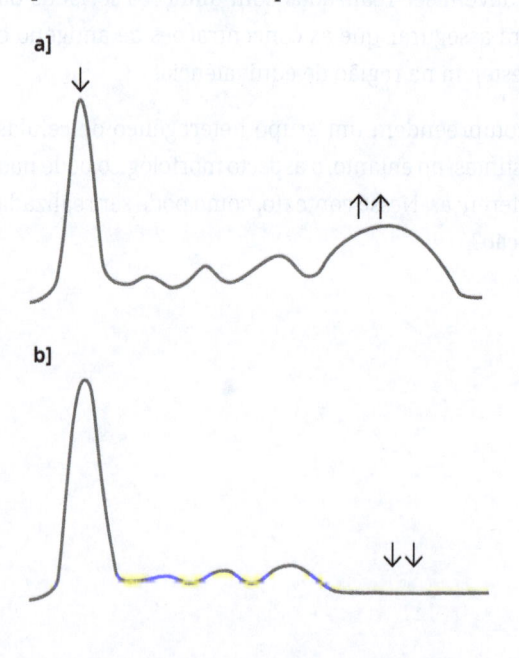

a]

b]

Capítulo 6

Líndice Mitie Nisimura

Imunologia clínica

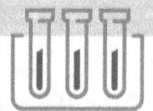

Conteúdos do capítulo

- Metodologias empregadas no diagnóstico de infecções.
- Antígenos e anticorpos avaliados em imunodiagnósticos.
- Análise de compatibilidade em transplante.
- Imunologia no câncer.
- Inovações na área da imunologia.

Após o estudo deste capítulo, você será capaz de:

1. descrever as metodologias utilizadas nos diagnósticos de infecções de diferentes naturezas e de doenças autoimunes, assim como os antígenos analisados;
2. detalhar as técnicas empregadas na análise de compatibilidade em transplantes;
3. explicar a imunologia contra o câncer;
4. expor os avanços relacionados ao diagnóstico imunológico.

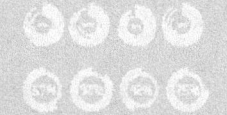

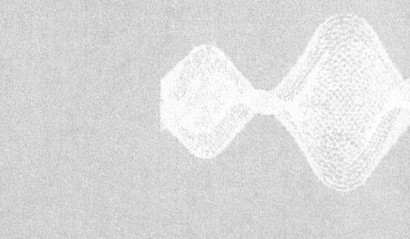

No capítulo anterior, discutimos alguns aspectos da inflamação que ocorrem em diversas condições sem distinção quanto ao estímulo que induziu o sistema imune, assim como descrevemos diversas metodologias utilizadas na área de imunologia e que podem ser aplicadas nos contextos que serão apresentados neste capítulo.

6.1
Diagnóstico imunológico de infecções bacterianas e virais

O diagnóstico de infecções bacterianas ou virais pode ser realizado mediante análise de antígenos ou anticorpos específicos. A seguir, veremos alguns exemplos de antígenos e como detectá-los.

6.1.1
Antígenos virais e bacterianos em diagnóstico

Para o diagnóstico de infecção, é necessária a detecção de antígenos do patógeno por meio das metodologias que foram mencionadas no capítulo anterior ou pelas que serão discutidas neste capítulo. A fim de obtermos um diagnóstico definitivo, os antígenos-alvo utilizados nos testes devem ser moléculas exclusivas de determinado microrganismo, e a identificação de moléculas que possam ser utilizadas nesses diagnósticos é objeto de estudo de diversos grupos de pesquisa.

Alguns antígenos já foram identificados, e muitos deles são utilizados em testes comercialmente disponíveis, como podemos observar no Quadro 6.1.

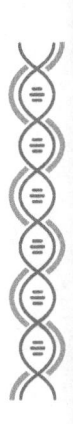

Quadro 6.1
Antígenos bacterianos e virais detectados em testes rápidos

Antígeno	Patógeno	Teste
Lipopolissacarídeo (LPS)	*Salmonella typhi*	OneStep *Salmonella typhi* Test (Diagnostic Automation / Cortez Diagnostics)
O157 e H7	*Escherichia coli*	ImmunoCard STAT! *E. coli* O157:H7 (Meridian Diagnostics)
Proteína da membrana externa (OMP)	*Helicobacter pylori*	*H. pylori* Antigen Stool Test Cassette (Henso Medical)
MPT64	*Mycobacterium tuberculosis*	Bioline TB Ag MPT64 (Abbott Rapid Diagnostics)
Proteína de fusão	Vírus sincicial respiratório (RSV)	RSV Alere Binaxnow (Abbott Rapid Diagnostics)
Antígenos nucleoproteicos	Influenza A Influenza B	Alere Binaxnow Influenza A&B (Abbott Rapid Diagnostics)
Proteína de superfície	Vírus da hepatite B	Bioline Hepatitis B (Abbott Rapid Diagnostics)
Proteína NS1	Vírus Zika	Zika NS1 (LumiQuick)
Proteína NS1	Vírus Dengue	Dengue NS1 (LumiQuick)
VP40	Vírus Ebola	ReEBOV (Zalgen)
Proteína nucleocapsídeo	SARS-CoV-2	Teste Rápido COVID Ag (IBMP)

6.1.2 Investigação de anticorpos

Frequentemente, antígenos de agentes patogênicos são encontrados somente em sítios de infecção, e a coleta de amostras para a análise pode ser complexa por se desconhecer os locais de infecção ou estes serem de difícil acesso. Nesse contexto, a avaliação dos anticorpos circulantes no soro sanguíneo pode fornecer um indicativo da presença de patógenos. No entanto, a presença de anticorpos pode ser em resposta à vacina ou graças à permanência desse anticorpo no organismo mesmo após a eliminação do microrganismo; sendo assim, a análise dessa molécula é justificada em estudos epidemiológicos e deve ser acompanhada por outras metodologias em investigações da presença de infecção recente.

O linfócito B, a célula responsável pela produção de anticorpos, apresenta moléculas de imunoglobulinas de classe M e classe D em sua membrana, as quais atuam como receptores e cada linfócito expressa um receptor que se ligam a um epítopo específico. Na presença do antígeno que apresenta esse epítopo particular, durante uma infecção por exemplo, a célula reconhece o antígeno, é ativada e diferencia em plasmócito. O plasmócito é a célula secretora de anticorpos, e o anticorpo secretado apresenta especificidade ao mesmo antígeno que estimulou a ativação celular e é da classe M, pois a classe D raramente é secretada.

A secreção de isotipos diferentes da classe M ou D necessita da recombinação gênica, a qual é mediada pela sinalização provinda de linfócitos T ativados, consequentemente, a presença de anticorpos de outras classes demanda mais tempo no decurso de uma infecção. Sendo assim, uma vez que a meia-vida da IgM é mais curta e há a substituição por IgG, a avaliação de IgM e IgG reflete a cinética da infecção: IgM é mais facilmente detectada no início da infecção e IgG em uma etapa posterior. Há testes rápidos que avaliam a presença de IgM e IgG contra antígenos específicos em uma pequena quantidade de amostra de sangue, como observamos na Figura 6.1.

Figura 6.1
Teste rápido de IgM e IgG

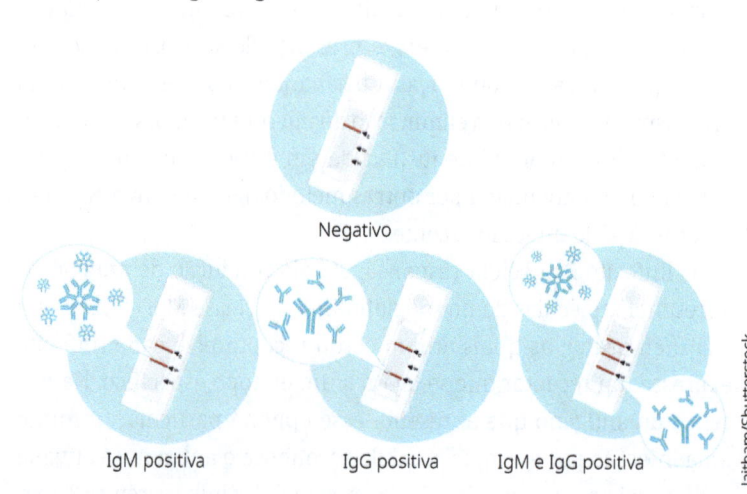

Negativo

IgM positiva   IgG positiva   IgM e IgG positiva

6.1.3
Western blotting

Western blotting, western blot ou immunoblotting permite a análise de antígenos ou de anticorpos específicos em amostras biológicas de diversas naturezas. Essa técnica consiste em eletroforese, transferência das proteínas para uma membrana, incubação com anticorpo e, por fim, a revelação da reação, como exemplificado na Figura 6.2. É necessário que se realize a extração das proteínas presentes nas amostras, o que é feito com detergentes e agentes redutores na presença de inibidores de protease. As proteínas desse extrato são separadas de acordo com suas cargas elétricas e pesos moleculares por meio da eletroforese, sendo esta realizada em gel de poliacrilamida, principalmente. A separação das proteínas somente pelo tamanho das moléculas também é possível quando se faz a eletroforese na presença de substâncias que conferem carga (negativa quando se utiliza dodecil sulfato de sódio) homogeneamente.

Para que a incubação com a solução contendo anticorpo e a posterior revelação da reação seja possível, é necessário que, após a separação em gel, as proteínas sejam transferidas para um suporte sólido, como uma membrana de nitrocelulose ou de fluoreto de polivinilideno (PVDF, do inglês *polyvinylidene fluoride*), por exemplo, como mostra a Figura 6.2. Posteriormente à transferência, realiza-se a incubação com a solução contendo anticorpos, que, na maioria das situações, necessita da incubação com anticorpo secundário (que reconhece a porção Fc do anticorpo anteriormente incubado) conjugado com uma enzima ou fluorocromo e que permite a detecção dessa interação entre antígeno e anticorpo (Figura 6.2). Entre as etapas de incubação com os anticorpos, são realizadas lavagens para a remoção das moléculas que não interagiram fortemente.

Figura 6.2
Esquema das etapas do *western blotting*

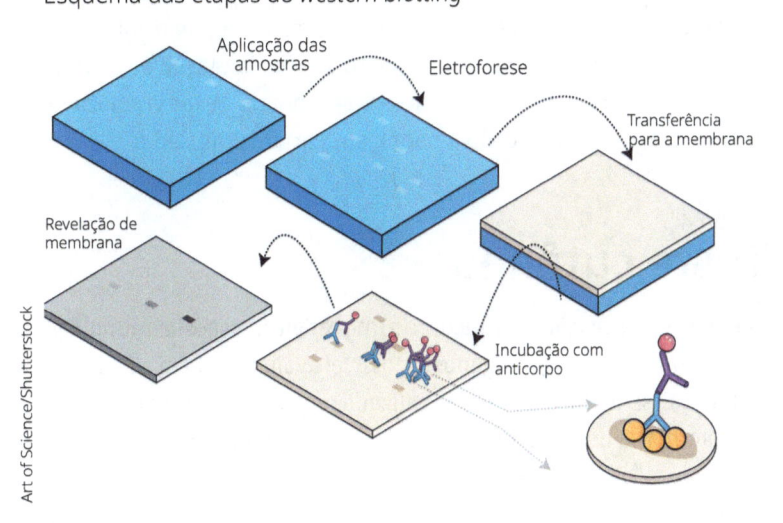

6.1.3.1
Análise de antígenos por meio de *western blotting*

Para a avaliação de um antígeno específico em uma amostra, as proteínas são extraídas, separadas por eletroforese e transferidas para a membrana; então, realiza-se a incubação com o anticorpo que reconhece o antígeno que se deseja avaliar e visualiza-se a reação de acordo com a molécula conjugada ao anticorpo. A análise semiquantitativa dos níveis de antígenos é possível por meio densitometria da banda revelada. Quanto maior a intensidade da banda, maior o nível da proteína.

6.1.3.2 Análise de anticorpos por meio de *western blotting*

A fim de se investigar a presença de um anticorpo específico em uma amostra, é necessário ter um extrato proteico do antígeno reconhecido pelo anticorpo examinado. Esse antígeno é transferido para a membrana, e realizam-se a incubação com a amostra em que se deseja avaliar a presença do anticorpo, a incubação com o anticorpo secundário conjugado e analisa-se a existência da reação de acordo com a molécula conjugada ao anticorpo secundário. Se for visualizada a reação, a amostra é positiva para o anticorpo pesquisado.

6.1.4 Teste cutâneo

Além da investigação de anticorpos, que reflete a resposta imunológica humoral contra os patógenos, é possível avaliar também a resposta celular. Essa análise pode ser realizada, entre outras metodologias, via citometria de fluxo, mencionada no capítulo anterior, ou do teste cutâneo, mostrado na Figura 6.3, a seguir.

Para o teste, é necessário ter uma solução contendo o(s) antígeno(s) estéril(eis), a qual é, usualmente, administrada via intradérmica na região do antebraço (Figura 6.3). Após 24 a 48 horas, avalia-se e se mensura a formação de reação eritematosa, papular ou vesicular. Os resultados são comparados com o controle negativo (injeção intradérmica da solução contendo somente o diluente), geralmente, área eritematosa endurecida com diâmetro de 5 mm ou mais é considerada reação positiva (Figura 6.3).

Essa pápula eritematosa é formada depois de 24 a 48 horas graças à migração, principalmente, de células T e ao edema e pode ser inibida pela utilização de anti-inflamatórios ou imunossupressores, de modo que a administração desses fármacos previamente à realização do teste pode gerar resultado falso-negativo. Um exemplo de teste cutâneo é o teste tuberculínico ou PPD (do inglês *purified protein derivative*), que avalia a resposta celular do paciente aos antígenos do *Mycobacterium tuberculosis*.

Figura 6.3
Teste cutâneo

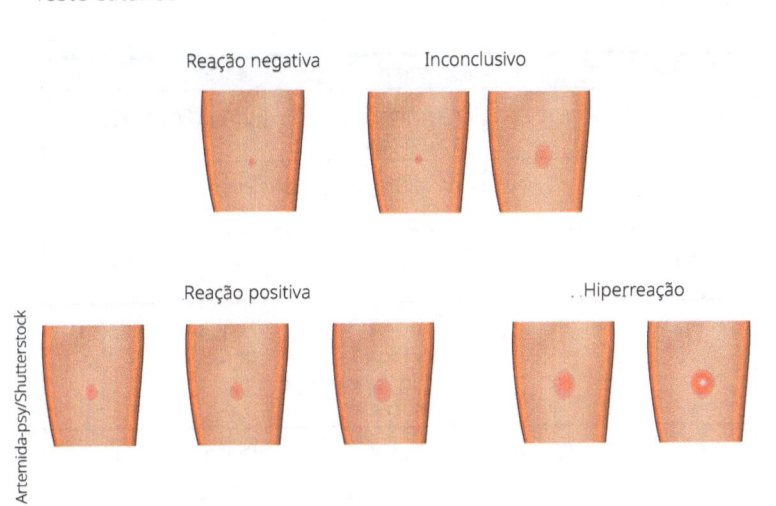

Reação negativa

Inconclusivo

Reação positiva

Hiperreação

Artemida-psy/Shutterstock

6.2
Diagnóstico imunológico de infecções fúngicas e parasitárias

Assim como mencionado com relação a vírus e bactérias, o diagnóstico de infecções fúngicas e parasitárias também inclui a avaliação de antígenos e anticorpos específicos aos patógenos.

6.2.1
Antígenos fúngicos e parasitários em diagnóstico

Da mesma forma que em vírus e bactérias, alguns antígenos de fungos e parasitas também foram identificados e são alvos de testes disponíveis no mercado, como veremos no Quadro 6.2, a seguir.

Quadro 6.2
Antígenos fúngicos e parasitários detectados em testes comercialmente disponíveis

Antígeno	Patógeno	Teste
Glucuronoxilomanana	*Cryptococcus neoformans*	CrAg LFA (IMMY)
Galactomanana	*Aspergillus fumigatus*	Platelia *Aspergillus* Ag (Bio-Rad)
Manana	*Candida*	Platelia *Candida* Ag Plus (Bio-Rad)
β-(1,3)-D-glucana	Infecção fúngica invasiva (como *Candida*, *Aspergillus* e *Pneumocystis*)	Fungitell (Associates of Cape Cod)
rK39	*Leishmania*	DiaMed-IT Leish (Bio-Rad)
Proteína rica em histidina II (HRPII) de *Plasmodium falciparum* e antígeno pan-malário comum *P. falciparum*, *P. vivax*, *P. ovale* e *P. malariae*.	*P. falciparum*, *P. vivax*, *P. ovale* e *P. malariae*.	Binaxnow Malaria (Abbott Rapid Diagnostics)

6.2.2 Microscopia de imunofluorescência

No microscópio de fluorescência, é possível visualizar a imagem formada pela luz emitida pelo(s) fluorocromo(s). O fluorocromo tem a propriedade de ser excitado em um comprimento de onda e emitir em um comprimento de onda maior e de menor energia. Cada fluorocromo emite em um comprimento de onda definido, que é visualizado por uma cor conhecida; esses fluorocromos podem ser conjugados a anticorpos e utilizados em diversas metodologias, como na microscopia de imunofluorescência. Se a amostra for positiva, será visualizada a marcação no comprimento de onda que o fluorocromo emite, por outro lado, se a amostra for negativa, não será visualizada nenhuma imagem (Figura 6.4).

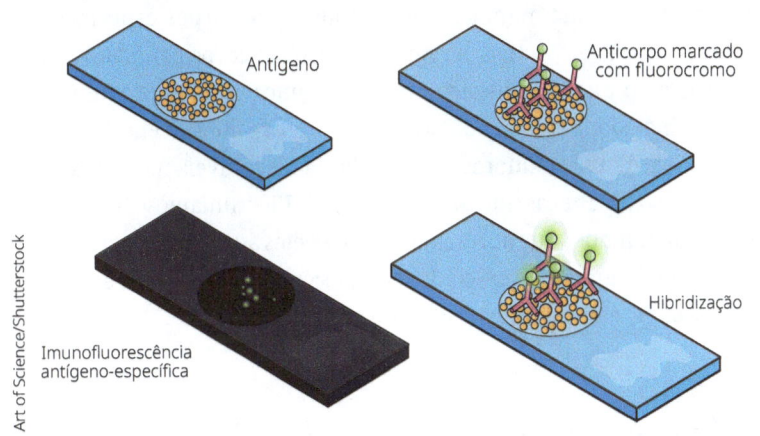

Figura 6.4
Estágios da reação de imunofluorescência direta

Antígeno

Anticorpo marcado com fluorocromo

Imunofluorescência antígeno-específica

Hibridização

Art of Science/Shutterstock

6.2.2.1
Análise de antígenos por meio de imunofluorescência

Para a avaliação de antígenos em amostras biológicas por imunofluorescência direta, a amostra deve ser aderida a uma lâmina de vidro, sendo realizada a incubação com o anticorpo conjugado ao fluorocromo e que reconhece o antígeno estudado. Após as etapas de lavagens para remoção das moléculas que não se ligaram, a lâmina é analisada no microscópio de fluorescência (Figura 6.4).

6.2.2.2
Análise de anticorpos por meio de imunofluorescência

A investigação de anticorpos presentes em uma amostra biológica pode ser realizada pela técnica de imunofluorescência indireta e, para isso, deve-se ter o antígeno do anticorpo que se quer avaliar aderido em uma lâmina de microscopia. O soro é colocado sobre a lâmina contendo o antígeno e, se houver anticorpos específicos, estes se ligarão aos antígenos. Adiciona-se o anticorpo conjugado ao fluorocromo, que reconhece a porção constante das imunoglobulinas, e a lâmina pode ser avaliada no microscópio de fluorescência.

Há *kits* de imunofluorescência indireta disponíveis no mercado, tais como o IFI-Chagas (Bio-Manguinhos) e IFI-Leishmaniose humana (Bio-Manguinhos), que apresentam os parasitas aderidos em lâminas, assim como os anticorpos conjugados, os controles (positivo e negativo) e os reagentes necessários para a metodologia.

6.3
Diagnóstico imunológico no transplante

O transplante de células, tecidos ou órgãos é, muitas vezes, a única intervenção que preserva a vida do indivíduo em estágio final de falência de órgãos. Os enxertos transplantados podem ser provindos de seres da mesma espécie ou de espécie diferente (xenotransplantes). Exceto quando o enxerto provém do mesmo indivíduo (autotransplantes) ou de um doador geneticamente idêntico (sintransplante), há o desenvolvimento de rejeição.

A rejeição é um acontecimento indesejado mediado pelo sistema imunológico, o qual é ativado, principalmente, pelas proteínas do complexo principal de histocompatibilidade (MHC, do inglês *major histocompatibility complex*) presentes no enxerto. O MHC humano é também denominado *complexo antígeno leucocitário humano* (HLA, do inglês *human leukocyte antigen*) e pode ser de classe I, que está presente em todas as células nucleadas, ou de classe II, que é expresso nas células apresentadoras de antígenos.

Há seis alelos do MHC classe I (um alelo de HLA-A, HLA-B e HLA-C de cada progenitor) e pelo menos seis alelos do MHC classe II (um alelo de HLA-DQ e HLA-DP e um ou dois de HLA-DR de cada progenitor). Esses genes são altamente polimórficos, existindo mais de mais de 5 mil alelos HLA em humanos, de modo que a compatibilidade total é incrivelmente dificultada.

Além do HLA, os antígenos eritrocitários, como os do sistema ABO e Rhesus (Rh), induzem processos de rejeição que podem ocorrer rapidamente após o transplante, graças à ação de anticorpos naturais presentes no receptor. Outros antígenos eritrocitários também podem induzir rejeição, principalmente quando há transfusões frequentes.

A fim de evitar rejeição e maior sobrevida do enxerto, são realizados testes de compatibilidade entre doador e receptor, os quais avaliam os antígenos eritrocitários e os HLAs.

6.3.1
Tipagem sanguínea

O sistema ABO não é encontrado somente nas hemácias, os antígenos desse sistema também estão presentes em outros tipos celulares, tais como células endoteliais e epiteliais. A presença do fator Rh também é investigada, para que não haja sensibilização do receptor que não apresenta esse fator.

A tipagem sanguínea é uma reação de aglutinação, também denominada *hemaglutinação*, em que se utilizam soros com anticorpos anti-A, anti-B e antifator Rh, também chamado de *anti-D*. A aglutinação das hemácias, após a adição dos anticorpos contra o antígeno, revela se essas hemácias apresentam o antígeno. Isto é, se houver aglutinação somente com o soro anti-A, o sangue é do tipo A; somente com o soro anti-B, tipo B; se aglutinar com os soros anti-A e anti-B, sangue do tipo AB; e se não aglutinar com os soros anti-A e anti-B, tipo O. Quanto ao fator Rh, se houver aglutinação com o soro anti-Rh, é Rh positivo, e se não aglutinar, Rh negativo.

Na Figura 6.5 vemos a compatibilidade entre os grupos.

Figura 6.5
Tabela de compatibilidade sanguínea

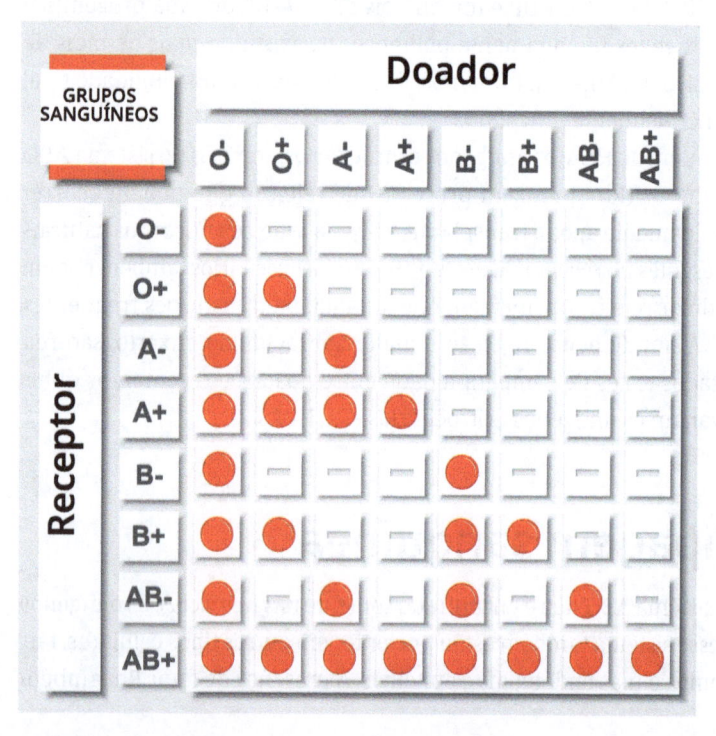

Receptor \ Doador	O-	O+	A-	A+	B-	B+	AB-	AB+
O-	●	—	—	—	—	—	—	—
O+	●	●	—	—	—	—	—	—
A-	●	—	●	—	—	—	—	—
A+	●	●	●	●	—	—	—	—
B-	—	—	—	—	●	—	—	—
B+	●	●	—	—	●	●	—	—
AB-	●	—	●	—	●	—	●	—
AB+	●	●	●	●	●	●	●	●

KASHNATA/Shutterstock

6.3.2
Tipagem de HLA

A tipagem de HLA pode ser realizada por meio da utilização de anticorpos específicos contra os distintos HLAs. A cada um desses anticorpos, são adicionados os linfócitos do receptor e as proteínas do sistema complemento. Se o linfócito do receptor apresentar o HLA que o anticorpo reconhece, há ativação do sistema complemento pela via clássica, e o produto final dessa via, o complexo de ataque à membrana (MAC, do inglês *membrane attack complex*) é formado. O MAC forma um poro na membrana celular, permitindo a entrada de água, então a membrana não suporta todo esse conteúdo intracelular e se rompe. Desse modo, a reação positiva é verificada pela morte celular via lise osmótica.

6.3.3
Prova cruzada

Por meio do mesmo princípio descrito anteriormente, a prova cruzada avalia se o indivíduo receptor do enxerto tem anticorpos que reagem contra leucócitos do doador. Nessa prova, junta-se o soro do receptor e as células do doador, na presença de proteínas do complemento; se o receptor apresentar anticorpos contra os antígenos do doador, há ativação do sistema complemento, formação do MAC e lise osmótica. Quando houver resultado positivo, existe a contraindicação do transplante pela alta probabilidade de ocorrer rejeição.

6.3.4
Reação linfocítica mista

A reação linfocítica mista avalia se há reconhecimento de linfócitos a aloantígenos e se baseia no fato de que, em cultura, os linfócitos que apresentam HLA distintos proliferam, o que não ocorre quando os linfócitos apresentam HLA idênticos e, consequentemente, permanecem quiescentes.

As células do receptor e doador são cultivadas *in vitro*, quantificadas, e a multiplicação celular é analisada por meio de quantificação. Se os linfócitos do doador apresentam antígenos distintos ao do receptor, será verificada a divisão celular dos linfócitos, de modo que o transplante é contraindicado.

6.3.5 Determinação molecular dos alelos de HLA

Além da tipagem sorológica do HLA (descrita na Subseção 6.3.2), a avaliação dos HLAs pode ser e é principalmente realizada pela técnica molecular denominada *reação em cadeia da polimerase* (PCR, do inglês *polymerase chain reaction*). Essa técnica amplifica e faz várias cópias de um segmento do DNA determinado pela ação da enzima DNA polimerase, na presença de iniciadores que são sequências de nucletotídeos específicas que indicam o começo da reação da DNA polimerase e dos quatro tipos de desoxinucleotídios trifosfatos (bases: adenina, citosina, guanina e timina). Após várias reações, os produtos são separados por eletroforese em gel de acrilamida, corados com brometo de etídio e visualizados sob luz ultravioleta. A presença de banda e o tamanho do fragmento identificam os produtos da PCR e, consequentemente, o alelo de HLA da amostra.

Outra metodologia molecular que pode ser empregada é o sequenciamento da região do cromossomo 6, onde se localizam os genes responsáveis pela expressão dos HLAs.

6.4 Diagnóstico imunológico de doenças autoimunes

As doenças autoimunes são consequência de falhas no reconhecimento pelo sistema imunológico que é ativado por antígenos próprios (também chamados de *autoantígenos*). Essas reações podem ser limitadas a um tecido específico ou ser sistêmicas, e alguns fatores estão associados a maior probabilidade de desenvolvimento de doenças autoimunes, como o sexo, uma vez que é predominante em mulheres e tem alguns alelos de genes como do MHC, da proteína tirosina fosfatase N22 (PTPN22), da cadeia α do receptor de IL-2 e do gene de CTLA4.

Um processo deficiente no indivíduo que apresenta autoimunidade é a tolerância imunológica. Durante a gênese e a maturação de linfócitos, são formadas células com receptores capazes de reconhecer antígenos próprios. Em condições normais, esses linfócitos são eliminados ou se tornam irresponsivos, por meio da tolerância central que ocorre nos órgãos linfoides primários (timo e medula óssea) e da tolerância periférica que ocorre nos tecidos periféricos. Falhas na eliminação dessas células autorreativas possibilitam o desenvolvimento das reações autoimunes.

Cada doença autoimune pode ter um mecanismo imunológico principal responsável pela patogênese: o sistema imune humoral, pela ação dos anticorpos, é um importante componente no desenvolvimento do lúpus eritematoso sistêmico ou da anemia hemolítica autoimune, por exemplo, e na esclerose múltipla, a fração celular do sistema imunológico, principalmente os linfócitos T, atuam de modo significativo no progresso da patologia.

O diagnóstico de doenças autoimunes é complexo e demanda diversos testes laboratoriais que serão associados às manifestações clínicas. Além disso, deve-se considerar que a presença de autoanticorpos (em baixos títulos e principalmente da classe IgM) pode ser observada em indivíduos saudáveis, de modo que não está sempre relacionada ao desenvolvimento de patologias.

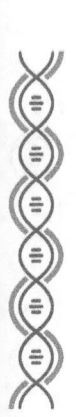

6.4.1
Avaliação de autoanticorpos

Os autoanticorpos podem ser analisados por meio de reação de aglutinação, ensaio de imunoabsorção enzimática (elisa) ou imunofluorescência indireta, por exemplo.

No Quadro 6.3 temos alguns anticorpos e a patologia associada.

Quadro 6.3
Autoanticorpos em doenças autoimunes

Autoanticorpo	Doença autoimune associada
Anti-dsDNA (DNA de dupla fita)	Lúpus eritematoso sistêmico, nefrite
Anti-Sm	Lúpus eritematoso sistêmico
Anti-nucleossomo (anticromatina)	Lúpus eritematoso sistêmico
Anti-U1-RNP	Lúpus eritematoso sistêmico
Anti-SS-A/Ro	Síndrome de Sjögren, lúpus eritematoso sistêmico
Anti-SS-B/La	Síndrome de Sjögren, lúpus eritematoso sistêmico
Anti-Scl-70	Esclerodermia (ou esclerose sistêmica) difusa
Anti-centrômero	Esclerodermia limitada

FONTE: Elaborado com base em Ferreira; Moraes, 2013.

6.4.2
Padrão de marcação de anticorpos antinucleares

A imunofluorescência indireta é uma importante metodologia empregada na investigação de fator antinúcleo (FAN) ou anticorpos antinúcleo (ANA), pois, além de prover a informação qualitativa da presença desses anticorpos, fornece o padrão de marcação celular, e essa informação também auxilia o diagnóstico. Para essa metodologia, são utilizadas células HEp-2, que são uma linhagem derivada de carcinoma laríngeo humano. Alguns padrões de marcação que podem ser observados são: nuclear homogêneo, nuclear pontilhado, centromérico, nucleolar, citoplasmático, como observamos na Figura 6.6.

Figura 6.6
Padrões de marcação FAN em HEp-2

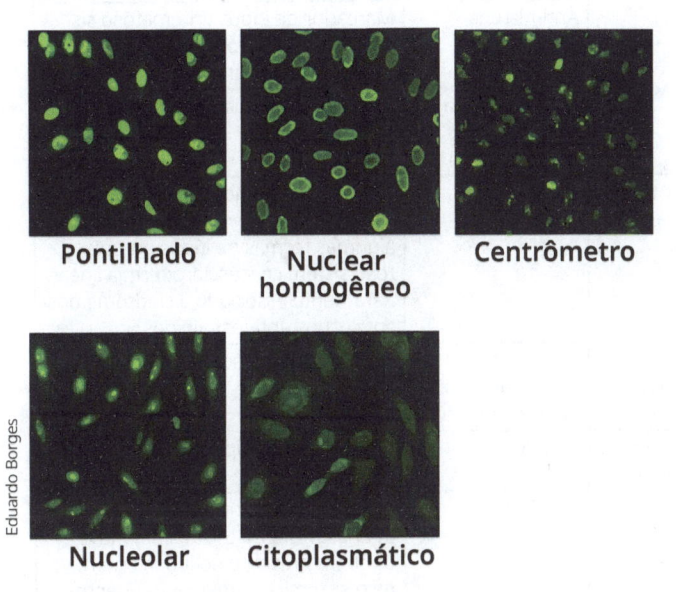

Pontilhado — Nuclear homogêneo — Centrômetro

Nucleolar — Citoplasmático

Eduardo Borges

Fonte: Alshagroud et al., 2017.

No Quadro 6.4, a seguir, temos as associações entre os padrões, o autoanticorpo e a relevância clínica. O *site* do Consenso Brasileiro de Autoanticorpos (CBA) dispõe de mais informações e imagens sobre o assunto (http://www.hep-2.com.br/).

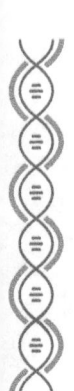

Quadro 6.4
Padrões de marcação FAN em HEp 2, principais autoanticorpos e relevâncias clínicas

Padrão de marcação	Autoanticorpo	Relevância clínica
Nuclear homogêneo	Anti-DNA nativo	Marcador de lúpus eritematoso sistêmico
	Anti-histona	Marcador de lúpus eritematoso sistêmico induzido por drogas e lúpus eritematoso sistêmico idiopático
	Anti-cromatina (DNA/histona, nucleossomo)	Artrite reumatoide
Nuclear tipo membrana nuclear contínua	Anti-lâmina	Hepatites autoimunes. Raramente associado a doenças reumáticas, algumas formas de lúpus eritematoso sistêmico e esclerodermia linear. Raramente associado à síndrome dos anticorpos anti-fosfolípides
Nuclear pontilhado pleomórfico	Anticorpo contra núcleo de células em proliferação	Lúpus eritematoso sistêmico
Nuclear pontilhado grosso	Anti-Sm	Marcador para lúpus eritematoso sistêmico
	Anti-RNP	Critério obrigatório no diagnóstico da doença mista do tecido conjuntivo. Também presente no lúpus eritematoso sistêmico, e menos frequentemente esclerose sistêmica e artrite reumatoide
Nuclear pontilhado fino	Anti-SS-A/Ro Anti-SS-B/La	Síndrome de Sjögren primária, Lúpus eritematoso sistêmico
Nucleolar aglomerado	Anti-fibrilarina (U3-nRNP)	Esclerose sistêmica
Nucleolar pontilhado	Anti-RNA polimerase I	Esclerose sistêmica de difusa
Aparelho mitótico tipo centríolo	Anti-α-enolase	Em altos títulos é sugestivo de esclerose sistêmica
Citoplasmático fibrilar segmentar	Anti-α-actinina, anti-vinculina e anti-tropomiosina	Anticorpos encontrados na miastenia gravis, doença de Crohn e colite ulcerativa.

FONTE: Elaborado com base em Dellavance et al., 2003.

6.5
Imunologia do câncer

O câncer, neoplasia ou tumor maligno é a segunda causa de morte no mundo, em 2020 foi responsável por aproximadamente 10 milhões de mortes principalmente em países de média e baixa renda (OMS, 2022). Essa doença ocorre quando há alteração celular com perda do controle da multiplicação celular, e o crescimento vai além dos limites habituais, podendo haver disseminação dessas células alteradas para outros locais do organismo, em um processo chamado *metástase*.

A alteração da célula normal para uma célula maligna é resultado de fatores genéticos e ambientais, e o conjunto desses fatores geram mutações na célula normal, transformando-a em uma célula maligna com crescimento descontrolado, perda funcional, poder de invasão, capacidade de disseminação e indução de metástases. Por outro lado, o sistema imunológico pode detectar e eliminar essa célula alterada em um processo denominado *vigilância imunológica*.

A eliminação da célula mutada ocorre por meio de funções efetoras do sistema imunológico, como as que atuam contra uma infecção. Destacam-se as ações mediadas por células NK, células dendríticas e linfócitos T CD8+ citotóxicos, principalmente com o auxílio dos linfócitos T CD4+. No entanto, esses mecanismos imunológicos são muitas vezes inibidos no ambiente tumoral, por isso a modulação dessa inibição é alvo de estudos, e algumas dessas terapias imunomodulatórias já são aplicadas na prática clínica em alguns tipos de câncer.

6.5.1
Antígenos tumorais

Os antígenos presentes nas células malignas que induzem a ativação do sistema imunológico, também chamados de *antígenos tumorais*, podem ser classificados como: (a) antígenos específicos de tumores que são expressos nas células malignas e não são verificados nas células normais e (b) antígenos associados a tumores que são observados nas células normais, mas nas células malignas sua expressão está alterada.

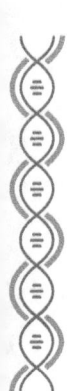

Exemplos de antígenos tumorais são os oncofetais, como os antígenos carcinoembrionário (CEA) e α-fetoproteína, que são expressos em fetos em desenvolvimento, e não em células de adultos, mas são verificados em diversos tipos de carcinomas. Observamos mais exemplos de antígenos tumorais e o tipo de câncer relacionado no Quadro 6.5.

Quadro 6.5
Antígenos tumorais

Antígeno	Tipo de câncer
Carcinoembrionário (CEA)	Cólon e outros cânceres epiteliais
α-fetoproteína	Hepático e carcinoma de células germinativas
Proteínas de HPV: E6 e E7	Carcinoma cervical
Quinase 4 ciclina-dependente	Melanoma
Antígeno específico da próstata (PSA)	Próstata
MUC-1	Pancreático
CA1 9-9	Pancreático
CA-125	Ovário
HER2/Neu	Mama, ovário
Tirosinase	Melanoma
MZ2-E	Melanoma
p53	Cólon

FONTE: Elaborado com base em Li et al., 2004; Murphy; Travers; Alport, 2010.

Os antígenos tumorais podem ser analisados por elisa, por exemplo, no entanto, como a maioria deles pode ser encontrada também em condições normais, a detecção tem maior aplicabilidade na avaliação da eficácia do tratamento do que no diagnóstico da neoplasia.

6.5.2 Expressão gênica de marcadores tumorais

Uma vez que a carcinogênese pode estar relacionada a alterações genéticas, a análise do cariótipo ou de genes específicos podem auxiliar, principalmente, no prognóstico e na decisão terapêutica. A mutação positiva no gene *BRCA2* em câncer de ovário está associada com maior sobrevida, mas a alteração nesse mesmo gene em casos de câncer de próstata está relacionada com menor sobrevida. A análise genética pode auxiliar na escolha do tratamento, como em câncer gastrointestinal, em que se verifica mutação em KIT ou PDGRA, e a terapia pode incluir o inibidor da tirosina quinase Imatinibe.

Genes supressores de tumor, como BRCA1, BRCA2, p53 e TP53 e os oncogenes como Ras e HER/Neu, são genes relacionados ao desenvolvimento de neoplasias. No Quadro 6.6 temos os genes relacionados à predisposição a diferentes tipos de câncer.

Quadro 6.6
Genes que conferem riscos ao desenvolvimento de câncer

Genes	Tipo de câncer
EPCAM, MLH1, MSH2, MSH6, PMS2, TP53	Adrenocorticocarcinoma
ATM, BARD1, BLM, BRCA1, BRCA2, BRIP1, CASR, CDH1, CHEK2, MRE11A, NBN, NF1, RAD50, PALB2, PTEN, STK11, TP53, XRCC2	Mama
APC, ATM, AXIN2, BLM, BMPR1A, CDH1, CHEK2, EPCAM, FLCN, GALNT12, GREM1, MLH1, MSH2, MSH3, MSH6, MUTYH, NTHL1, PMS2, POLD1, POLE, PTEN, RPS20, SMAD4, STK11, TP53	Colorretal
APC, BMPR1A, CDH1, FPCAM, MLH1, MSH2, MSH6, MUTYH, PMS2, SMAD4, STK11, TP53	Gástrico
EGFR, MLH1, MSH2, MSH6, NF2, PMS2, POLD1, TP53	Glioblastoma multiforme
ATM, BLM, EPCAM, ETV6, MLH1, MSH2, MSH6, NBN, PMS2	Leucemia linfocítica aguda

(continua)

(Quadro 6.6 – conclusão)

Genes	Tipo de câncer
ACD, BLM, CEBPA, EPCAM, ETV6, FANCC, GATA2, MLH1, MSH2, MSH6, NF1, PMS2, RUNX1, TERC, TERT, TP53, WT1, XRCC	Leucemia mielóide aguda
ATM, BLM, EPCAM, MLH1, MSH2, MSH6, NBN, PMS2	Linfoma
ATM, BRCA1, BRCA2, CHEK2, HOXB13	Próstata
ACD, BLM, CDKN2A, FANCC, RECQL4, TERC, TERT, TP53	Carcinoma de células escamosas

FONTE: Elaborado com base em Akras et al., 2019.

A avaliação desses genes pode ser realizada por técnicas moleculares como hibridização *in situ* (FISH, do inglês *fluorescence in situ hybridization*), reação em cadeia da polimerase ou sequenciamento genético.

É importante ressaltar que a presença de uma mutação em um gene específico, apesar de estar correlacionada a uma maior probabilidade, não garante o desenvolvimento do câncer. Por outro lado, quando se verifica incidência de câncer em histórico familiar, a análise genética permite que o indivíduo avalie meios de prevenir e/ou realize o diagnóstico precoce. Em muitos casos, é imprescindível que essa análise ocorra com acompanhamento psicológico e, apesar de a legislação vigente necessitar de melhorias, o indivíduo tem direito ao sigilo e não deve aceitar qualquer tipo de discriminação relacionada aos resultados.

6.6 Avanços em diagnóstico imunológico

As metodologias evoluem com o intuito de aperfeiçoar a sensibilidade, precisão, agilidade, facilidade de execução e redução de custos. Nesse contexto, destacamos algumas técnicas: imunoensaios magnéticos, ensaios microfluídicos e *lab-on-chip*.

6.6.1
Imunoensaios magnéticos

Para esses ensaios são utilizadas esferas magnéticas de diversos diâmetros que variam entre 0,5 e 10 μm, que, de acordo com o fabricante, são compostas, principalmente, de magnetita ou maghemita e podem ser conjugadas a moléculas como anticorpos (Moyano et al., 2020). A utilização dessas esferas eleva a sensibilidade em razão da detecção por meio das propriedades físicas (amperometria, voltametria, impedimetria ou eletroquimioluminescência), possibilita a pré-concentração do analito na amostra por meio de indução de campo magnético externo e diluição em menor volume, conforme mostra a Figura 6.7, bem como reduz o tempo de realização do protocolo experimental.

Figura 6.7
Pré-concentração de amostras por meio de separação imunomagnética

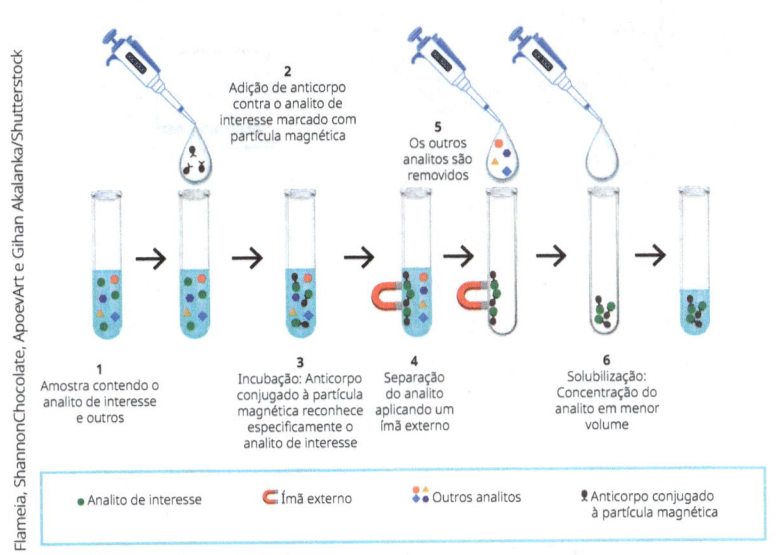

Fonte: Moyano et al., 2020, tradução nossa.

Esses conjugados magnéticos podem ser empregados em diversas técnicas, como elisa ou teste rápido (imunoensaio de fluxo lateral magnético), e estão disponíveis no mercado para a detecção de patógenos, biomarcadores, toxinas, entre outros.

6.6.2
Ensaios microfluídicos

Os sistemas microfluídicos são formados por microcanais com dimensões entre 10 e 100 µm, na seção transversal, pelos quais percorre um fluxo altamente controlado de líquidos ou gases em um volume muito pequeno, como observamos no exemplo da Figura 6.8.

Figura 6.8
Esquema de ensaio microfluídico

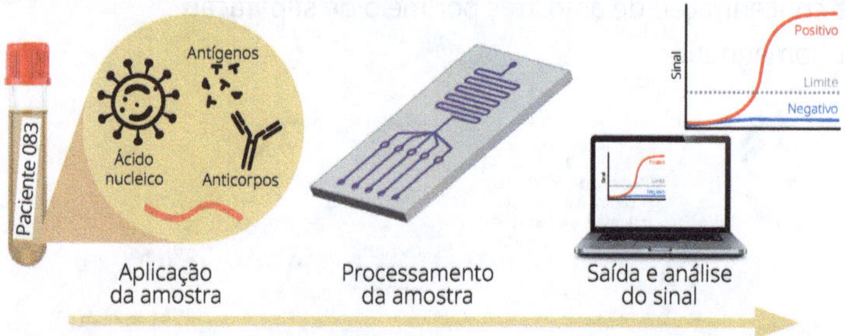

Flameia, Chuenmanuse e DesignPrax/Shutterstock

FONTE: Flores-Contreras et al., 2022, tradução nossa.

Esses ensaios têm sido utilizados com sucesso como dispositivos de diagnóstico por meio de diversas técnicas, como elisa, PCR quantitativo, CRISPR (do inglês *clustered regularly interspaced short palindromic repeats*) ou LAMP (do inglês *loop-mediated isothermal amplification*), mostrados na Figura 6.8.

O comportamento dos fluidos nesses microcanais é distinto quando comparado ao comportamento em canais com maior escala, e a utilização desse sistema em ensaios tem algumas vantagens, por exemplo: necessidade de menor volume de amostras biológicas, requer menos reagentes, possibilita a análise de várias amostras simultaneamente, menor tempo de reação, alta precisão e sensibilidade, menor quantidade de resíduos gerados e menor custo.

6.6.3
Lab-on-chip

O *lab-on-chip* reúne as etapas de processamento da amostra, pré-tratamento, separação, detecção e análise de dados em um único dispositivo compacto. A miniaturização de ensaios com *lab-on-chip* tem vantagens como a necessidade de um pequeno volume de reagentes e solventes, baixo custo, portabilidade, baixo consumo de energia, análise de múltiplas amostras simultaneamente e integração com outros dispositivos miniaturizados.

Esse *chip*, muitas vezes, integra os sistemas mencionados anteriormente e pode ser composto por um sistema microfluídico e realizar medições amperométricas em tempo real de partículas magnéticas. A utilização de *smartphones* para a detecção dos sinais, para o processamento das informações e, inclusive, para a transmissão da informação ao profissional de saúde tem sido estudada e aplicada, uma vez que, entre outras vantagens, isenta a necessidade de computadores ou *notebooks* e torna o processo ainda mais compacto e portátil.

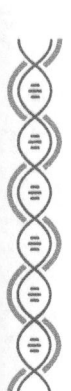

Para saber mais

MARSHALL, J. S. et al. An Introduction to Immunology and Immunopathology. **Allergy, Asthma & Clinical Immunology**, v. 14, p. 49, 2018.

AHMAD, H. I. et al. Immune Tolerance vs. Immune Resistance: The Interaction Between Host and Pathogens in Infectious Diseases. **Frontiers in Veterinay Science**, v. 9, 2022.

GAN, X. et al. Diverse Roles of Immune Cells in Transplant Rejection and Immune Tolerance. **Engineering**, v. 10, p. 44-56, Mar. 2021.

DONAHUE, A. C., PENG, Y. L. Principles of Immunological Diagnostic Tests for Cancers. In: REZAEI, N. (Ed.). **Cancer Immunology**. Heidelberg: Springer, 2015.

ARSHAVSKY-GRAHAM, S.; SEGAL, E. **Lab-on-a-Chip Devices for Point-of-Care Medical Diagnostics**. Heidelberg: Springer, 2020. (Advances in Biochemical Engineering/Biotechnology).

Síntese

Neste capítulo, discutimos alguns antígenos e anticorpos avaliados em infecções de diferentes patógenos, doenças autoimunes, transplante e câncer, assim como as técnicas que podem ser utilizadas nessas análises. É preciso ter em mente que as diversas metodologias apresentadas podem ser aplicadas em diferentes condições, conforme o alvo avaliado. Finalizamos o capítulo com a exposição de inovações no âmbito de imunodiagnósticos.

Questões para revisão

1) Interprete os resultados dos testes rápidos apresentados a seguir:

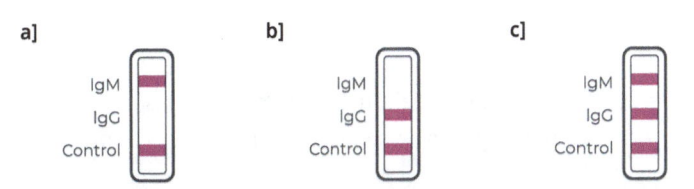

a] IgM (positivo), IgG (negativo), Control (positivo)

b] IgM (negativo), IgG (positivo), Control (positivo)

c] IgM (positivo), IgG (positivo), Control (positivo)

2) A sorologia está relacionada ao estudo analítico do soro sanguíneo e pode identificar a presença de anticorpos que são desenvolvidos como resposta à presença de agentes infecciosos no organismo do paciente. Os resultados sorológicos de indivíduos com contato prévio não recente com o agente SARS-CoV-2 na pesquisa de IgM contra SARS-CoV-2, IgG anti- SARS-CoV-2 e imunoglobulinas anti-SARS-CoV-2 total, respectivamente, são:

a] reagente, não reagente e reagente.
b] não reagente, reagente e reagente.
c] reagente, reagente e reagente.
d] reagente, reagente e não reagente.
e] não reagente, não reagente e reagente.

3) Com relação à imunologia dos transplantes, descreva a importância da análise de compatibilidade entre doador e receptor e quais as principais moléculas envolvidas nessa avaliação.

4) A avaliação da presença de autoanticorpos é importante na suspeita de autoimunidade e pode ser realizada por técnicas laboratoriais distintas. Descreva a importância da imunofluorescência indireta para o diagnóstico de doenças autoimunes.

5] Avalie as seguintes afirmações:

I. Os anticorpos específicos constituem uma importante resposta de defesa do organismo humano contra tumores.

PORQUE

II. podem reconhecer e destruir clones de células transformadas sem a participação de células efetoras ou outras proteínas.

Assim, é possível afirmar:

a) As duas afirmações são verdadeiras, e a segunda justifica a primeira.
b) As duas afirmações são verdadeiras, e a segunda não justifica a primeira.
c) A primeira afirmação é verdadeira, e a segunda é falsa.
d) A primeira afirmação é falsa, e a segunda é verdadeira.
e) As duas afirmações são falsas.

Questões para reflexão

1] O gráfico a seguir representa a evolução dos marcadores laboratoriais da infecção pelo HIV no decorrer do tempo.

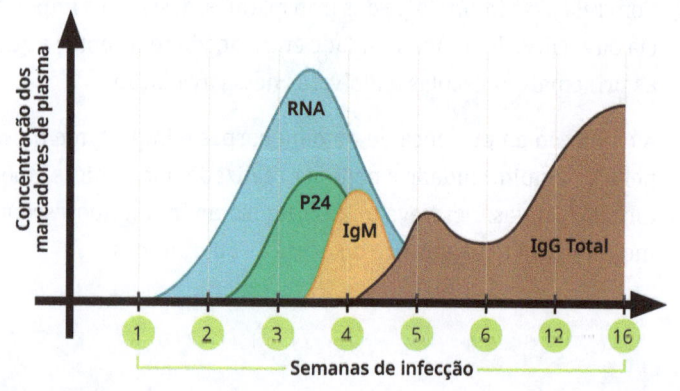

FONTE: Brasil, 2018.

Considerando as informações apresentadas, avalie as afirmações a seguir.

I. A análise do RNA viral é mais adequada para a confirmação diagnóstica de infecções recentes em comparação à avaliação apenas de anticorpos anti-HIV.
II. É possível detectar anticorpos IgG anti-HIV previamente à detecção do antígeno P24.
III. A análise de IgM anti-HIV na 3ª semana de uma possível infecção é o melhor indicador de contágio.

Assinale a alternativa que indica a(s) afirmativa(s) correta(s):

a) Somente I.
b) I e II.
c) I e III.
d) II e III.
e) I, II e III.

Considerações finais

Assim como a maioria das áreas de conhecimento, as análises clínicas também estão em constante evolução; diversas pesquisas e novidades tecnológicas são desenvolvidas frequentemente. Por isso, é importante que o leitor busque sempre se atualizar em seus conhecimentos.

Dessa forma, finalizamos a obra que agrupa temáticas fundamentais para o profissional analista clínico e esperamos que aproveitem todos os recursos oferecidos em cada capítulo, bem como que possam facilmente usufruir dessa produção sempre que necessário.

Referências

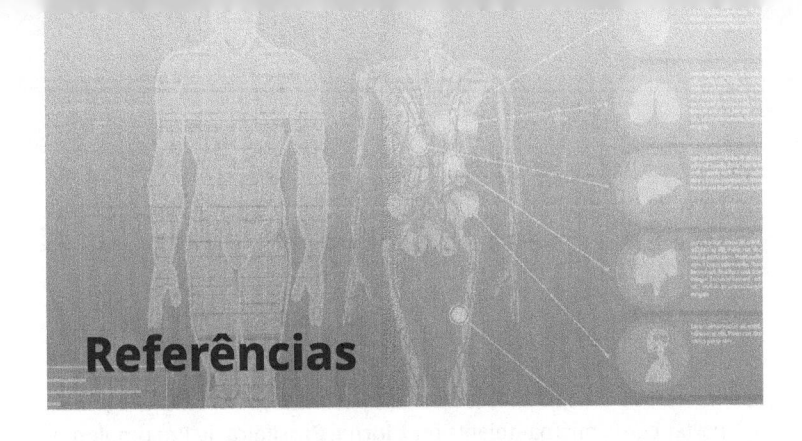

ABBAS, A. K.; LICHTMAN, A. H.; PILLAI, S. **Cellular and Molecular Immunology**. 4. ed. Amsterdam: Elsevier, 2000.

AKRAS, Z. et al. Primer on Hereditary Cancer Predisposition Genes Included Within Somatic Next-Generation Sequencing Panels. **JCO Precision Oncology**, n. 3, p. 1-11, 2019.

ABBOTT RAPID DIAGNOSTICS[3]. **BINAXNOW™ INFLUENZA A&B CARD.** Disponível em: <https://www.globalpointofcare.abbott/ww/en/product-details/binaxnow-influenza-a-and-b.html>. Acesso em: 5 nov. 2024.

ABBOTT RAPID DIAGNOSTICS[2]. **BINAXNOW™ MALARIA.** Disponível em: <https://www.globalpointofcare.abbott/us/en/product-details/binaxnow-malaria.html. Acesso em: 20 nov. 2024.

ABBOTT RAPID DIAGNOSTICS[2]. **BINAXNOW™ RSV CARD.** Disponível em: <https://www.globalpointofcare.abbott/ww/en/product-details/binaxnow-rsv.html>. Acesso em: 5 nov. 2024.

ABBOTT RAPID DIAGNOSTICS[1]. **Bioline™ TB Ag MPT64.** Disponível em: <https://www.globalpointofcare.abbott/ww/en/product-details/bioline-tb-ag-mpt64-rapid.html>. Acesso em: 5 nov. 2024.

ADVAGEN BIOTECH. **Zika NS1** Disponível em: <https://www.advagen.com.br/produto/zika-ns1/>. Acesso em: 5 nov. 2024.

ALLANDER, T. et al. Cloning of a Human Parvovirus by Molecular Screening of Respiratory Tract Samples. **Proceedings of the National Academy of Sciences**, v. 102, n. 36, p. 12891-12896, 2005.

ALSHAGROUD, R. et al. Clinicopathologic Significance of in Vivo Antinuclear Autoantibodies in Oral Mucosal Biopsies. **Oral Surgery, Oral Medicine, Oral Pathology, and Oral Radiology**, v. 124, n. 5, p. 475-482, nov. 2017.

ALTHERTUM, F.; TRABULSI, L. R. **Microbiologia**. 6. ed. São Paulo: Atheneu, 2015.

AMARAL, S. M.; CORTÊS, A. Q.; PIRES, F. R. Pneumonia nosocomial: importância do microambiente oral. **Jornal Brasileiro de Pneumologia**, v. 35, n. 11, p. 1116-1124, 2009.

ANVISA – Agência Nacional de Vigilância Sanitária. **Detecção e identificação de fungos de importância médica**. Módulo VII. Brasília, 2004a.

ANVISA – Agência Nacional de Vigilância Sanitária. **Microbiologia clínica para o controle de infecção relacionada à assistência à saúde**. Módulo 8: Detecção e identificação de fungos de importância médica. Brasília, 2017.

ANVISA – Agência Nacional de Vigilância Sanitária. **Microbiologia clínica para o controle de infecção relacionada à assistência à saúde**. Módulo 6: Detecção e identificação de bactérias de importância médica. Brasília, 2013a.

ANVISA – Agência Nacional de Vigilância Sanitária. **Microbiologia clínica para o controle de infecção relacionada à assistência à saúde**. Módulo 3: Principais síndromes infecciosas. Brasília, 2013b.

ANVISA – Agência Nacional de Vigilância Sanitária. **Procedimentos laboratoriais**: da requisição do exame à análise microbiológica. Módulo III. Brasília, 2004b.

ANVISA – Agência Nacional de Vigilância Sanitária. **Manual de Microbiologia Clínica para o Controle de Infecção em Serviços de Saúde**. Brasília, 2004c.

ARSLAN, D. et al. Distant Mimivirus Relative with a Larger Genome Highlights the Fundamental Features of Megaviridae. **Proceedings of the National Academy of Sciences of the United States of America**, v. 108, n. 42, p. 17486-17491, 2011.

ASSIRI, A. et al. Epidemiological, Demographic, and Clinical Characteristics of 47 Cases of Middle East Respiratory Syndrome Coronavirus

Disease from Saudi Arabia: a Descriptive Study. **The Lancet Infectious Diseases**, v. 13, n. 9, p. 752-761, 2013.

ASSOCIATES OF CAPE COD. **Fungitell® Assay**. Disponível em: <https://www.acciusa.com/products-and-services/clinical-diagnostics/fungitell-assay>. Acesso em: 5 nov. 2024.

BALTIMORE, D. Expression of Animal Virus Genomes. **Bacteriological Reviews**, v. 35, p. 235-241, 1971.

BECROFT, D. M. O. Bronchiolitis Obliterans, Bronchiectasis, and other Sequelae of Adenovirus Type 21 Infection in Young Children. **Journal of Clinical Pathology**, v. 24, p. 72-82, 1971.

BERMAN, S. Epidemiology of Acute Respiratory Infections in Children of Developing Countries. **Reviews of Infectious Diseases**, v. 13, suplemento 6, p. S454-S462, 1991.

BERNARDI, G. A. **Microbiologia clínica**. Curitiba: Contentus, 2020.

BIO-RAD[1]. **Platelia Aspergillus Ag #62794**. Disponível em: <https://www.bio-rad.com/pt-br/sku/62794-platelia-aspergillus-ag?ID=62794>. Acesso em: 5 nov. 2024.

BIO-RAD[2]. **Platelia Candida Ag Plus #62784**. Disponível em: <https://www.bio-rad.com/pt-br/sku/62784-platelia-candida-ag-plus?ID=62784>. Acesso em: 5 nov. 2024.

BONGOMIN, F. et al. Global and Multi-National Prevalence of Fungal Diseases: Estimate Precision. **Journal of Fungi**, v. 3, n. 4, p. 57, 2017.

BOOTH, C. M. et al. Clinical Features and Short-Term outcomes of 144 Patients with SARS in the Greater Toronto Area. **JAMA**, v. 289, p. 2801-2809, 2003.

BOWEN, M. D.; PETERS, C. J.; NICHOL, S. T. Phylogenetic Analysis of the Arenaviridae: Patterns of Virus Evolution and Evidence for Cospeciation between Arenaviruses and their Rodent Hosts. **Molecular Phylogenetics and Evolution**, v. 8, p. 301-316, 1997.

BRADLEY, M. **Coronavirus 2020**: the Essential Guide for the Wuhan Virus (Symptoms, Transmission, and Prevention) Coronavirus Survival Guide. Amazon Best Sellers Rank, 2020.

BRASIL. Ministério da Saúde. Secretaria de Vigilância em Saúde. **Manual técnico da infecção pelo HIV em adultos e crianças**. 4. ed. Brasília: 2018.

BRIESE, T. et al. Genetic Detection and Characterization of Lujo virus, a New Hemorrhagic Fever-Associated Arenavirus from Southern Africa. **PLoS Pathogens**, v. 5, p. e1000455, 2009.

BROOKS, G. F. et al. **Microbiologia médica de Jawetz, Melnick e Adelberg**. 26. ed. Porto Alegre: ArtMed/McGrawHill, 2014.

BURTON, D. R.; WILLIAMSON, R. A.; PARREN, P. W. H. I. Antibody and Virus: Binding and Neutralization. **Virology**, v. 270, p. 1-3, 2000.

CALISHER, C. H. History, Classification and Taxonomy of Viruses in the Family *Bunyaviridae*. In: ELIOTT, R. M. (Ed.). **The Bunyaviridae**. New York: Plenum Press, 2001. p. 1-17.

CARSON, G.; BRAY, M.; ROTH, C. Viral Hemorrhagic Fevers. In: RICHMAN, D. D.; WHITLEY, R. J.; HAYDEN, F. J. **Clinical Virology**. Washington: ASM Press, 2017. p. 141-150.

CASPAR, D. L. D.; KLUG, A. Physical Principles in the Construction of Regular Viruses. **Cold Spring Harbor Symposia on Quantitative Biology**, v. 27, p. 1-24, 1962.

CDC – Centers for Disease Control and Prevention. Fatal Illnesses Associated with a New World Arenavirus: California, 1999-2000. **Morbidity and Mortality Weekly Report**, v. 49, p. 709-711, 2000.

CHHABRA, P. et al. Etiology of Viral Gastroenteritis in Children < 5 Years of Age in the United States, 2008-2009. **The Journal of Infectious Diseases**, v. 208, n. 5, p. 790-800, 2013.

CHUA, K. B. et al. Identification and Characterization of a New Orthoreovirus from Patients with Acute Respiratory Infections. **PLoS One**, v. 3, p. e3803, 2008. Disponível em: <https://journals.plos.org/plosone/article?id=10.1371/journal.pone.0003803>. Acesso em: 7 nov. 2024.

CHUA, K. B. et al. Investigation of a Potential Zoonotic Transmission of Orthoreovirus Associated with Acute Influenza-Like Illness in an Adult Patient. **PLoS One**, v. 6, p. e25434, 2011. Disponível em: < https://journals.plos.org/plosone/article?id=10.1371/journal.pone.0025434>. Acesso em: 7 nov. 2024.

CLARK, E. A. et al. Matrix-Assisted Laser Desorption Ionization-Time of Flight Mass Spectrometry: A Fundamental Shift in the Routine Practice of Clinical Microbiology. **ASM Journal, Clinical Microbiology Reviews**, v. 26, n. 3, 2013. Disponível em: < https://www.ncbi.nlm.nih.gov/pmc/articles/PMC3719498/>. Acesso em: 7 nov. 2024.

CLSI – Clinical and Laboratory Standarts Institute. **Normas de desempenho para testes de sensibilidade antimicrobiana**: 15º Suplemento informativo M100-S15. v. 25, n. 1, 2005. Disponível em: <https://bvsms.saude.gov.br/bvs/publicacoes/metodo_ref_testes_diluicao_modulo4.pdf>. Acesso em: 1º jun. 2023.

CTK BIOTECH[2]. **Dengue Ag Rapid Test CE**. Disponível em: <https://ctkbiotech.com/product/dengue-ag-rapid-test-4-0-ce/>. Acesso em: 5 dez. 2024.

CTK BIOTECH[1]. **HBsAg Rapid Test (strip)**. Disponível em: <https://ctkbiotech.com/product/hbsag-rapid-test-strip/>. Acesso em: 5 dez. 2023.

CTK BIOTECH. **Leishmania Ab Rapid Test CE**. Disponível em: <https://ctkbiotech.com/product/leishmania-ab-rapid-test-ce/>. Acesso em: 5 dez. 2024.

DELLAVANCE, A. et al. II Consenso Brasileiro de Fator Antinuclear em Células HEp-2: Definitions for Standardization of Autoantibody Testing against the Nucleus (ANA HEp-2), Nucleolus, Cytoplasm and Mitotic Apparatus, as Wel as its Clinical Associations. **Revista Brasileira de Reumatologia**, v. 43, n. 3, p. 129-140, 2003. Disponível em: <https://www.scielo.br/j/rbr/a/97swXNNt6zqDGVSxcyvXJ4D/abstract/?lang=pt>. Acesso em: 21 set. 2024.

DIAGNOSTIC AUTOMATION / CORTEZ DIAGNOSTICS. **Salmonella Typhi Antigen Rapid Test**. Disponível em: <https://www.rapidtest.com/mobile/product_detail.php?i=Salmonella-Rapid-Test&id=594&cat=26>. Acesso em: 5 dez. 2024.

DROSTEN, C. et al. Clinical Features and Virological Analysis of a Case of Middle East Respiratory Syndrome Coronavirus Infection. **The Lancet Infectious Diseases**, v. 13, p. 745-751, 2013. Disponível em: <https://www.sciencedirect.com/science/article/pii/S1473309913701543>. Acesso em: 7 nov. 2024.

DROSTEN, C. et al. Identification of a Novel Coronavirus in Patients with Severe Acute Respiratory Syndrome. **The New England Journal of Medicine**, v. 348, n. 20, p. 1967-1976, 2003. Disponível em: <https://www.nejm.org/doi/full/10.1056/NEJMoa030747>. Acesso em: 21 set. 2024.

DUCHIN, J. S. et al. Hantavirus Pulmonary Syndrome: A Clinical Description of 17 Patients with a Newly Recognized Disease. **The New England Journal of Medicine**, v. 330, n. 14, p. 949-955, 1994.

EDWARDS, K. M. et al. Burden of Human Metapneumovirus Infection in Young Children. **The New England Journal of Medicine**, v. 368, p. 633-643, 2013.

ENGELKIRK, P. G.; DUBEN-ENGERKIRK. J. **Burton**: microbiologia para as ciências da saúde. 9. ed. Rio de Janeiro: Guanabara Koogan, 2012.

ENQUIST, L. W.; RACANIELLO, V. R. Virology: from Contagium Fluidum to Virome. In: KNIPE, D. M.; HOWLEY, P. (Ed.). **Fields Virology**. 6. ed. Philadelphia: Wolters Kluwer/Lippincott Williams & Wilkins, 2013. p. 1-20.

EPPERSON, S. et al. Update: Influenza Activity – United States and Worldwide, May 20-September 22, 2012. **Morbidity and Mortality Weekly Report**, v. 61, n. 39, p. 777-781, 2012.

ESPER, F. et al. Evidence of a Novel Human Coronavirus that is Associated with Respiratory Tract Disease in Infants and Young Children. **The Journal of Infectious Diseases**, v. 191, p. 492-498, 2005.

FENG, H. et al. Clonal Integration of a Polyomavirus in Human Merkel Cell Carcinoma. **Science**, v. 319, p. 1096-1100, 2008. Disponível em: <https://www.science.org/doi/full/10.1126/science.1152586>. Acesso em: 7 nov. 2024.

FERREIRA, A. W.; MORAES, S. L. **Diagnóstico laboratorial das principais doenças infecciosas e autoimunes**: correlações clínico-laboratoriais. 3. ed. Rio de Janeiro: Guanabara Koogan, 2013.

FLINT, S. J. et al. **Principles of Virology**. 5. ed. Washington: ASM Press, 2020.

FLINT, S. J. et al. **Principles of Virology**. Washington: ASM Press, 2009.

FLORES-CONTRERAS, E. A. et al. Microfluidics-Based Biosensing Platforms: Emerging Frontiers in Point-of-Care Testing SARS-CoV-2 and Seroprevalence. **Biosensors**, v. 12, n. 3, p. 179, 2022.

GAO, R. et al. Human Infection with a Novel Avian-Origin Influenza A (H7N9) Virus. **The New England Journal of Medicine**, v. 368, p. 1888-1897, 2013.

GRARD, G. et al. A Novel Rhabdovirus Associated with Acute Hemorrhagic Fever in Central Africa. **PLoS Pathogens**, v. 8, n. 9, p. e1002924, 2012.

GREGORY, J.; MERTZ, C. A.; COLLEEN, B. Jonsson Bunyaviridae: Orthobunyaviruses, Phleboviruses, Nairoviruses, and Hantaviruses. In: RICHMAN, D. D.; WHITLEY, R. J.; HAYDEN, F. J. **Clinical Virology**. Washington: ASM Press, 2017. p. 1059-1087.

GUBLER, D. J. Dengue/dengue Haemorrhagic Fever: History and Current Status. **Novartis Foundation Symposia**, v. 277, 2006.

GUO, C. T. et al. Epidemiological and Clinical Characteristics of Severe Fever with Thrombocytopenia Syndrome (SFTS) in China: An Integrated Data Analysis. **Epidemiology & Infection**, v. 144, n. 6, p. 1345-1354, 2016.

HARPER, D. R. (Ed.). Virus Structure and Replication. In: **Molecular Virology**. Oxford: Bios Scientific Publishers, St. Thomas House, 1994. p. 1-49.

HARRISON, S. C. Principles of Virus Structure. In: KNIPE, D. M.; HOWLEY, P. (Ed.). **Fields Virology**. 6. ed. Philadelphia: Wolters Kluwer/Lippincott Williams & Wilkins, 2013. p. 52-86. v. I.

HENSO MEDICAL. **H. pylori Antigen Stool Test Cassette.** Disponível em: <https://www.hensomed.com/products/h-pylori-antigen-stool-test-cassette/>. Acesso em: 5 nov. 2024.

IBMP. **Teste Rápido Covid Ag.** Disponível em: <https://www.ibmp.org.br/teste-rapido/teste-rapido-covid-ag/>. Acesso em: 5 nov. 2024.

IMMY. **CrAg® LFA CRYPTOCOCCAL ANTIGEN**. Disponível em: <https://www.immy.com/crag>. Acesso em: 5 nov. 2024.

INGRAHAM, J. L.; INGRAHAM, C. A. **Introdução à microbiologia**: uma abordagem baseada em estudos de casos. 3. ed. São Paulo: Cengage Learning, 2010.

JANDA, J. M.; ABBOTT, S. L. The Changing Face of the Family Enterobacteriaceae (Order: "*Enterobacterales*"): New Members, Taxonomic Issues, Geographic Expansion, and New Diseases and Disease Syndromes. **Clinical Microbiology Review**, v. 24, n. 34, p. e00174-20, Feb. 2021.

KATZE, M. G. et al. **Viral Pathogenesis**: from Basics to Systems Biology. San Diego: Academic Press, 2016.

KIDD, S. E. et al. A New Agen in Molecular Diagnostics for Invasive Fungal Disease: are we Ready? **Frontiers in Microbiology**, v. 10, 2020.

KING, A. M. Q. et al. (Ed.). **Virus Taxonomy**: Classification and Nomenclature of Viruses – Ninth Report of the International Committee on Taxonomy of Viruses. San Diego: Elsevier Academic Press, 2011.

KNIPE, D. M.; HOWLEY, P. (Ed.). **Fields Virology**. 6. ed. Philadelphia: Wolters Kluwer/Lippincott Williams & Wilkins, 2013.

KONEMAN, E. W. et al. **Diagnóstico microbiológico**: texto e atlas colorido. 6. ed. Rio de Janeiro: Guanabara Koogan, 2008.

KOONIN, E. V. et al. The Baltimore Classification of Viruses 50 Years Later: How Does It Stand in the Light of Virus Evolution? **Microbiology and Molecular Biology Reviews**, v. 85, n. 3, Sept. 2021.

KORNBERG, A.; BAKER, T. **DNA Replication**. 2. ed. New York: W. H. Freeman and Company, 1992.

KORSMAN et al. **Virology**: an illustrated colour text. 2014

LAMY, B.; SUNDQVIST, M.; IDELEVICH, E. A. Bloodstream Infections: Standard and Progress in Pathogen Diagnostics. **Clinical Microbiology and Infection**, v. 26, n. 2, p. 142-150, Feb. 2020.

LEE, N. et al. A Major Outbreak of Severe Acute Respiratory Syndrome in Hong Kong. **The New England Journal of Medicine**, v. 348, p. 1986-1994, 2003.

LESHEM, E.; PARASHAR, U. D. Gastrointestinal Syndromes. In: RICHMAN, D. D.; WHITLEY, R. J.; HAYDEN, F. J. **Clinical Virology**. Washington: ASM Press, 2017. p. 47-59. Cap. 4.

LEVINE, A. J.; ENQUIST, L. W. History of Virology. In: KNIPE, D. M.; HOWLEY, P. (Ed.). **Fields Virology**. 5. ed. Philadelphia: Wolters Kluwer/Lippincott Williams & Wilkins, 2007. p. 1-23.

LI, G. et al. Identification of Tumour Antigens by Serological Analysis of cDNA Expression Cloning. **Cancer Immunology, Immunotherapy**, v. 53, n. 3, p. 39-43, Mar. 2004.

LIMA, M. M. de S. et al. Detecção de Enterobacterales produtoras de carbapenemases em pacientes colonizados, atendidos em um Hospital Universitário. **Revista Eletrônica Acervo Saúde**, v. 13, n. 2, p. e6222, 2021.

LURIA, S. E. **General Virology**. New York: John Wiley & Sons, 1953.

LÜCKING, L. et al. Unambiguous identification of fungi: where do we stand and how accurate and precise is fungal DNA barcoding? **IMA Fungus**, n. 14, 2020. Disponível em: <https://imafungus.biomedcentral.com/articles/10.1186/s43008-020-00033-z>. Acesso em: 5 nov. 2024.

MADIGAN, M. T. et al. **Microbiologia de Brock**. 14. ed. Porto Alegre: Artmed, 2016.

MERIDIAN BIOSCIENCE. **Immunocard STAT!®**. Disponível em: <https://www.meridianbioscience.com/diagnostics/disease-areas/gastrointestinal/e-coli/immunocard-stat-e-coli-0157-plus/>. Acesso em: 5 nov. 2024.

MEZZARI, A.; FUENTEFRIA, A.M. **Micologia no laboratório clínico**. Barueri: Manole, 2012.

MIDULLA, F. et al. Respiratory Syncytial Virus, Human Bocavirus and Rhinovirus Bronchiolitis in Infants. **Archives of Disease in Childhood**, v. 95, p. 35-41, 2010.

MOLINARO, E. M.; CAPUTO, L. G.; AMENDOEIRA, M. R. R. (Org.). **Conceitos e métodos para a formação de profissionais em laboratórios de saúde**. Rio de Janeiro: EPSJV; IOC, 2010. Cap. 4.

MOYANO, A. et al. Magnetic Lateral Flow Immunoassays. **Diagnostics (Basel)**, v. 10, n. 5, p. 288, 2020.

MURPHY, K.; TRAVERS, P.; WALPORT, M. **Imunobiologia de Janeway**. 7. ed. Porto Alegre: Artmed, 2010.

NASCIMENTO, I. R.; SENA, T. L. Biofilmes bacterianos: colonização e identificação de micro-organismos causadores de infecção em cateter venoso central. **Relatório de Pesquisa do Programa de Iniciação Científica – PIC/UniCEUB**, Brasília, 2018.

NEVES, D. P. et. al. **Parasitologia humana**. 11. ed. São Paulo: Atheneu, 2005.

ORGANIZAÇÃO MUNDIAL DA SAÚDE (OMS). **Câncer**. Disponível em: <https://www.who.int/news-room/fact-sheets/detail/câncer>. Acesso em: 5 nov. 2024.

OLIVEIRA, J. C. **Tópicos em micologia médica**. 4. ed. Rio de Janeiro: J. Carvalhaes de Oliveira, 2014.

OPLUSTIL, C. P. et al. **Procedimentos básicos em microbiologia clínica**. 3. ed. São Paulo: Sarvier, 2020.

OROFINO-COSTA, R. et al. Sporothricosis: an Update on Epidemiology, Etiopathogenesis, Laboratory and Clinical Therapeutics. **Anais Brasileiros de Dermatologia**, v. 92, n. 5, p. 606-620, 2017.

PALACIOS, G. et al. A New Arenavirus in a Cluster of Fatal Transplant-Associated Diseases. **The New England Journal of Medicine**, v. 358, p. 991-998, 2008.

PEIRIS, J. S, et al. Coronavirus as a Possible Cause of Severe Acute Respiratory Syndrome. **Lancet**, v. 361, p. 1319-1325, 2003.

PELLETT, P. E.; MITRA, S.; HOLLAND, T. C. Basics of Virology. **Handbook of Clinical Neurology**, v. 123, p. 45-66, 2014.

PRASAD, B. V.; SCHMID, M. F. Principles of Virus Structural Organization. **Advances in Experimental Medicine and Biology**, v. 726, p. 17-47, 2012.

RABIN, N. et al. Biofilm Formation Mechanisms and Targets for Developing Antibiofilm Agents. **Future Medicinal Chemistry**, v. 7, n. 4, p. 493-512, 2015.

RODRIGUES, A, M.; HOOG, G. S. de; CAMARGO, Z. P. de. Molecular Diagnosis of Pathogenic *Sporothrix* Species. **PLOS**, dez., 2015.

ROEMER, T.; KRYSAN, D. J. Antifungal drug development: challenges, unmet clinical needs, and new approaches, **PubMed**, 4, n. 5, 2014. Disponível em: <https://pubmed.ncbi.nlm.nih.gov/24789878/>. Disponível em: 5 nov. 2024.

SANTOS, N. S. de O.; ROMANOS, M. T. V.; WIGG, M. D. **Virologia humana**. 3. ed. Rio de Janeiro: Guanabara Koogan, 2015.

SCAGLIA, M.; GATTI, S.;RONDANELLI, E. G. (Ed.). **Parassiti e parassitosi umane**. Dalla clinica al laboratorio. Pavia, Italy: Selecta Medica, 2006.

SHIKANAI-YASUDA, M. A. et al. Brazilian Guidelines for the Clinical Management of Paracoccidioidomycosis. **Epidemiologia e Serviços de Saúde**, Brasília, v. 27, p. e0500001, 2018.

SMITH, G. E. **Catalogue General Antiquites Egyptiennes du Musee du Caire**: The Royal Mummies. Le Caire: Imprimerie de L'institut Francais D'archeologie Orientale, 1912. Catalogue General Antiquites Egyptiennes du Musee du Caire DT57.C2. v. 59.

SOUZA, A. C. M. F. et al. Vacina contra a esquistossomose mansônica: uma doença negligenciada. **Brazilian Medical Students Journal**, v. 7, n. 10, 2022. Disponível em: https://bms.ifmsabrazil.org/index.php/bms/article/view/214. Acesso em: 25 nov. 2024.

TORTORA, G. J.; FUNKE, B. R.; CASE, C. L. **Microbiologia**. 12. ed. Porto Alegre: Artmed, 2017.

VAN DEN HOOGEN, B. G. et al. A Newly Discovered Human Pneumovirus Isolated from Young Children with Respiratory Tract Disease. **Nature Medicine**, v. 7, n. 6, p. 719-724, 2001.

VAN HELVOORT, T. When Did Virology Start? **ASM News**, v. 62, n. 3, p. 142-145, 1996.

VAN KAMMEN, A. Beijerinck's Contribution to the Virus Concept: an Introduction. In: CALISHER, C. H.; HORZINEK, M. C. (Ed.). **100 Years of Virology**. New York: Springer-Verlag Wien, 1999. p. 1-8.

VAN-REGENMORTEL, M. H. Virus Species, a Much Overlooked but Essential Concept in Virus Classification. **Intervirology**, v. 31, p. 241-254, 1990.

WHELAN, S. Viral Replication Strategies. In: KNIPE, D. M.; HOWLEY, P. (Ed.). **Fields Virology**. 6. ed. Philadelphia: Wolters Kluwer/Lippincott Williams & Wilkins, 2013. p. 105-126.

WHITEHEAD, S. S. et al. Prospects for a Dengue Virus Vaccine. **Nature Reviews Microbiology**, v. 5, p. 518-528, 2007.

WICKES, B. L.; WIEDERHOLD, P. N. Molecular Diagnostics in Medical Mycology. **Nature Communications**, v. 9, n. 1, p. 1-13, 2018.

WILLIAMS, J. V. et al. Human Metapneumovirus and Lower Respiratory Tract Disease in Otherwise Healthy Infants and Children. **The New England Journal of Medicine**, v. 350, p. 443-450, 2004.

WRIGHT, A. L. et al. The Tucson Children's Respiratory Study. II. Lower Respiratory Tract Illness in the First Year of Life. **American Journal of Epidemiology**, v. 129, n. 6, p. 1232-1246, 1989.

YU, X.-J. et al. Fever with Thrombocytopenia Associated with a Novel Bunyavirus in China. **The New England Journal of Medicine**, v. 364, n. 16, p. 1523-1532, 2011.

ZAITZ, C. et al. **Compêndio de micologia médica**. 2. ed. Rio de Janeiro: Guanabara Koogan, 2012.

ZAKI, A. M. et al. Isolation of a Novel Coronavirus from a Man with Pneumonia in Saudi Arabia. **The New England Journal of Medicine**, v. 367, n. 19, p. 1814-1820, 2012.

ZALGEN. **ReEBOV® Antigen Rapid Test**. Disponível em: <https://zalgen.com/product/reebov-antigen-rapid-test-ruo-50-test-strip-kit/>. Acesso em: 5 nov. 2024.

Respostas

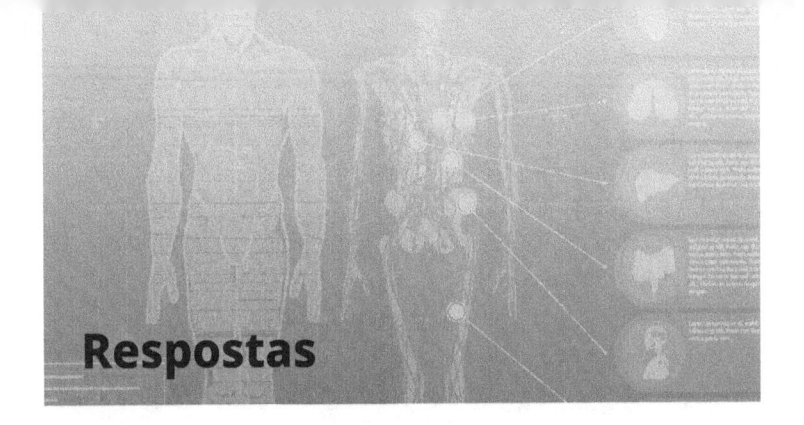

Capítulo 1

Atividades de aprendizagem
Questões para revisão

1. c
2. b
3. c
4.
   a) O nome do teste é CAMP ou teste CAMP. O princípio desse teste envolve a pesquisa de uma proteína chamada *fator CAMP*, produzida pelos estreptococos do grupo B. Essa proteína, quando próxima à cepa de *S. aureus* que secretam β-hemolisina, intensifica a hemólise no ágar Sangue, produzindo o efeito de uma hemólise em forma de cabeça de seta no ágar.
   b) Seta 1 – *Streptococcus agalactiae*
      Seta 2 – *Staphylococcus aureus*
   c) Esse teste identifica os *Streptococcus agalactiae*, que pertencem ao grupo B de *Lancefield*.
5.
   a) Experimento I – ágar Sangue ou ágar chocolate
      Experimento II – ágar MacConkey ou também ágar Cled
   b) Experimento I – técnica de semeadura qualitativa ou esgotamento de alça.

Experimento II – conta-se o número de UFC e multiplica-se por 1000, que é o fator de calibração da alça.

c) Experimento I – diplococos gram-positivos enfileirados, sug de pneumococo

Experimento II – bacilos gram-negativos.

d) Experimento I – *S. pneumoniar*

Experimento II – *E. coli* ou qualquer enterobactéria

Capítulo 2

Atividades de aprendizagem

Questões para revisão

1. c
2. c
3. d
4. 1) Hifa hialina cenocítica; 2) Hifa hialina septada; 3) Hifa negra septada; 4) Broto ou gêmula; 5) Pseudohifa.
5. b, d, a, c, e.

Capítulo 3

Atividades de aprendizagem

Questões para revisão

1.
   a) O que define um hospedeiro como definitivo ou como intermediário é a forma de reprodução do agente parasitário. Assim, de modo geral, o hospedeiro definitivo é aquele no qual o parasita se reproduz sexuadamente, e o hospedeiro intermediário é aquele em que o parasita se reproduz de modo assexuado.
   b) O que caracteriza uma doença como endêmica ou epidêmica é o número de indivíduos afetados no decorrer do tempo na população de certa região. Assim, uma endemia se caracteriza por apresentar um número aproximadamente constante de casos, e uma epidemia se caracteriza por uma elevação súbita

e significativa do número de doentes, em determinado espaço de tempo.
2. Porque esses são estágios extracelulares do parasita. Nessa condição, esporozoítos e merozoítos encontram-se expostos ao sistema imune do hospedeiro, diferentemente dos estágios intracelulares
3. a
4. b
5. d
   A dengue e a febre amarela apresentam como agente transmissor o mosquito *Aedes aegypti*; a filariose, o mosquito do gênero Culex; e a malária, o mosquito do gênero Anopheles, todos do filo Arthropoda, representantes da classe Insecta.

Questões para reflexão

1. Essa questão incentiva o leitor a refletir sobre a percepção pública das doenças parasitárias, bem como a questionar se elas estão sendo devidamente reconhecidas e abordadas pela mídia e pela sociedade.
2. Essa questão estimula o leitor a compartilhar experiências pessoais ou conhecidas relacionadas a doenças parasitárias, promovendo uma reflexão sobre os impactos individuais e sociais dessas doenças.

Capítulo 4

Atividades de aprendizagem
Questões para revisão

1. O cientista russo Dimitri Ivanovsky observou um agente patogênico menor do que uma bactéria ao fazer uso de um filtro Chamberland e concluiu que as folhas de tabaco infectadas e trituradas continuavam infectadas mesmo após a filtragem. Ele identificou que o agente causador da doença do mosaico do tabaco não era

retido por filtros usados na época para remover bactérias de extratos e meios de cultura.
2. Os vírus são agentes intracelulares obrigatórios porque necessitam das células para crescer e se propagar, não têm nenhum metabolismo vivo fora do hospedeiro.
3. d
4. b
5. d

Capítulo 5

Atividades de aprendizagem
Questões para revisão

1. A gênese dos linfócitos B ocorre na medula óssea, e a dos linfócitos T acontece no timo. Os órgãos nos quais ocorrem o início da ativação dos linfócitos são baço, linfonodos e tecidos linfoides presentes na pele e na mucosa, como amígdalas, adenoides, placas de Peyer e apêndice. Esses órgãos localizam-se estrategicamente em tecidos mais expostos às infecções e monitoram constantemente a presença de microrganismos na circulação linfática e sanguínea.

2. c

    A afirmativa I está incorreta. O sítio de ligação ao antígeno de um anticorpo é localizado na porção **Fab** da molécula e é constituído de porções variáveis de cadeias pesadas e leves.

3. e

    As principais células efetoras da imunidade inata são macrófagos, neutrófilos, células dendríticas e células *Natural Killer* (NK), e da imunidade adaptativa são os linfócitos T e B. A imunidade inata é direcionada contra padrões moleculares comuns compartilhados por diferentes microrganismos (PAMP) e produtos de células danificadas (DAMP) e é mediada pelos receptores (PRR) presentes nas células. A imunidade adaptativa utiliza um grupo extremamente diversificado de receptores de antígenos para reconhecer uma grande variedade de antígenos.

4. e

As análises podem ser realizadas em triplicatas, mas devem ser realizadas com diluições seriadas da amostra para assegurar que as concentrações de antígeno e anticorpos estejam na região de equivalência.

5. As subpopulações leucocitárias diferem entre si pela presença de moléculas de superfície que as caracterizam e esses marcadores podem ser reconhecidos por anticorpos específicos e analisados através de diversas metodologias como a citometria de fluxo.

Questões para reflexão

1.
   a) Observa-se menos proteínas da fração de albumina e aumento de proteínas na fração de gamaglobulinas nessa amostra de soro. Esse padrão pode ser observado em infecções que induziram ativação de diversos clones de plasmócitos, uma vez que a curva da fração gama está maior e larga, o que reflete a produção de todas as classes de imunoglobulinas.
   b) Observa-se menor nível de proteínas na fração de gamaglobulinas nessa amostra de soro, o que pode ocorrer em casos de hipogamaglobulinemia por imunodeficiência.

   Várias condições podem ter os padrões eletroforéticos da imagem a e b. Sendo assim, somente a eletroforese não possibilita o diagnóstico.

Capítulo 6

Atividades de aprendizagem

Questões para revisão

1.
   a) Teste válido, a linha controle é visível. Amostra positiva para IgM, provavelmente início da infecção.

b) Teste válido, a linha controle foi visualizada. Amostra positiva para IgG, provavelmente em uma fase tardia ou cronicidade da infecção.
c) Teste inválido. A linha controle não foi visualizada.

2. b

O contato prévio antigo com o agente patogênico sugere que a IgM não seja mais detectada em razão de sua meia-vida mais curta e produção de IgG.

3. No caso de transplantes de órgãos, as principais moléculas responsáveis pela resposta imune aos transplantes de órgãos e tecidos são os antígenos do complexo principal de histocompatibilidade (MHC). Se houver incompatibilidade entre o doador e o receptor de um órgão ou tecido, serão desencadeadas reações de rejeição do enxerto transplantado em decorrência das ações do sistema imunológico do indivíduo receptor.

4. A imunoflurescência indireta utilizando células HEp-2, por exemplo, é uma importante metodologia empregada na investigação de fator antinúcleo (FAN) ou anticorpos antinúcleo (ANA) e, além de prover a informação qualitativa da presença desses anticorpos, fornece o padrão de marcação, informação essa que auxilia no diagnóstico da doença autoimune.

5. c

O reconhecimento e a destruição de células transformadas mediados por anticorpos têm a participação de células efetoras ou outras proteínas.

Questões para reflexão

1. a

Afirmativa I – Correta. De acordo com o gráfico, o início da detecção de IgM ocorre entre a 3ª e 4ª semana de infecção, tem maiores níveis de concentração na 4ª semana quando IgG começa a ser detectada também.

Afirmativa II – Incorreta. IgM e IgG são detectadas **posteriormente** ao antígeno P24.

Afirmativa III – Incorreta. 3 semanas de infecção **não** é possível detectar IgM, os melhores marcadores são RNA viral ou P24.

Sobre as autoras

Jannaina Ferreira de Melo Vasco

É doutoranda pelo Programa de Pós-Graduação Saúde da Criança e do Adolescente da Universidade Federal do Paraná (UFPR), com o tema "Microbioma pulmonar e gastrointestinal na criança com fibrose cística", sob a orientação dos médicos pneumologistas pediatras Dr. Nelson Rosário Filho e Dr. Carlos Antônio Riedi; mestre em Microbiologia, Parasitologia e Patologia pela UFPR; especialista em Microbiologia e Micologia clínica pela Pontifícia Católica do Paraná (PUCPR), onde recebeu o prêmio de "Mérito Científico" pelo desenvolvimento do trabalho "Cultura semiquantitativa de biópsia em pacientes queimados para diferenciar colonização de infecção"; graduada em Biomedicina pela Pontifícia Universidade Católica de Goiás (PUC Goiás). Foi responsável técnica do setor de Microbiologia do laboratório do Hospital Santa Casa de Misericórdia de Curitiba, coordenadora do curso de Biomedicina, docente e supervisora de estágios no Centro Universitário Autônomo do Brasil (UniBrasil) e no Centro Universitário Unifacear (Unifacear). Atualmente, é docente e supervisora de estágios da Universidade Tuiuti do Paraná (UTP) e conselheira diretora do Conselho Regional de Biomedicina do Paraná (CRBM-6).

Líndice Mitie Nisimura

Tem pós-doutorado pelo Programa de Biociências e Biotecnologia do Instituto Carlos Chagas da Fundação Oswaldo Cruz (Fiocruz-PR) e é pós-doutoranda no programa em Ciências: Bioquímica da Universidade Federal do Paraná (UFPR); é mestre e doutora em Ciências pelo programa de Biologia Celular e Molecular do Instituto Oswaldo Cruz da Fiocruz-RJ; e graduada em Biomedicina pela Universidade Federal do Estado do Rio de Janeiro (Unirio).

Luiza Souza Rodrigues

É doutora pelo Programa de Biotecnologia Aplicada à Saúde da Criança e do Adolescente pelo Instituto de Pesquisa Pelé Pequeno Príncipe (IPPPP); mestre em Ciências pela Faculdade de Medicina da Universidade de São Paulo (FMUSP); e biomédica formada pela Universidade de Uberaba. Cursou o Aprimoramento Profissional em Patologia Clínica no Hospital das Clínicas da Faculdade de Medicina da Universidade de São Paulo (HC-FMUSP), onde se especializou em microbiologia. Foi funcionária do setor de Microbiologia do Departamento de Laboratório Central do Hospital das Clínicas de São Paulo (DLC HC-FMUSP), atuou na área laboratorial do Grupo Fleury S/A e também como microbiologista no laboratório do Hospital Erasto Gaertner em Curitiba. Foi docente no Centro Universitário Autônomo do Brasil (Unibrasil) e nas Faculdades Pequeno Príncipe (FPP) e, atualmente, é assistente de pesquisa no IPPPP.

Veridiana Ester Dias de Barros Luiz

Tem pós-doutorado na área de Virologia pelo Departamento de Análises Clínicas, Toxicológicas e Bromatológicas da Faculdade de Ciências Farmacêuticas de Ribeirão Preto – USP (2013); doutorado em Ciências Médicas área de concentração Clínica Médica opção Investigação Biomédica pela Faculdade de Medicina de Ribeirão Preto (2008); mestrado em Ciências, área de concentração Imunologia Básica e

Aplicada – opção Bioagentes Patogênicos, pela Faculdade de Medicina de Ribeirão Preto (2002); especialização em Educação Ambiental pela Faculdade de Educação São Luis (2019); especialização em Gestão Escolar: Orientação e Supervisão pela Faculdade de Educação São Luis (2019); graduação em Ciências Biomédicas pelo Centro Universitário Barão de Mauá (1998); graduação em Biologia: formação pedagógica pelo Centro Universitário Claretiano (2007); graduação em Pedagogia pela Faculdade de Conchas (Facon) (2017); graduação em Gestão Empresarial pela Faculdade de Tecnologia do Estado de São Paulo (Fatec-SP) (2018). Foi bolsista de Desenvolvimento Tecnológico Industrial CNPQ – nível C (2020-2022). Têm experiência na área de doenças tropicais e microbiologia, com ênfase em virologia, atuando, principalmente, em temas relativos a arbovírus (dengue, febre amarela, Rocio), vírus respiratórios humanos, inclusive SARS-CoV-2 e na área de Imunologia Básica.

Impressão:

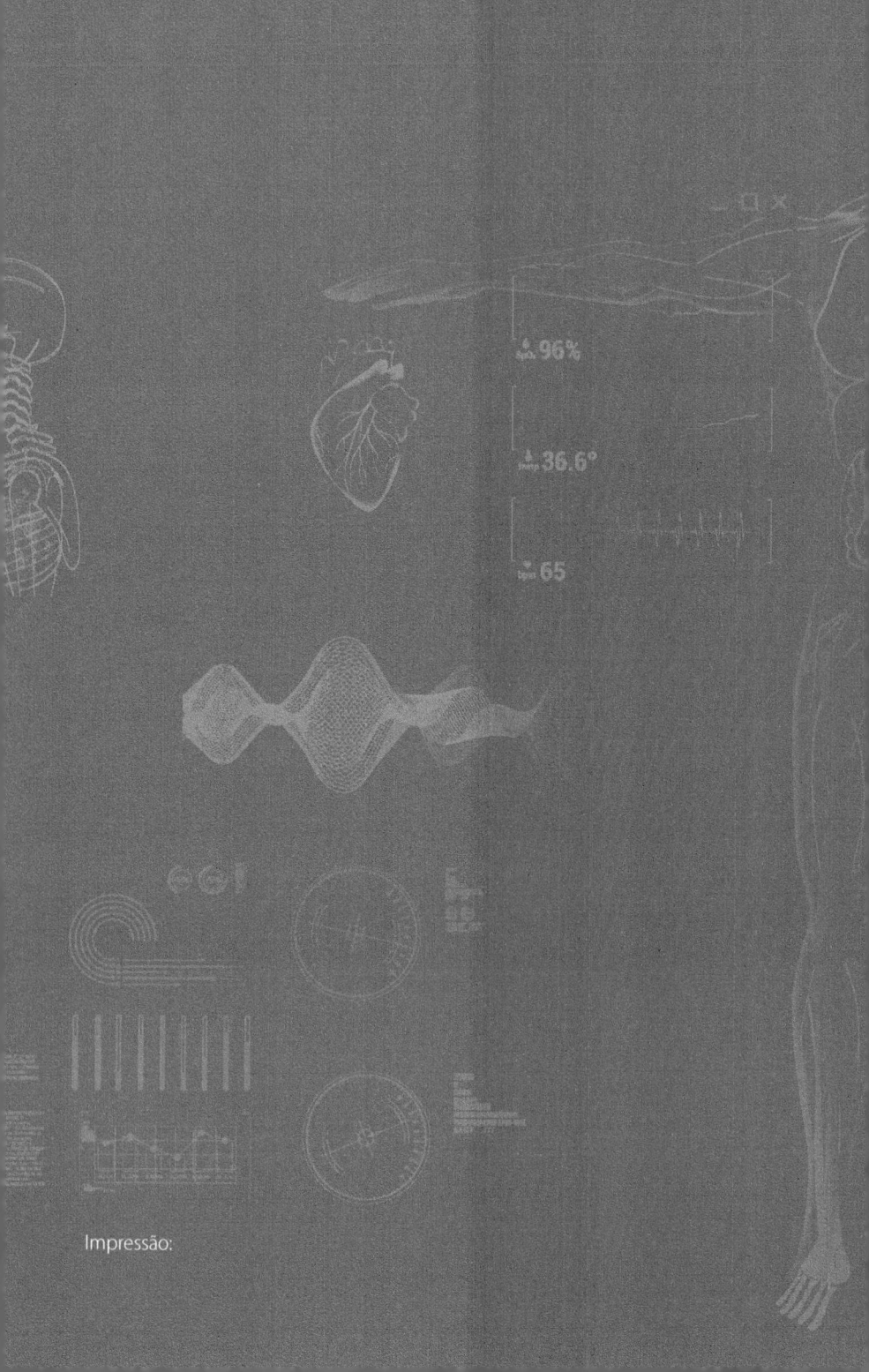